Diät bei Übergewicht und gesunde Ernährung

5. Auflage

Ernährung des alternden Menschen

Vorbeugung vor Alterskrankheiten und Schonkostempfehlungen bei Fieber, Magen-, Darm-, Galle-, Leber-, Herzleiden und Gicht
Von Priv.-Doz. Dr. H.-J. HOLTMEIER, Stuttgart-Hohenheim
Geleitwort von Prof. Dr. Dr. h. c. L. Heilmeyer, Ulm/D.
2., überarbeitete Auflage
1970. VIII, 156 Seiten, 18 Abbildungen, 22 Tabellen
flexibles Taschenbuch DM 7,80
ISBN 3 13 352802 5

Richtige Ernährung ist eine der wichtigsten Voraussetzungen für Gesundheit und langes Leben. Die Grundsätze, die dabei zu befolgen sind, stellen heute das Fundament der Vorbeugung und Behandlung degenerativer Alterskrankheiten dar, und die Erfolge der Diätetik stehen zumindest gleichrangig neben denen der medikamentösen Therapie. In diesem Buch finden Ärzte und Patienten einen umfassenden Überblick sowie viele praktische Hinweise für die richtige Diät in gesunden und in kranken Tagen.

Abmagerungsdiät für übergewichtige Zuckerkranke

mit Schonkostempfehlungen für Magen-, Darm-, Galle-, Leber-, Herzkranke und bei Herzinfarkt
Von Priv.-Doz. Dr. H.-J. HOLTMEIER, Stuttgart-Hohenheim
Geleitwort von Prof. Dr. Dr. h. c. L. Heilmeyer, Ulm/D.
1969. VIII, 176 Seiten, 14 Abbildungen, 24 Tabellen
flexibles Taschenbuch DM 7,80
ISBN 3 13 443701 5

90% aller Diabetiker leiden an Übergewicht. In den Kriegs- und Nachkriegsjahren waren Zuckerkranke äußerst selten, jedoch stieg ihre Zahl durch Einsetzen einer überreichlichen Ernährung besorgniserregend rasch. Hieraus ergibt sich, daß die Gewichtsreduzierung im Vordergrund der Diabetestherapie stehen muß und daß sie durch nichts anderes ersetzt werden kann. Der Diabetiker benötigt einen speziellen Plan. Diesen findet er hier in Form von Kalorienzahlen sowie einer qualitativen und zeitlichen Verteilung der Nährstoffe.
Zusätzliche Bedeutung gewinnt der Ratgeber dadurch, daß er auch diejenigen Diabetiker berücksichtigt, die durch Magen-, Darm-, Leber-, Gallen-, Herz- und Gefäßkrankheiten auf ihre Kost achten müssen.

Georg Thieme Verlag
Stuttgart

Diät bei Übergewicht und gesunde Ernährung

mit 126 Kostvorschlägen auch für Magen-, Darm-, Leber-, Galle-, Herz-, Zuckerkranke und bei Herzinfarkt

Von

Hans-Jürgen Holtmeier

Geleitwort von

Ludwig Heilmeyer

5., überarbeitete Auflage

23 Abbildungen, 32 Tabellen

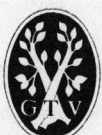

1972

Georg Thieme Verlag Stuttgart

Doz. Dr. med. *Hans-Jürgen Holtmeier*
Leiter der Ernährungsphysiologischen Abteilung
der Universität Hohenheim (Stuttgart)
Facharzt für Innere Medizin

1. Auflage 1964
2. Auflage 1965
3. Auflage 1967
4. Auflage 1969
4. Auflage, 1. Nachdruck 1970
4. Auflage, 2. Nachdruck 1971
4. Auflage, 3. Nachdruck 1971
1. span. Auflage 1967

Diejenigen Bezeichnungen, die eingetragene Warenzeichen sind, wurden durch Hinzufügen eines ® kenntlich gemacht, jedoch nur insoweit, als dem Verfasser das Bestehen eines Warenzeichenschutzes mitgeteilt worden ist. Aus der Bezeichnung einer Ware mit dem für sie eingetragenen Warenzeichen kann nicht geschlossen werden, daß diese Bezeichnung ein freier Warenname ist, auch wenn der Vermerk ® nicht angebracht worden ist.

Alle Rechte, insbesondere das Recht der Vervielfältigung und Verbreitung sowie der Übersetzung, vorbehalten. Kein Teil des Werkes darf in irgendeiner Form (durch Photokopie, Mikrofilm oder ein anderes Verfahren) ohne schriftliche Genehmigung des Verlages reproduziert oder unter Verwendung elektronischer Systeme verarbeitet, vervielfältigt oder verbreitet werden.

Autor und Verlag haften nicht für die diätetische Eignung und Qualität der in dem Buch erwähnten Erzeugnisse.

© Georg Thieme Verlag, Stuttgart 1964, 1972 — Printed in Germany — Satz und Druck: Druckhaus Dörr KG, Ludwigsburg

ISBN 3 13 352905 6

Meinen klinischen Lehrern

Wilhelm Löffler, Zürich / **Paul Martini** (†), Bonn
und
Ludwig Heilmeyer (†), Ulm

in Dankbarkeit gewidmet

GELEITWORT

Bereits in der Hippokratischen Medizin wurden die Grundsätze einer rationellen Ernährung für so wichtig erkannt, daß ihre Gesetzgeber zahlreiche Vorschriften darüber aufstellten, welche noch heute Erstaunen erregen. *Vielleicht läßt sich die Kulturstufe eines Volkes an der Pflege richtiger Ernährungsweise messen.* Die richtige Ernährung fängt nicht erst beim Kranken an, sondern ist Voraussetzung für Gesundheit und langes Leben. Sie hat größte prophylaktische Bedeutung.

Mit fortschreitender Kultur, insbesondere aber moderner Zivilisation und Industrialisierung, hat die Sorge um eine zweckmäßige Ernährung keineswegs abgenommen. Unter dem Einfluß moderner Medikamente, fortschrittlicher Hygiene und sozialem Fortschritt sind die Lebenserwartungen in wenigen Jahrzehnten beachtlich angestiegen und haben die Ernährungswissenschaften vor neue Probleme gestellt. Die Mehrzahl der älteren Leute stirbt heute an ernährungsabhängigen Erkrankungen, welche an der Spitze aller Todesstatistiken stehen. Solchen Gefahren können wir allein durch frühzeitige Aufklärung der Bevölkerung und Befolgung ärztlicher Ratschläge über eine gesunde Ernährung begegnen.

Obwohl gerade Deutschland noch um die Jahrhundertwende zu den führenden Nationen auf dem Gebiet der Ernährungswissenschaften zählte, ist dieser wichtige Forschungszweig infolge von politischen Wirren, Kriegen und Wirtschaftskrisen in den letzten Jahrzehnten nahezu verwaist. Diese Gründe haben mich bereits 1960 zur Gründung einer ernährungsphysiologischen Abteilung an meiner Klinik veranlaßt. Ich zweifle nicht, daß diesem Beispiel bald andere folgen werden.

Es ist das große Verdienst von Herrn Dr. Holtmeier, mit vorliegendem Buch ein fundiertes Werk geschaffen zu haben, welches die Behandlung der Übergewichtigkeit nicht nur Gesunden, sondern auch Kranken mit Magen-, Darm-, Leber-, Galleleiden oder Zuckerkrankheit ermöglicht. Die Vielzahl diätetischer Richtlinien und neuer ernährungsphysiologischer Erkenntnisse machten gerade letzteren eine fachgerechte Behandlung der Übergewichtigkeit sehr schwierig. Die vorliegenden Diätanweisungen haben sich seit vielen Jahren an den Freiburger Universitätskliniken hervorragend bewährt. Möge das Buch dazu beitragen, die Wertschätzung der diätetischen Behandlung zu vermehren, zum Segen unserer Kranken und zum Heil unserer Kunst.

> *Professor Dr. Dr. h. c. L. Heilmeyer (†)*
> Rektor der Universität Ulm
> em. Direktor der Medizinischen Universitätsklinik
> Freiburg i. Br.
> o. ö. Professor für Innere Medizin

VORWORT ZUR FÜNFTEN AUFLAGE

Der Verkauf der vierten Auflage nach kurzer Zeit und die Verbreitung dieses Werkes im *In- und Ausland* zeigt, wie brennend aktuell die Probleme der Ernährung und der Behandlung der Übergewichtigkeit sind. Wir glauben daraus aber auch den Rückschluß ziehen zu dürfen, daß unsere Diätempfehlungen nicht nur in Krankenanstalten und Sanatorien, sondern besonders auch beim Patienten und in den Haushaltungen Anklang gefunden haben. Da unsere Diätanweisungen zuvor viele Jahre an der *Medizinischen Universitätsklinik Freiburg* und ambulant an über *24 000 Einzelfällen* mit ausgezeichnetem Erfolg geprüft wurden, haben wir uns entschlossen, diese im wesentlichen unverändert zu drucken. In den letzten Jahren haben die ernährungsabhängigen degenerativen Krankheiten weiter zugenommen und machen nunmehr um 45 % der Gesamtmortalität aus. Die Zunahme der Todesfälle bereits zwischen dem 40. und 44. Lebensjahr an Herzinfarkt ist nach Veröffentlichung des Statistischen Bundesamtes der Bundesrepublik Deutschland von *alarmierendem* Charakter.

Mehr denn je begegnet man Besserwissen und Halbwissen. Methoden der Ernährung werden mit großem Eifer und Fanatismus verteidigt und zum Schaden der Gesundheit verfolgt. Man darf sich nicht der Einsicht verschließen, die Bewahrung vor Gesundheitsschäden infolge unverantwortlicher Ernährungsweise als eine *ernste Pflicht* gegenüber Untergebenen und *sich selbst* als Grundbedingung für die Erhaltung von Gesundheit und Arbeitskraft eines Volkes anzuerkennen. *Im Zwiespalt der Meinungen muß der Arzt entscheiden, welche Ernährungsweise die richtige und beste ist.* Er *allein* verfügt über Fachkenntnisse einer zweckmäßigen Ernährung, die Möglichkeit der *individuellen* Beurteilung bei Gesunden wie Kranken. Er allein kann mit maßgebendem Rat zur Seite stehen. Die Grundsätze der gesunden Ernährung sind heute wissenschaftlich und praktisch so umfangreich erforscht und erprobt, daß sie hinreichend Geltung besitzen und es bei gutem Willen der Verantwortlichen nicht schwerfallen sollte, sie durchzuführen. Die Ernährung des gesunden Menschen muß ungeschmälert seine Gesundheit erhalten, sein Wohlbefinden, seine geistige und körperliche Leistungsfähigkeit bis ins hohe Alter und soll einen vollwertigen Ersatz für die durch Lebensvorgänge bedingten Stoffwechselverluste geben. *Vor allem darf durch falsche Ernährung niemals die Gesundheit geschädigt werden. Richtige Ernährung fängt nicht erst beim Kranken an, sondern ist Voraussetzung für Gesundheit und langes Leben.*

Freiburg/Br., im Februar 1972 *Hans-Jürgen Holtmeier*

VORWORT ZUR ERSTEN AUFLAGE

Der Wert einer gesunden Ernährung für die Volksgesundheit und Leistungsfähigkeit, sowie die diätetische Behandlung Kranker, sind nur in den wenigsten Zeiten der medizinischen Wissenschaften verkannt und vernachlässigt worden. Berühmte Ärzte und bekannte medizinische Schulen haben ihr fast immer einen wichtigen Platz eingeräumt. Die Ernährung des Gesunden gewinnt gegenwärtig eine fast täglich zunehmende Bedeutung. Die Gruppe der ernährungsabhängigen Erkrankungen hat in unserem Jahrhundert infolge fehlerhafter Ernährung und unter Einfluß von Industrialisierung und Zivilisation bedeutend zugenommen. Diätetische Verordnungen dürften heute kaum bei irgendeiner Erkrankung fehlen. Verhütung und Bekämpfung von Übergewichtigkeit gehört mit zu den wichtigsten Aufgaben der Ernährungstherapie. Hier steht sie ganz selbständig da und ist durch keine andere therapeutische Methode zu ersetzen.

Das vorliegende Buch stellt eine für die Praxis bestimmte Ausgabe dar. Sie beruht auf der Erwägung, daß es für die praktische Anwendung von medizinisch wichtigen, der Gesundheit dienlichen Ernährungsregeln in der täglichen Arbeit der Krankenhäuser, Diätküchen und Haushaltungen nicht so sehr auf die streng wissenschaftliche Darstellung, sondern die praktische Nutzanwendung neuer Erkenntnisse ankommt, die in einer großen Reihe von Versuchen in der Ernährungsphysiologischen Abteilung der Medizinischen Universitätsklinik Freiburg entwickelt wurden. Die veröffentlichten Diätvorschriften wurden über mehrere Jahre in der Medizinischen Universitätsklinik unter Leitung von Herrn Professor Dr. Dr. h. c. L. Heilmeyer erprobt und mit Erfolg angewendet.

Herrn Professor Dr. Dr. h. c. L. Heilmeyer, Direktor der Medizinischen Universitätsklinik Freiburg i. Br., bin ich zu besonderem Dank verpflichtet, da er mir als mein klinischer Lehrer Gelegenheit gab, unter seiner Leitung die wissenschaftlichen Arbeiten für dieses Buch durchzuführen und damit eine Arbeit fortzusetzen, die ich bereits unter Herrn Professor Dr. Dr. h. c. P. Martini, ehemals Direktor der Medizinischen Universitätsklinik in Bonn, begonnen hatte.

Die finanziellen Voraussetzungen für die Durchführung der Arbeiten wurden durch die Forschungsstelle beim Amt des Ministerpräsidenten von Nordrhein-Westfalen (Leiter Professor Dr. Dr. h. c. L. Brandt), den

Stifterverband für die Deutschen Wissenschaften und die Deutsche Forschungsgemeinschaft geschaffen, denen hierfür mein besonderer Dank gilt.

Für ihre Mitwirkung bin ich den Diätassistentinnen der Ernährungsphysiologischen Abteilung der Medizinischen Universitätsklinik Freiburg Fräulein F. Boden, Fräulein E. Hübner und Fräulein G. Thiele sowie Fräulein I. v. Vietinghoff, dem Chemiker meines nahrungsmittelchemischen Labors und den anderen Mitarbeitern der Abteilung zu großem Dank verpflichtet. Die technischen Zeichnungen wurden von Herrn Heinrich Brockmeier (statistische Abteilung der Klöcknerwerke AG., Duisburg) durchgeführt, die photographischen Arbeiten von Herrn Rolf Bamberger (phototechnische Abteilung der Klöcknerwerke AG., Duisburg). Schließlich gilt mein aufrichtiger Dank Herrn Günther Hauff sowie seinen Mitarbeitern im Georg Thieme Verlag, Stuttgart. Ich hätte kein verständnisvolleres Entgegenkommen als bei ihnen finden können.

Im Juni 1964 *Hans-Jürgen Holtmeier*

INHALTSVERZEICHNIS

Geleitwort VII
Vorworte IX

Allgemeines 1

Ernährungsprobleme der Neuzeit 6
Die Notwendigkeit, Übergewicht zu bekämpfen 9
Bluthochdruck 13
Herzinfarkt 15
Zuckerkrankheit 18
Schlaganfall 18
Gesetzliche Bestimmungen über Nahrungskontrollen
in Gemeinschaftsverpflegung (Kliniken usw.) 24
Entwicklung einer fehlerhaften Ernährung und Lebensweise 28
Ursachen der Fettsucht 33
Ausgleichssport und körperliche Bewegung 36

Die gesunde Ernährung 39

Die Ernährung 39
Eiweiß 39
Kohlenhydrate 42
Fette 43
Umbau von Zucker in Fett 46, 47
Genußmittel 47
Alkohol, kritische Grenze 48
Mineralstoffe, Spurenelemente, Wasserhaushalt 48
Das Magnesium-Mangelsyndrom 49
Der Gesunde und Kochsalz 51
Vitamine und Vitaminpräparate 59
Kalorienbedarf des Menschen 62

Leitsätze der gesunden Ernährung (praktische Richtlinien) 65

Eiweiß (Fleisch, Fisch, Eier, Käse usw.) 66
Fette, Öle 72
Kohlenhydrate (Brot, Backwaren, Nährmittel, Teigwaren, Kartoffeln,
Gemüse, Obst usw.) 78
Suppen 80
Desserts 80
Getränke (Bohnenkaffee, Alkoholien usw.) 80
Gewürze, Salz (Gewürztabelle s. S. 118) 81
Moderne Kochgeräte (Druckkochtöpfe, Pfannen mit
Teflonbeschichtung usw.) 81
Anweisungen zur Einnahme der Mahlzeiten 84
Gewichtskontrollen 85
Das ideale Körpergewicht 85

Die Durchführung der Abmagerungskur (praktische Richtlinien) ... 90
Prophylaxe ... 90
Kalorienbedarf bei Abmagerungskur ... 90
Die „Punkt-Diät" ... 93
Sog. „Schlankheitsprodukte" ... 93
Anwendung von Medikamenten ... 93
Formuladiät ... 95
Cholesterinarme Diät ... 95
Die Abmagerungskur ... 99
Mit welchen Tagesmenükarten beginnt die Kur ... 99
Anweisungen zum Gebrauch von „Schlemmerkarten" ... 100
Anweisungen für Herzkranke (s. auch S. 15) ... 101
        für Zuckerkranke (s. auch S. 18) ... 102
        für Magen-, Darm-, Galle- und Leberkranke ... 104

Wichtiges in Schlagzeilen ... 105

Tabellenanhang

Nährwerttabelle (mit Angabe von Kalorien, Eiweiß, Fett, Kohlenhydraten in Nahrungsmitteln) ... 107

Tabelle mit Gewürzen, Kräutern, Suppengrün
– für Gesunde ... 118
– für Magen-, Darm-, Leber-, Galle- und Zuckerkranke ... 118

Maßtabelle ... 121

Kostvorschläge

Vollkost-Tagesmenükarten für Gesunde zur Behandlung der Übergewichtigkeit

    „   zu 1900 Kalorien ... 125
    „   zu 1500 Kalorien ... 139
    „   zu 1000 Kalorien ... 153
    „   zu 800 Kalorien ... 167

„Schlemmerkarten" (Vollkost)

    „   zu 1500 Kalorien ... 181
    „   zu 1000 Kalorien ... 188

Schonkost-Tagesmenükarten zum Abmagern für Magen-, Darm-, Leber-, Galle-, Herz- und Zuckerkranke (auch für Gesunde geeignet)

    „   zu 1900 Kalorien ... 195
    „   zu 1500 Kalorien ... 209
    „   zu 1000 Kalorien ... 223
    „   zu 800 Kalorien ... 237

Sachregister (Text) ... 251

Sachregister (Kostvorschläge) ... 254

> „Die Heilkunst ist die vornehmste aller Künste.
> Über die Heilkunst als einzige unter den Künsten
> ist in den Staaten keine andere Strafe verhängt
> als der schlechte Ruf."
>
> *Hippokrates* (460 – ca. 356 v. Chr.)
> aus: „Das Gesetz".

ALLGEMEINES

Diätetische Empfehlungen gehören zu den ältesten Behandlungsmaßnahmen aller Völker und sind bereits in heiligen Schriften der Chinesen, Ägypter, Inder, im Orient und in abendländischen Glaubensbekenntnissen zu finden. *Diätetische Verordnungen* in Klinik, ärztlicher Praxis und Ernährungsempfehlungen bei Kuren *fehlen heute kaum bei irgendeiner Erkrankung*, handle es sich um Magen-, Darm-, Leberleiden oder Herz-, Nierenkrankheiten usw. Auch heute noch gilt der Ausspruch des Engländers Thomas Sydenham: „daß viele Krankheiten allein durch Diätetik geheilt werden können". Dies gilt im besonderen Maße für die Behandlung der Übergewichtigkeit.

Vor dem Aufschwung der chemischen und pharmazeutischen Industrie in Europa, Mitte vergangenen Jahrhunderts, mit Einführung wirksamer Medikamente (z. B. in Deutschland Gründung der *Bayerwerke AG.*, Leverkusen 1863, Einführung von Phenacetin als Grundsubstanz der meisten Schmerzmittel 1888. Ebenfalls 1863 Gründung der Fa. *Hoechst AG.* und zahlreicher anderer bekannter pharmazeutischer Firmen) spielte die sog. *„Ernährungstherapie"* eine dominierende Rolle. Solange es an modernen Medikamenten mangelte, lassen sich über das frühe und spätere Mittelalter, bis zu den Schriften des griechischen Arztes *Hippokrates*, umfangreiche Werke über Ernährung als wichtigsten Bestandteil medizinischer Therapie nachweisen.

Die Werke (sog. *„Corpus Hippokrates"*) des griechischen Arztes *Hippokrates* aus dem vierten Jahrhundert vor Christus, Begründer der griechischen Heilkunde und Ärzteschule von Kos, enthalten maßgebende klinische Grundprinzipien mit dem von ihm formulierten Eid, welcher noch heute gültiges sittliches Gebot der Ärzte darstellt. In etwa 72 Schriften, von denen auch eine *„Über die Diät"* lautet, sind die medizinischen Erkenntnisse der antiken Ärzteschule zusammengefaßt. Daneben finden wir zahlreiche andere Schriften über *Diät* bei akuten oder chronischen Erkrankungen aber auch die Ernährung bei

Gesunden. Der Begriff *Diät* (= Lebensweise) war wesentlich umfassender als heute, indem auch Bäder, Schwitzkuren, Sport und allgemeine Maßnahmen einer gesunden Lebensweise einbezogen waren. Hierin ist die große Bedeutung zu erkennen, welche die antike Medizin der „*Ernährungstherapie*" beimaß. Diese Ansicht spiegelt sich auch in den Behandlungsempfehlungen *Celsus*, Repräsentant der lateinischen Literatur, wider, daß eigentliche *Medikamente nur bei heftigen Krankheitserscheinungen* verwendet werden sollen, in allen anderen Fällen aber *diätetische Mittel genügen*. Die Heilung geschehe durch die Kraft der Natur, die durch Zufuhr geeigneter Nahrung unterstützt würde. In Ermangelung einer uns heute geläufigen wirksamen Therapie mit Medikamenten erblickte man in ernährungstherapeutischen und hygienischen Maßnahmen den wichtigsten Bestandteil der ärztlichen Kunst.

Ungesunde Lebensweise (fehlerhafte Ernährung, Bewegungsmangel, kein Maßhalten usw.) im Sinne der antiken Medizin sind auch gegenwärtig in erster Linie *Ursache des Anstiegs der Wohlstandserkrankungen*. Die praktischen Ernährungsrichtlinien sind heute 2000 Jahre später verständlicherweise weitgehend wertlos. Eine große Rolle spielten bei Fieber *Abkochungen von Gerste*, Ptisanen, Honigwasser, welche im Volksbrauch heute noch zu finden sind, oder Schleimsuppen aus Hafer usw. Neben verschiedenen Getreidearten waren alkoholische Getränke in Form gegorenen Honigwassers, leichter Weine, bei akuten und chronischen Erkrankungen Milch verschiedener Tiere wie Schaf, Ziege, Kühe gebräuchlich, insbesondere Eselsmilch, welche abführend und bei Darmkatarrh heilend wirken sollte.

Die Hauptträger der *wissenschaftlichen Heilkunde des Mittelalters* bildeten die *Araber*, welche mit großer Gewissenhaftigkeit mittels diätetisch-hygienischer Therapie Erkrankungen behandelten. Auch sie schöpften aus dem antiken griechischen Schrifttum der Hippokratiker. Als bedeutende medizinische Schule galt im *späteren Mittelalter* die von Salerno, in welcher relativ unabhängig von Kos eigene klinische Prinzipien und diätetische Anweisungen entwickelt wurden. Die Nahrungssubstanz tritt weniger als mögliche *Ursache* der Erkrankung in den Vordergrund des Denkens, sondern als lebensnotwendige Nahrung, welche der Kranke wie der Gesunde benötigt. Es wird auf ausschließliche Diätempfehlungen mit Getreidesuppen und Honigwasser häufig zugunsten einer leichten Nahrung verzichtet, um den Wünschen des Kranken mehr entgegenzukommen. Auch das späte Mittelalter wird weitgehend durch arabische Schriften über diätetische Therapieempfehlungen bestimmt.

Der Anfang des *17. Jahrhunderts* überliefert uns ebenfalls zahlreiche Schriften über diätetische Krankenbehandlung, so z. B. des portugiesischen Arztes *L. Nonnius* oder des Venezianers *Luigi Cornaro*, welcher wie *Hippokrates* auf die große Bedeutung einer *mäßigen Lebensweise* als Voraussetzung für ein gesundes langes Leben hinweist. Nicht nur die Ernährungstherapie, sondern die gesamte Medizin wie Physiologie, Anatomie, die systematische Lehre der *genauen Beobachtung am Krankenbett* werden zu dieser Zeit durch gewaltige Fortschritte und Umwandlungen bestimmt. Neben C. Barbeyrac in Montpellier wurde besonders sein Schüler, der Engländer *Th. Sydenham* bekannt, welcher auf dem Boden eigener Beobachtungen und wissenschaftlicher Richtlinien für eine Vertiefung der diätetischen Therapie im Rahmen der medizinischen Heilkunde wirkte. Berühmtheit erlangte seine Schrift über die diätetische Behandlung der *Gicht*, in welcher das Übermaß an Ernährung, besonders an schwer verdaulichen Speisen, der Genuß von Spirituosen oder großen Mengen Fleisch, als schädlich erkannt und genaue Richtlinien gegeben wurden. Von *Sydenham* stammen grundlegende Hinweise über eine gesunde Ernährungsweise wie Verzicht auf voluminöse Abendessen, Einschränkung von Alkohol usw.

Ärzte, welche die naturgemäße diätetische Seite der medizinischen Therapie bevorzugten, galten geradezu als „Hippokratiker". Neben einer genau regulierten Diät, oft in Kurform, unterstützt durch balsamische Pillen und Essenzen, spielen als Abführmittel gekochte Pflaumen, Äpfel (mehr geschätzt als Medikamente) eine Rolle. Tabakrauchen wird verpönt, Bewegung des Körpers intensiv empfohlen. Zur Stärkung des Kranken wird Bouillon mit Zusätzen von Kalbfleisch, Gemüsen, Krebsen gereicht, gegen Übergewicht zum Frühstück nur kalter Tee usw.

Erst im 19. Jahrhundert mit den epochemachenden Fortschritten der Naturwissenschaften wie Physik und Chemie, der physiologischen Chemie, der pathologischen Physiologie in der Medizin, dem Durchbruch zum exakten Experiment, welches von den traditionellen *Hippokratikern* unterschätzt werden mußte, fand ein Wandel statt, indem in den Vordergrund des medizinischen Heilplanes *neben die Ernährungstherapie* im vermehrten Maße rationellere und medikamentöse Maßnahmen rücken, die im 20. Jahrhundert gänzlich überwiegen. Die „Ernährungstherapie" verlor mit Recht ihre isolierte und überlegene Stellung und bildet nunmehr einen wichtigen Bestandteil der gesamten medizinischen Therapie.

Die *Ernährungswissenschaften* erlebten unter *J. von Liebig*, dessen „Chemische Briefe" 1865 veröffentlicht, über Jahrzehnte richtungsgebend wirkten und ungefähr ein Jahrzehnt später mit *Pettenkofer* und *Voit*, als Begründer der rein stofflichen Eigenschaften der Ernährungslehre *in Deutschland ihren Höhepunkt*, während es M. Rubners Verdienst war, vom physikalischen her durch die von ihm begründete Kalorimetrie die Grundlagen über Energiegehalt und Verbrennungswärme der verschiedenen Nährwertträger (z. B. Klärung „spez. dynamische Eiweißwirkung") und ihre Stoffwechselwirkung zu ergründen. Umfassende exakte Berechnungen über den Nahrungsbedarf und -Verbrauch (s. Abb. 12, Tab. 8) der Bevölkerung aus dieser Zeit erregen noch heute Bewunderung, die mit dem Begriff des *„Rubnerschen Kostmaßes"* verbunden bleiben. Im *Handbuch der Ernährungstherapie und Diätetik"* (G. Thieme, Leipzig, 1897) von *E. v. Leyden* bekennen sich nahezu alle führenden Repräsentanten der Inneren Medizin und der anderen Disziplinen, wie *Friedrich v. Müller, F. v. Winckel* (München), *W. v. Leube* (Würzburg), *J. Boas, C. A. Ewald, P. Fürbringer, F. Jolly, F. Kraus, O. Lassar, G. Klemperer, H. Nothnagel, M. Rubner, E. Stadelmann* (Berlin), *C. v. Noorden* (Frankfurt a. M.), *P. Dettweiler* (Croneberg Falkenstein i. T.), *A. Hoffmann* (Leipzig), *Ph. Biedert* (Straßburg), *H. Kehr* (Halberstadt), *O. Minkowsky* (Köln) zu dem *Leitwort* dieses hervorragenden Werkes „daß die Ernährungstherapie den ‚therapeutischen Anordnungen' nicht gegenübergestellt und gleichsam untergeordnet werden darf, sondern *eine eigene therapeutische Methode ist, die ihre eigenen Indikationen und ihre eigenen Leistungen hat"*. Neben Ernährungsproblemen im Bereich der inneren Medizin, behandelt das Werk die Ernährungstherapie vor und nach *Narkosen*, in der Chirurgie, der Gynäkologie, der Dermatologie, der Hämatologie usw.

Die Worte M. Rubners, *wir wollen hoffen, daß auch in kommender Zeit Deutschland seine angesehene Stellung als Pflegerin der Ernährungswissenschaften in der Welt behaupten wird,* haben sich nicht erfüllt. Die Ernährungsphysiologie erlitt durch Abtrennung von Teilgebieten wie der Nahrungsmittelchemie, der Arbeitsphysiologie Einbuße und geriet bereits infolge des ersten Weltkrieges gegenüber Nordamerika u. a. Ländern in Zeit- und Geldnot. Große Arbeitsgebiete, wie die Vitaminforschung wurden unterbrochen. Mühsam Errungenes wurde durch neue Wirtschaftskrisen und Kriege verloren und die Förderung dieses wichtigen Wissenschaftszweiges zunehmend vernachlässigt. Unter beachtlichen Schwierigkeiten versuchen die wenigen Institute und Wissenschaftler unseres Landes heute den Anschluß an die ausländische Forschung wieder herzustellen, aber es fehlt an Mitteln, Gerätschaften, Räumlichkeiten usw. Bereits zeigen sich tiefgreifende Auswirkungen auch im Stand der ärztlichen Ausbildung über Ernährungsfragen und der Wertschätzung einer fast verwaisten Ernährungstherapie selbst in Universitätskliniken.

Vielleicht ist für unsere Situation heute bezeichnend, daß es in *Deutschland* 11 Lehrstühle für Tierernährung gibt, aber nur drei (Abb. 1) für *menschliche Ernährung*. In *Argentinien* gibt es 9 Lehrstühle für Ernährungswissenschaften, 2 davon allein an der Universität Buenos Aires mit Pflichtvorlesungen für Medizinstudenten (in Deutschland nicht vorgeschrieben). Die Ernährungswissenschaften sind ein warnendes Beispiel, wie schnell ein Wissenschaftszweig eines Landes, in welchem dieses Weltgeltung besaß, mangels Forschungsförderung verwaisen kann, denn auch ein wissenschaftlicher Ruf muß durch mühsame Arbeit täglich neu erobert werden. Wenn wir gegenwärtig auf so vielen Gebieten der Wissenschaften Not leiden, das muß hier gesagt werden, *mangelt es nicht an den Fähigkeiten der jungen Generation von Wissenschaftlern von heute*, sondern nur an äußeren Bedingungen.

Anzahl der Lehrstühle für Ernährungswissenschaften an Deutschen Hochschulen   (Stand 1969)

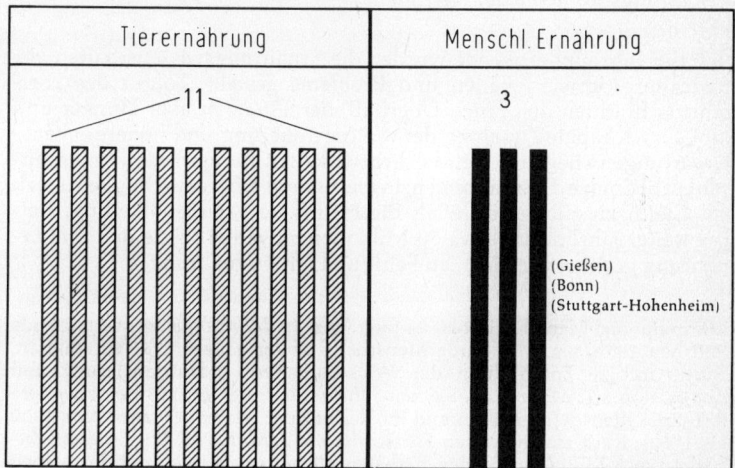

Die *Abb. 1* demonstriert die gegenwärtige *Notsituation auf dem Gebiet der Ernährungswissenschaften* in Deutschland, auf welchem dieses einmal Weltgeltung besaß. Welche verheerenden Folgen muß bei einem derart großen Mangel an *Forschungsstätten* eine plötzliche atomare oder bakterielle Verseuchung von Feldern, Nahrung und Trinkwasser für die Überlebenschancen unseres Volkes haben? (Abb. aus Heilmeyer, L., H.-J. Holtmeier und R. Schubert, „Geriatrie", G. Thieme Verlag, Stuttgart 1966.)

Ernährungsprobleme der Neuzeit

Seit der Jahrhundertwende wurden die Ernährungswissenschaften vor ungeahnte Schwierigkeiten und Probleme gestellt. Folgen des Fortschritts brachten den *Einen* Überfluß, den *Anderen* aber Hunger und Not. Durch rapide Zunahme der Weltbevölkerung und höhere Lebenserwartungen stiegen in den hochentwickelten Industrieländern ernährungsabhängige Erkrankungen, insbesondere Übergewichtigkeit, stark an. Gleichzeitig leidet mehr als die Hälfte der Weltbevölkerung, welche weiter jährlich um etwa 50 Millionen anwächst (ohne daß ihre Ernährung gesichert scheint), an Fehl- und Unterernährung.

Während die Menschheit bis Anfang des *19. Jahrhunderts* Jahrtausende Zeit benötigte, um 1 Milliarde Menschen auf der ganzen Erde zu schaffen, wurde infolge Entwicklung der Wissenschaften, Industrialisierung und Zivilisation seit *Mitte vergangenen Jahrhunderts* bis ca. 1930 eine weitere Milliarde Menschen geboren und im Verlauf der letzten 30 Jahre (von 1930 bis 1960) durch zunehmenden Fortschritt die *3. Milliarde*. Ein *weiterer Zuwachs* um 3 Milliarden in den nächsten 40 Jahren, vorwiegend der gelben und schwarzen Rasse wird folgen und die Not an Nahrung wird wachsen. Die wenigsten ahnen heute, welche Probleme für die weiße Menschheitsgruppe hierdurch nahen. Daß die Entwicklung dieser Nöte nicht aufzuhalten ist, haben die letzten 30 Jahre eindeutig bewiesen. So stiegen die Lebenserwartungen der *Russen* von 32 Jahren vor dem letzten Krieg (1939 bis 1945) auf 68 Jahre an, während sie in *Indien* vorerst noch 32 und *Ägypten* 38 Jahre betragen. Die Bevölkerung der hochentwickelten Industrieländer wie den *USA* mit 177 Millionen, *Westdeutschland* mit 55, *England* mit 52 und *Frankreich* mit 45 Millionen dürfte sich kaum mehr wesentlich vermehren. Aber bis zur Jahrhundertwende wird die asiatische Bevölkerung von 1,3 auf 3,6 *Milliarden – nicht Millionen – anwachsen* und werden ca. 1,5 Milliarden Chinesen und 1 Milliarde Inder die Welt bevölkern.

Die Behebung der Hungersnöte wird erst durch weitere Fortschritte auf ernährungswissenschaftlichem Gebiet möglich und zeigt, wie wichtig die Förderung ernährungswissenschaftlicher Institute auch in Deutschland ist.

Die *Zunahme der Menschheit* ist vor allem Folge verminderter Säuglings- und Kindersterblichkeit, Bekämpfung der Infektionskrankhei-

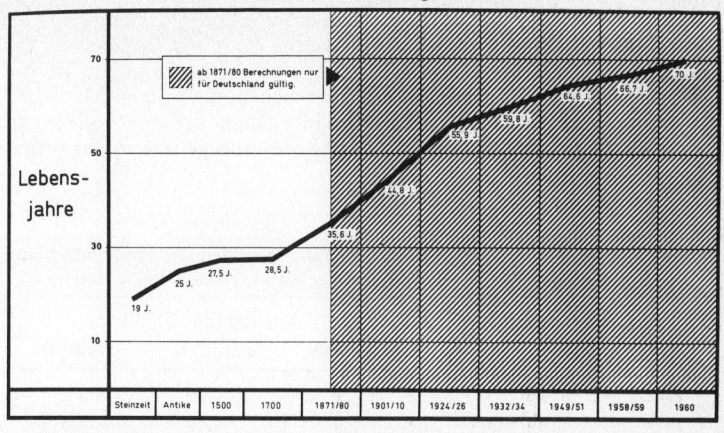

Abb. 2. Die Abbildung zeigt die mittleren Lebenserwartungen in Jahren. Während die Menschheit bis Anfang des 19. Jahrhunderts Jahrtausende benötigte, um 1 Milliarde Menschen zu schaffen, wurde infolge Entwicklung der Wissenschaften, Industrialisierung und Zivilisation seit Mitte vergangenen Jahrhunderts bis ca. 1930 eine weitere Milliarde Menschen geboren und im Verlauf der *letzten 30 Jahre* durch zunehmenden Fortschritt die 3. Milliarde. Der enorme Anstieg der Lebenserwartungen in Deutschland seit Mitte vergangenen Jahrhunderts ist vor allem Folge verminderter Säuglings- und Kindersterblichkeit, Bekämpfung der Infektionskrankheiten, Einführung moderner Impfmethoden und allgemeiner Hygiene.

ten, Einführung moderner Impfmethoden und allgemeiner Hygiene. Verständlicherweise wächst die Bevölkerungszahl, wenn die Lebenserwartungen um das Doppelte ansteigen (s. Abb. 2).

Welch ungeheuren Einfluß die moderne Medizin auf diese Entwicklung hatte, zeigen folgende Zahlen. Noch im Jahr 1349 *erlagen* 25 % der europäischen Bevölkerung der Pest, an Pocken starben 10 % aller Menschen, viele an Syphilis, Tuberkulose. In *Kriegen überwogen* bis Anfang unseres Jahrhunderts *nicht* die Verluste durch Waffeneinwirkungen, *sondern* Tod an Sepsis, Fleckfieber, Starrkrampf und Darminfektionen.

Während die seuchenhaften Erkrankungen des Mittelalters in hochentwickelten Ländern heute kaum noch eine Rolle spielen und das Lebensalter bedeutend verlängert wurde, sind für die Ernährungswissenschaften andere Probleme entstanden, welche sie früher kaum kannten. *Jeder Dritte stirbt heute in Deutschland an ernährungsabhängigen Erkrankungen.* Die Zunahme der Lebenserwartungen hat auch die *älteren* Jahrgänge betroffen. Heute gibt es in Deutschland bald doppelt soviel alte Leute wie vor 100 Jahren (Tab. 1). Moderne

Medikamente und sozialer Fortschritt schützen vor Krankheiten des Alters. Aber die meisten Alten sterben an ernährungsabhängigen Gefäßkrankheiten wie Arteriosklerose, welche als die größte Seuche der Zivilisation bezeichnet wird. Während es einerseits gelungen ist gefährliche Epidemien zu beherrschen, sterben nun zahllose Menschen der besten und leistungskräftigsten Jahrgänge unseres Volkes an Herzinfarkt (Abb. 7), Bluthochdruck (Abb. 6) infolge übermäßiger und falscher Ernährung (s. Abb. 10, 12).

Tabelle 1. *Prozentualer Anteil der über 65jährigen Menschen in Deutschland* (Quelle: *Leutner*, Statistisches Bundesamt, Wiesbaden, 1968)

Gebietsstand Jahr		Auf 100 Einwohner		
		insgesamt	männlich	weiblich
1871	Reichsgebiet*	4,6	4,4	4,8
1910		5,0	4,4	5,5
1939		7,8	7,3	8,2
1950	Bundesgebiet ohne Berlin	9,2	8,9	9,6
1961		10,8	9,2	12,2
2000		12,6	10,3	14,7

* Jeweiliger Gebietsstand; 1939 in den Grenzen vom 31. 12. 1937.

Nach neueren Untersuchungen steigen Lebenserwartungen der Männer im 50. Lebensjahr nicht mehr an, sondern fallen ab. Von 120 000 Invalidenrenten, die 1956 an männliche Versicherte gezahlt wurden, sind nicht weniger als 64 % wegen *vorzeitiger Arbeitsunfähigkeit bewilligt worden*. Nur 36 % stellten echte Altersruhegelder dar. Es ist aus medizinischer Sicht also nicht mehr wie noch vor 100 Jahren mit einem *bestimmten* Alter mit allgemeiner Arbeitsunfähigkeit zu rechnen (horizontale Betrachtung), sondern neben der Gruppe der Menschen, welche als Folge des Fortschritts noch in hohem Alter leistungsfähig bleiben, tritt (vertikale Betrachtung) eine zweite, die bereits in früheren Jahren arbeitsunfähig ausfällt und eine große soziale Belastung darstellt. Die kommenden Jahre werden zeigen, ob wir aus sozialpolitischen Gründen weiterhin ein starres Pensionsalter beibehalten können, oder ob künftig als Maßstab die *Dauer der Arbeitsfähigkeit* gelten wird, eine Lösung, die vom Ärztlichen her nur zu befürworten wäre.

Altern darf nicht, wie *Seneca* einst sagte, eine *unheilbare Krankheit* sein, sondern soll in *körperlicher und geistiger Frische* erfolgen, die nur durch geistige und körperliche Arbeit bis ins hohe Alter erhalten werden kann.

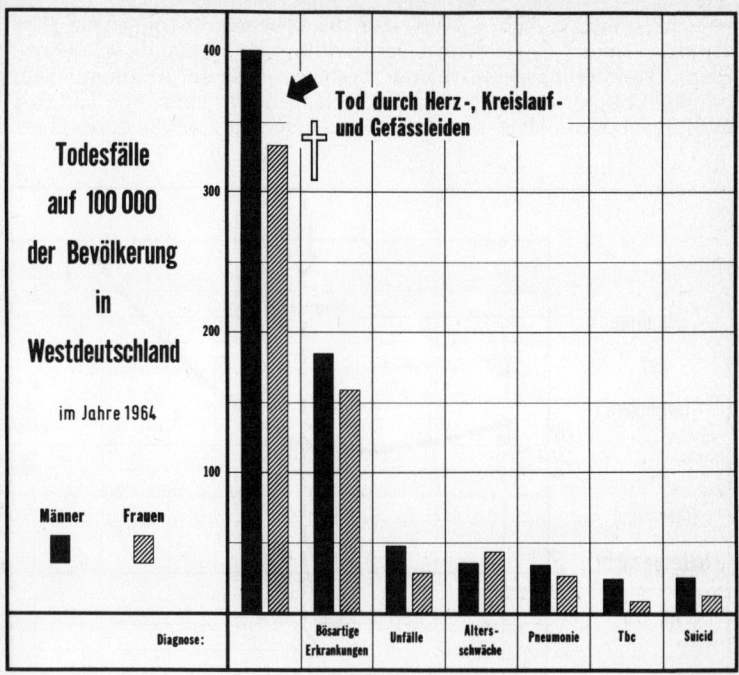

Abb. 3. Die Abbildung zeigt auf Grund statistischer Untersuchungen in Deutschland die hohe Sterblichkeit der Gruppe der ernährungsabhängigen sogenannten degenerativen Herz-Kreislauf- und Gefäßleiden, unter denen Herzinfarkt bei Männern überwiegt. Heute stirbt nahezu jeder 3. Bürger in Westdeutschland an einer solchen Erkrankung. Alle Ernährungswissenschaftler sind sich einig, daß falsche Ernährungsweise, mangelnde Bewegung und allgemeine zivilisatorische Einflüsse in erster Linie verantwortlich sind.

Die Notwendigkeit, Übergewicht zu bekämpfen

Nur die wenigsten Menschen wissen, wie gefährlich Übergewicht für ihre Gesundheit ist. Die Notwendigkeit, Übergewicht zu bekämpfen, läßt sich leichter verstehen, wenn man an Hand von Zahlenmaterial großer *Versicherungen* nachteilige Auswirkungen auf die Gesundheit *bei erhöhtem Körpergewicht* studiert oder Veröffentlichungen über den Verlauf der Sterblichkeit der Bevölkerung in den letzten Jahrzehnten in Abhängigkeit von Ernährungseinflüssen.

Nach eindeutigen statistischen Untersuchungen großer internationaler Versicherungsgesellschaften erhöht sich die Sterblichkeit bei Übergewicht eminent. Abb. 4 zeigt, daß die Lebenserwartungen im Prozentsatz sinken, in welchem Übergewichtigkeit zunimmt. In zahlreichen Versicherungsgesellschaften bestehen deshalb Bestimmungen, erhöhte Prämie bei Übergewicht zu verlangen. Der vorzeitige Tod tritt meist infolge von Herz-Kreislauf-Gefäßleiden auf, welche durch über-

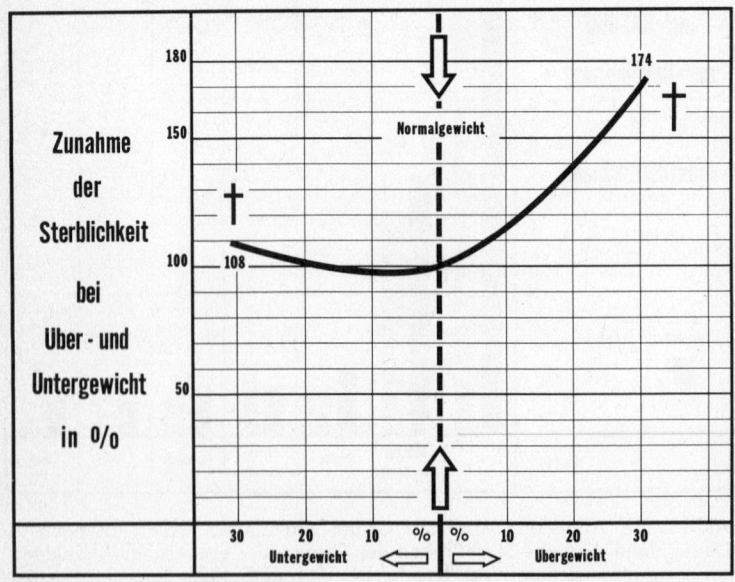

Abb. 4. Die Abbildung zeigt wie drastisch Übergewicht die Lebenserwartungen verkürzt. Bei 30 % Übergewicht, welches sich aus Körperlänge und Körpergewicht errechnen läßt (s. auch Tab. 27), verkürzt sich die Lebenserwartung über die Hälfte. Es ist *am gesündesten 10 % Untergewicht* zu besitzen, welches auch als sogenanntes Idealgewicht bezeichnet wird. Die Untersuchungen wurden an Millionen Versicherten einer großen amerikanischen Versicherungsgesellschaft erhoben und stimmen mit den Ergebnissen deutscher Versicherungsgesellschaften überein. Zahlreiche Gesellschaften erheben deshalb heute bei Lebensversicherungen erhöhte Prämien bei Übergewicht. – Nach Vers. Ges. Metropolitan Life Insurance (USA).

mäßige Ernährung stark gefördert werden. Abb. 4 zeigt *eindrucksvoll, wie ungeheuer Übergewicht vorzeitigen Tod herbeizuführen vermag,* der Männer besonders in jüngeren Jahren ab 40 trifft. Die in *Abb. 4* demonstrierten Ergebnisse können dem Leser nicht eindringlich genug vor Augen gehalten werden. Bei Übergewicht von 30 % ist die Sterblichkeit mindestens 50 % höher als normalerweise. Daran besteht kein Zweifel.

Tabelle 2

Häufung von Herzleiden (100 000 Personen)

128 Fälle	magere Menschen
199 Fälle	Normalgewichtige
384 Fälle	Fettleibige

Nach v. *Manger-Koenig, L.,* Ernährungsumschau 1 (1968), 1.

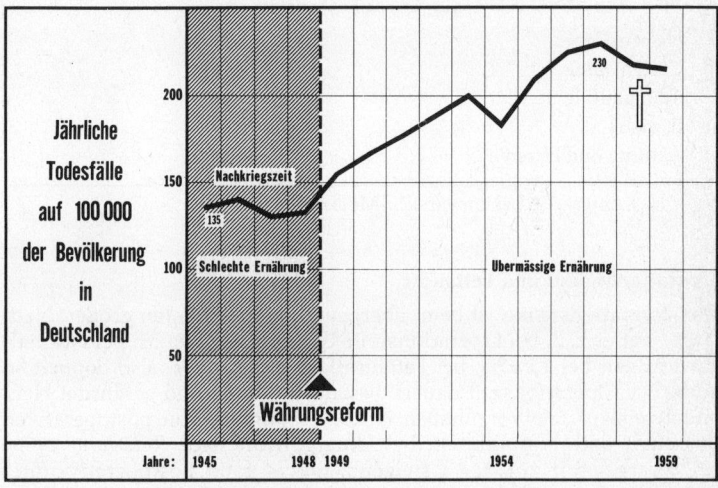

Abb. 5. Die Abbildung zeigt den Anstieg der ernährungsabhängigen Herz-Kreislauf-Gefäßerkrankungen nach dem Krieg, welcher parallel zum zunehmenden Fett- und Kalorienkonsum der Bevölkerung läuft. Es ist deutlich zu erkennen, daß besonders in den ernährungsarmen Kriegsjahren diese Erkrankungen am seltensten auftraten.

Fettsucht mindert Leistungsfähigkeit und Arbeitskraft. Sie macht vergeßlich und müde. Äußerlichkeiten würden den Arzt nicht veranlassen, vor Übergewicht zu warnen. Fettsucht macht nicht allein unschön, sondern *schädigt* vor allem die *inneren Organe,* wie Herz, Leber, Darm, Blutgefäße usw. Sie fördert Herzschäden und verstärkt Arteriosklerose (Gefäßverkalkung) der Übergewichtigen. Hierdurch kommt es zur Umwandlung und Versteifung der Gefäßwände, zur Abnahme der Gefäßelastizität, zum Anstieg der Pulswellengeschwindigkeit, Erhöhung des Blutdrucks (s. auch Abb. 6) oder zu Ablagerungen in Herzkranzgefäßen und Tod durch Herzinfarkt (Herzkrampf) (Abb. 7). In Gegenden mit fettarmer und karger Ernährung, z. B. in Ostafrika, wurde kürzlich unter 1700 Sektionen nur selten Herzgefäßverkalkung gefunden. Thrombosen treten bei Fettsucht infolge Durchblutungsstörungen oft auf. Die Lunge wird schlechter beatmet, das Herz zusätzlich belastet. Gallenleiden melden sich oft an, und auch die Bauchspeicheldrüse ist gefährdet. Das lastende Körpergewicht fördert Gelenkveränderungen (Arthritis), insbesondere der Beine. Die Haut ist durch Faltenbildung und vermehrtes Schwitzen anfällig, Ausschläge und Furunkel treten öfters auf. Fettleibigkeit weckt oft eine schlummernde Anlage zur Zuckerkrankheit. Fast immer ist die Widerstandskraft bei Operationen vermindert.

Tabelle 3. *Gehäuftes Auftreten verschiedener Krankheiten bei Fettleibigkeit in %, bezogen auf die Durchschnittsmorbidität = 100*

Erkrankung	Häufung bei Fettleibigkeit in %
Nierensteine	600
Gallensteine	400
Schlaganfall	300
Gicht	300
Asthma und Ekzeme	300

Nach *H. Königsfeld*, Lebensversich.-Medizin 8 (1956), 43.

Operationsrisiko und Fettsucht

Das Operationsrisiko ist beim übergewichtigen Patienten größer. Nach *Hess* liegt es z. B. bei Operationen im Gallenblasenbereich bei Normalgewichtigen bei 1,65 %, bei Fettsüchtigen bei 2,98 %, also doppelt so hoch. Die Operationszeit dauert wesentlich länger und gefährdet Herz und Kreislauf. Hervorzuheben ist die Häufigkeit von postoperativen *Embolien* und *Thrombosen*, bei Untergewicht nach *Ratschow* 29 %, bei *Übergewicht* auf 56 % steigend. *Gould* fand postoperativ unter 222 Fällen Lungenkomplikationen bei 55 % der Patienten mit einem Übergewicht von 20 % und mehr, während keine Komplikationen bei Patienten mit Normalgewicht bis zu 10 % Übergewicht auftraten. Ebenso ist die Wundheilung bei Fettsüchtigen bei 26,4 % mit Komplikationen verbunden, aber nur bei 10,7 % bei mageren Patienten.

Literatur: Hamelmann, H., A. Grabiger, Münch. med. Wschr. 43 (1966), 2137.
Nissen u. Mitarb., Fettsucht, Lehmann, München 1968.

Gallensteine und Bauchspeicheldrüsenentzündung

Um die *Jahrhundertwende* fand sich im *Sektionsgut* ein Anteil von 4—6 % an *Gallensteinen*; gegenwärtig beträgt der Anteil bereits 15—18 %. Während der *Hungerjahre* des Krieges bis 1948 war diese Krankheit selten. Seit 1948 nimmt sie infolge übermäßiger und fettreicher Ernährung ständig zu. Nach *Markoff* und *Kaiser* war ¹/₃ der Gallensteinpatienten übergewichtig. Nach *Hess* waren im Krankengut von Zürich 1960/61 35 % der Gallensteinpatienten mehr als 15 % übergewichtig. Nach *Hess* waren 47,3 % mit akuter Bauchspeicheldrüsenentzündung übergewichtig.

Literatur: Markoff, N., E. Kaiser, Krankheiten der Leber- und Gallenwege, Thieme, Stuttgart, 1962.
Hess, W., Erkrankungen der Gallenwege und des Pankreas, Thieme, Stuttgart, 1961.

Bluthochdruck

Zu der Gruppe der *ernährungsabhängigen Krankheiten* gehört auch die *Bluthochdruckkrankheit*.

Der Arzt unterscheidet zwischen zwei großen *Gruppen* von Blutdruckerkrankungen: den sogenannten *essentiellen Hochdruckerkrankungen,* welcher ²/₃ aller Fälle ausmacht („essentiell" bedeutet nicht mehr, als daß die Ursache unbekannt ist), und den sogenannten *symptomatischen Hochdruckkrankheiten* (deren Hochdruck Folge eines anderen bekannten Grundleidens, etwa der Niere usw. ist). Ein Teil der Bluthochdruckkranken besitzt das Symptom der sogenannten „Kochsalzempfindlichkeit", d. h. sie reagieren auf Kochsalzgabe mit Blutdruckerhöhung, auf Kochsalzentzug mit Abfall. Diese bis heute noch nicht geklärte Eigenschaft einer „Kochsalzempfindlichkeit" macht sich der Arzt für seine Behandlung zunutze und verordnet eine entsprechende Diät.

Dem Gesunden kann Kochsalzzufuhr (in unserem Lande [s. S. 14] bis 15 g pro Tag üblich) *nichts schaden.*

Unsere Untersuchungen haben sich mit Vorkommen und Entwicklung von Hochdruckerkrankungen in Westdeutschland beschäftigt. Sie beweisen, daß die Häufung des Hochdrucks in der gesunden Bevölkerung *nicht Folge erhöhten Salzkonsums* durch die Nahrung darstellt, sondern vor allem von allgemeinen Ernährungseinflüssen abhängig ist. Die Blutdruckregulation steht im komplizierten Gleichgewicht mit einer *Vielzahl von Faktoren*. Neben abnormen Gefäßreaktionen spielen Herediät, exogene Belastungen (psychische Einflüsse, Lebenssituationen, Automation), mangelnde Bewegung usw. als Folge grundlegender Änderung von Lebensgewohnheiten mit zunehmender Zivilisation und Industrialisierung eine große Rolle. *Kein Einzelfaktor erscheint nach Pflanz für die Häufung von Hochdruckerkrankungen so wichtig, wie Übergewicht.*

Weder im Krieg, noch später bestand ein Mangel an Kochsalz. Ganz im Gegenteil sank der Konsum ab. Die einheimische *Produktion von Kochsalz* war nach *Glatzel* auch in Notzeiten stets gedeckt. Die Verbrauchertendenz ist in den letzten Jahren sinkend. Der Verbrauchsanstieg in Kriegs- und Notzeiten ist nach *Glatzel* mit ihrer monotonen Kost eine in allen Ländern bekannte Tatsache und kann bis 30 g und mehr betragen. Steigender Salzkonsum gilt oft als Indikator für verschlechterte Lebensbedingungen. Trotzdem stiegen Bluthochdruckkrankheiten seit 1945 von ca. 9 % auf gegenwärtig über 25 % an. *Straub* beschreibt ähnliches bei Untersuchungen an unterernährten Patienten während der Kriegsbelagerung von Leningrad von Oktober 1941 bis März 1942. Nach Einsetzen *besserer* Ernährung stieg die Zahl der *Hypertoniker* in Krankenhäusern und ambulanter Praxis epidemisch an. Zahlreiche Hypertoniker verloren während der Hungerjahre ihr Übergewicht und gleichzeitig auch ihren Hochdruck, wel-

Tabelle 4. *Kochsalzverbrauch in Deutschland je Kopf nach Glatzel (1968)*

Jahr	kg/Jahr	g/Tag
1935/36	7,3	20,0
1937/38	7,4	21,6
1956	6,22	17,1
1962	5,75	15,8
1963	5,98	16,4
1964	5,55	15,2
1965	5,51	15,1

(Aus: *Glatzel, H., Die Gewürze.* Nicolaische Verlagsbuchhandlung, Herford 1968).

cher später wieder auftrat. Während der Kriegsjahre herrschte auch in Deutschland ausgesprochene Mangelernährung, in der Hochdruckerkrankungen selten waren (Abb. 6), bis mit der Währungsumstellung 1948 der allgemeine Wohlstand mit Überernährung einsetzte. Der Kochsalzkonsum war in den Kriegs- und Hungerjahren nicht erniedrigt und kann somit keine Rolle spielen.

In den letzten Jahren sind in allen Teilen der Welt nach *Pflanz* umfangreiche Untersuchungen eingeleitet worden, Vorkommen und *Ursachen der Blutdruckkrankheit* in verschiedenen Ländern, Bevölkerungsgruppen, sozialen Schichten usw. zu untersuchen. *Das Repräsentantenhaus des amerikanischen Staates Massachusetts* hat eine Kommission bekannter Wissenschaftler veranlaßt, in mehreren Bänden wissenschaftliche Arbeiten über das Hochdruckproblem der 20 wichtigsten Sprachgebiete aus 19 000 Publikationen auszuwerten. Hierzu veranlaßte sie die zunehmende Arbeitsunfähigkeit und vorzeitige Abnahme der ernährungsabhängigen sog. degenerativen Herz-, Kreislauf-, Gefäßerkrankungen, unter denen die Hypertonie eine führende Rolle einnahm. Das wichtigste Resultat der amerikanischen Untersuchungen ist die Feststellung, daß *kein Einzelfaktor unter zahlreichen Gesichtspunkten so sehr berücksichtigt werden muß, wie das relative Körper- bzw. Übergewicht.*

Hypertoniefälle
pro/Jahr von 1936 - 1955

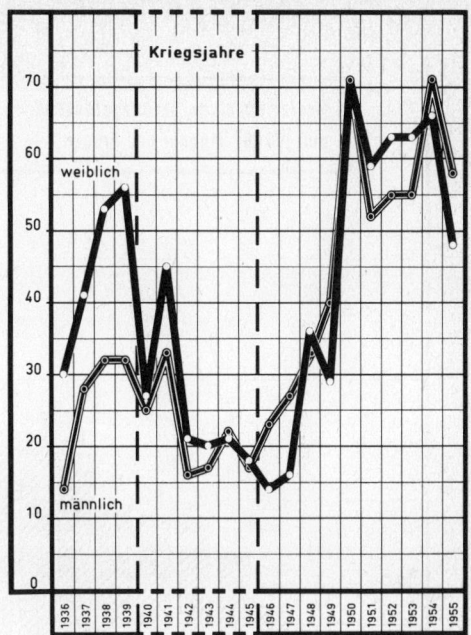

Abb. 6. Die Abbildung zeigt den gewaltigen Anstieg der Bluthochdruckerkrankungen nach dem letzten Krieg unter übermäßiger Ernährung. Auch vor dem Krieg wurden niemals gleichviel Patienten mit Bluthochdruckerkrankung festgestellt. Während der mageren Kriegsjahre und Einschränkung des Eiweiß- und Fettkonsums, waren nur selten Bluthochdruckkranke zu behandeln. Die Bluthochdruckerkrankungen gehören mit zur Gruppe der degenerativen Herz-Kreislauf- und Gefäßleiden, an welcher heute nahezu jeder 3. Bürger stirbt. Hochdruckerkrankungen sind von 9 % (1945) auf über 25 % (1968) angestiegen. (Abb. aus H.-J. Holtmeier, Kochsalzarme Kost, G. Thieme Verlag, Stuttgart, 1960.)

Krankheiten der Herzkranzgefäße (Herzinfarkt)

In ähnlicher Weise hat die Zahl von *Herzkranzgefäßverschlüssen (Herzinfarkt)* seit 1948 mit Einsetzen *überreichlicher Ernährung* und Abnahme des Anteils an körperlich schwer arbeitenden Berufen besonders bei Männern zugenommen (Abb. 7). Auch hier ist kein Einzelfaktor von so ausschlaggebender Bedeutung wie jahrelange *fehlerhafte Ernährung* bei mangelnder Bewegung, *insbesondere aber Übergewicht*, welches zur frühzeitigen Verkalkung der Herzkranzgefäße (Coronarsklerose) führt (Abb. 7). Das weibliche Geschlecht ist aus hormonellen Gründen nicht so gefährdet wie Männer.

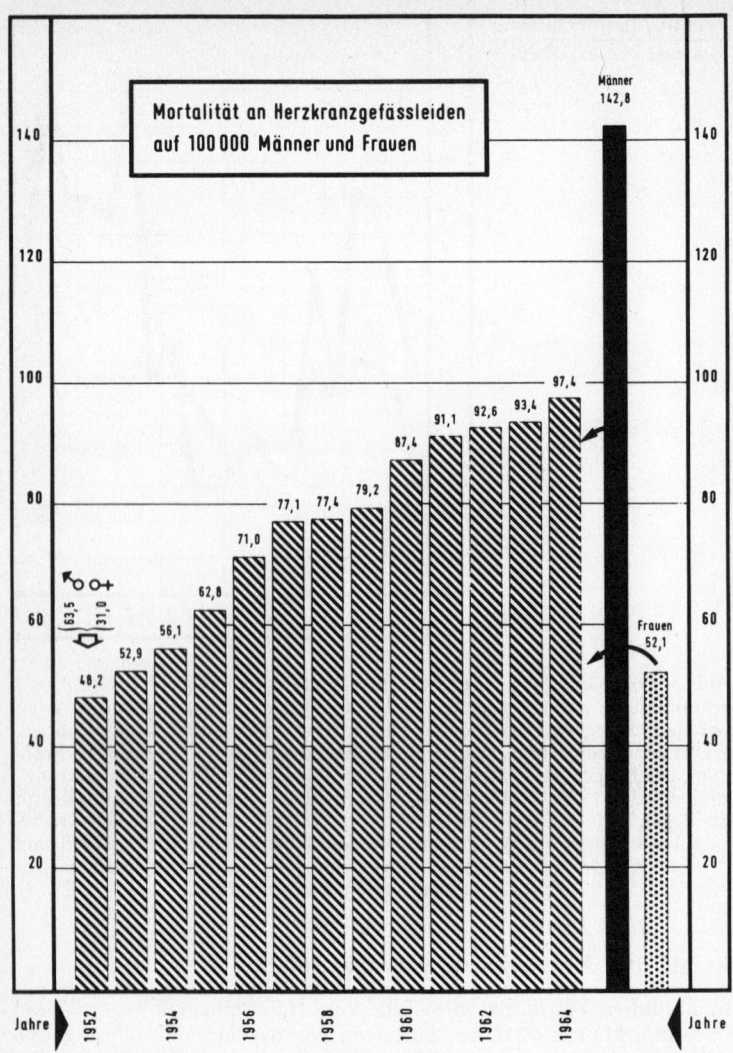

Abb. 7. Die Abbildung zeigt die steigende Zahl jährlicher Todesfälle an Erkrankungen der Herzkranzgefäße wie Herzinfarkt (= Verschluß eines Blutgefäßes zur Herzversorgung) usw. An diesem Leiden sterben vor allem Männer in den besten Jahren. Die ungewöhnliche Zunahme ist Folge einer fehlerhaften Ernährung und besonders von Übergewicht.

Neben Ernährung und Bewegungsmangel spielen eine Reihe von „Risikofaktoren" eine Rolle, wie Nikotin-, Alkoholkonsum, Streßfaktoren wie Aufregungen, berufliche chronische Überlastung, Ratlosigkeit usw., welche *auf dem Boden jahrelanger falscher Ernährungsweise und bei Übergewicht* zum Herzinfarkt führen können. Zahlreiche Herzinfarkte sind auch Folge erhöhten Blutdrucks (Abb. 6) oder werden durch Zuckerkrankheit gefördert (Abb. 8). Raucher haben eine höhere Infarktquote als Nichtraucher. *Eine Häufung der genannten „Risikofaktoren" vervielfacht das Infarktrisiko* in Zeiten des Wohlstandes, die in kargen Kriegszeiten kaum von Einfluß waren. Hoher Nikotinverbrauch und Aufregungen bei der kämpfenden Truppe führten bekanntlich selten zum Herzinfarkt, ebenso wie diese Erkrankungen in Berufsgruppen mit Schwerarbeit auch heute noch selten zu finden sind.

Wer bereits in jüngeren Jahren zu viel und zu gut ißt, übergewichtig wird, raucht, trinkt, sich nicht bewegt, sich täglich ärgert und selten ausspannt, hat eigentlich keine Chancen verpaßt, an einem Herzinfarkt zu sterben.

In *New York* haben sich ca. 1000 Männer im *„Anticoronary-Club"* (Club gegen Herzkranzgefäßleiden) im Alter zwischen 40—49 Jahren vereint und ihre *Ernährungsgewohnheiten modernen Erkenntnissen angepaßt* (Einschränkung der täglichen Nahrungs- bzw. Kalorienzufuhr, Verminderung des Fettverbrauches bei Bevorzugung *hochungesättigter* Fettsäuren). Das Resultat war überraschend. In einer über 5jährigen Beobachtungszeit traten nur noch 8 neue Herzinfarkte auf. In der Vergleichsgruppe, die ihre Ernährung nicht umgestellt hatte, waren 28 neue Fälle von Herzinfarkt zu verzeichnen. Von den 8 Fällen im *Anticoronary-Club* traten 7 in den ersten beiden Jahren auf, aber nur noch 1 Fall in den späteren 5 Jahren. Es ist also ein *gewisser Zeitraum* erforderlich, wenn Ernährungsumstellungen erfolgreich sein sollen. Karge kalorienarme Ernährung, Bevorzugung *hochungesättigter Fettsäuren* und ausreichende körperliche Bewegung verringerten das Herzinfarktrisiko um fast 75 % und sind das beste Rezept bei Gesundheit ein hohes Alter zu erreichen.

Ebenso erstaunlich ist das Resultat amerikanischer Studien bei Patienten, welche bereits *einmal einen Herzinfarkt* durchmachten. Patienten, die ihr *Übergewicht nicht verloren* nachdem der erste Infarkt eingetreten war, *erlitten in über 60 % einen zweiten Infarkt* bei schlechten Überlebenschancen. Diejenigen, welche ihr *Gewicht normalisierten*, erlitten nur noch in 15 % der Fälle einen neuen Infarkt.

Das Risiko, an Herzinfarkt oder Schlaganfall frühzeitig zu sterben, kann allein durch vorbeugende Maßnahmen vermindert werden.

Diabetes mellitus (Zuckerkrankheit)

Welche verheerenden Folgen *Übergewicht* und falsche Ernährungsweise auf die *Häufung von Zuckerkrankheit* haben können, zeigt Abb. 8.

Mit der Währungsreform 1948 und einsetzendem Wohlstand vervielfacht sich die Zahl der in der Klinik aufgenommenen Zuckerkranken. Die Anzahl der Todesfälle an Zuckercoma nimmt bedeutend zu.

Fettgewebe gilt geradezu als *„Insulinräuber"*, *Übergewicht* verschlechtert bestehende Zuckerkrankheit, fördert Gefäßleiden, die zu Beinamputationen, Schlaganfällen führen können, und erschwert die medikamentöse Einstellung (Insulin).

Erschreckend ist die Häufung (Tab. 5) von Zuckerkrankheit bei Übergewichtigen. Diese verlieren ihre Zuckerkrankheit meist rasch bei Normalisierung des Körpergewichtes.

Tabelle 5. *Häufung von Zuckerkrankheiten bei Übergewicht*

Körpergewicht	Personen Auftreten von Zuckerkrankheit	
10 % Untergewicht	selten (nach Joslin)	
Normalgewicht	6,2	
Übergewicht		
10–19%	9,3	
20–29%	20,0	auf 1000 Lebende
30–39%	16,2	
40–49%	40,0	
–50%	43,1	

Diabeteshäufigkeit steigt im höheren Lebensalter und befällt nach *Mehnert* unter 45 Jahren 2, über 45 Jahren 27,6 Personen unter 1000 Lebenden. Besonders gravierend ist Fettsüchtigkeit, wie dies Tab. 5 zeigt. Bei 20—29 % Übergewicht tritt mehr als dreimal so häufig Zuckerkrankheit auf (s. H. J. Holtmeier in *„Diät des übergewichtigen Zuckerkranken"*, G. Thieme, Stuttgart 1969).

Schlaganfall

Eine der häufigsten Ursachen des *Schlaganfalls* (Abb. 9) sind degenerative Gefäßveränderungen im Zentralnervensystem in deren Folge Hirnblutungen auftreten.

Tabelle 6

Häufung von Schlaganfall (100 000 Personen)	
112 Fälle	magere Menschen
212 Fälle	Normalgewichtige
397 Fälle	Fettleibige

Nach *v. Manger-Koenig, L.*, Ernährungsumschau 1 (1968), 1.

Die *beachtliche Zunahme* des Schlaganfalls in Westdeutschland von 5,4% in den Jahren 1923/25 auf 14,9% bis 1963 ist in erster Linie mit *Folge unserer ungesunden Lebensweise* im Industriezeitalter, welches durch überreichliche Ernährung und mangelnde körperliche Betäti-

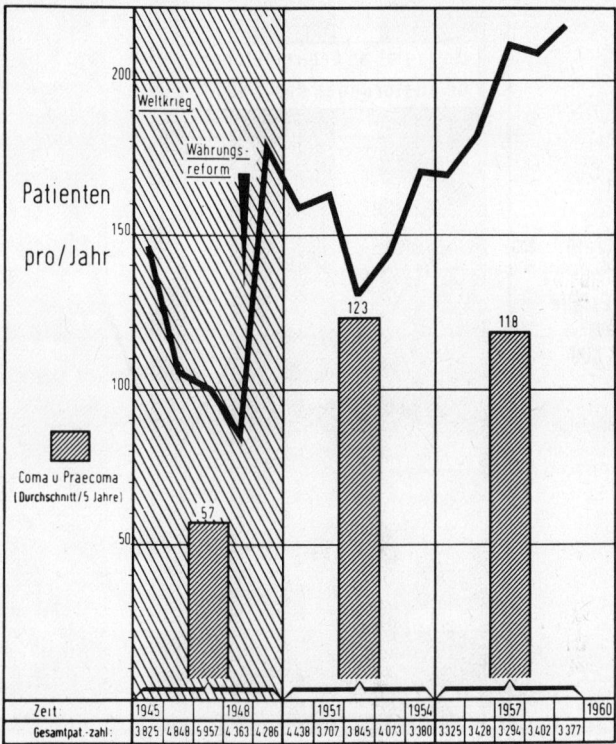

Abb. 8. Während in den Hungerjahren 1945—1947 die Fälle von *Diabetes mellitus* beachtlich abnehmen, ist eine deutliche Zunahme 1948/49 mit Einsetzen besserer Lebens- und *Ernährungsbedingungen* feststellbar. Zugleich häufen sich die Fälle von Koma und Präkoma diabetikum um das Doppelte im Vergleich zur Zeit vor der Währungsreform. In ähnlicher Weise nehmen auch die Fälle von *essentiellem Hochdruck* seit 1948 zu. Der Einfluß von *Übergewicht* auf die Zuckerkrankheit ist erwiesen. Bei Reihenuntersuchungen fanden sich nach *Mehnert* bei 40% Übergewicht sechsmal häufiger Zuckerkrankheit als bei Normalgewichtigen. Die Überlebenschancen im Koma diabetikum sinken mit zunehmendem Übergewicht. (Abb. nach Berechnungen von E. F. *Pfeiffer* aus I. Med. Univ.-Klinik, Frankfurt a. M., aus: Der Internist 7, 319, 1960.) (Abb. aus Heilmeyer, L., H.-J. Holtmeier und R. Schubert in „Geriatrie", G. Thieme Verlag, Stuttgart, 1966.)

gung gekennzeichnet ist. Bis zum Ende vergangenen Jahrhunderts traten Schlaganfälle gehäuft bei den überreichlich genährten höfischen Schichten auf und wurden im Schrifttum häufig als gerechte Strafe Gottes für die Reichen beschrieben, da derartige Krankheiten in der Masse des Volkes, welches arm und genügsam leben mußte,

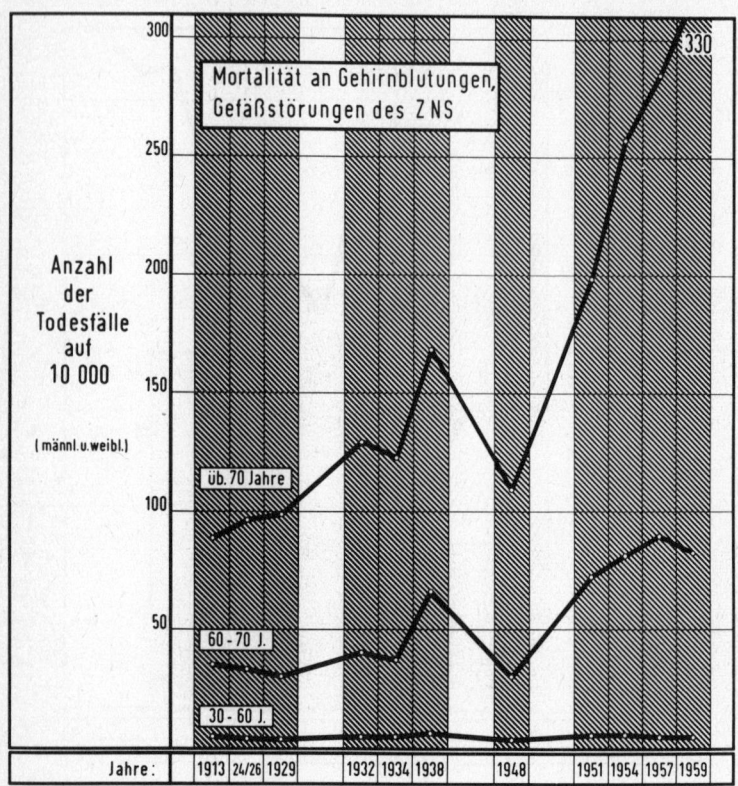

Abb. 9 zeigt die starke *Zunahme* von *Sterbefällen an Gehirnblutungen* usw. (Schlaganfällen) seit 1913 mit zunehmendem Wohlstand in Deutschland. Besonders stark ist die Häufung *seit 1948* mit Einsetzen überreichlicher Ernährung und ungewöhnlicher Fortschritte industrieller und zivilisatorischer Art. Man sieht, daß die Fälle mit Gehirnblutungen in den *kargen Ernährungszeiten* im Krieg bis 1948, dem Datum der Währungsumstellung, selten waren. Besonders sind die *älteren Jahrgänge* von 60—70 und vor allem der über 70jährigen betroffen. Auch hier gilt die Erkenntnis, daß *nur die gesunde Lebensweise bereits in jungen Jahren einziges Vorbeugungsmittel ist*, dem Tod durch Gehirnblutung usw. im Alter zu entgehen und ein hohes Lebensalter zu erreichen. (Aus „*Geriatrie*" von L. Heilmeyer, H. J. Holtmeier und R. Schubert: G. Thieme Verlag, Stuttgart 1966.)

selten auftraten. Heute ist der Schlaganfall mit zunehmendem Wohlstand in *allen Volksschichten verbreitet.* Vergleicht man *Abb.* 9, welche die Sterblichkeit an Schlaganfällen seit 1913 beschreibt mit den vorangegangenen Abbildungen über die Häufung von Bluthochdruck, Zuckerkrankheit, Herzinfarkt usw. ergibt sich übereinstimmend der gleiche Verlauf. *In den kargen Ernährungszeiten des Krieges bis 1948 waren alle diese Krankheiten selten.* Mit einsetzen überreichlicher Ernährung, vor allem aber mit Zunahme der Übergewichtigkeit, stiegen diese Krankheiten geradezu epidemisch an. Auch in *Abb.* 9 ist von 1938 bis 1948 ein deutliches Absinken der Sterbefälle mit Gehirnblutungen während der Hungerjahre erkennbar; danach treten sie in der Altersklasse der 60- bis 70jährigen doppelt so häufig und in der Altersklasse der über 70jährigen dreimal so häufig auf. *Allein rechtzeitige Aufklärung und Änderung der Lebensweise kann einen vorzeitigen Tod an derartigen Krankheiten Einhalt gebieten.* Aber prophylaktische Maßnahmen müssen bereits in jüngeren Jahren einsetzen, wenn sie vor degenerativen Schäden, die langsam über Jahre entstehen, schützen sollen.

Wir hoffen am Beispiel der *Bluthochdruckerkrankung, des Herzinfarktes, der Zuckerkrankheit und des Schlaganfalles überzeugend dargelegt zu haben,* welche *verheerenden Folgen Übergewicht* für die Gesundheit und Beeinträchtigung der Lebenserwartungen hat. Prophylaktische Ernährungsmaßnahmen können allein diesen Gefahren begegnen. Nirgends besitzt der Arzt so segensreiche Möglichkeiten Krankheiten vorzubeugen und Leben verlängern zu helfen, als auf ernährungstherapeutischem Gebiet. Aber nichts ist schwieriger als gegen althergebrachte Ernährungsgewohnheiten und Uneinsichtigkeit (vor allem von Behörden) anzukämpfen.

Tabelle 7. *Häufigste Todesursachen an der Gesamtsterblichkeit 1924/1926 und 1961* (nach *Leutner,* Deutsche Akademie für Bevölkerungswissenschaft, Hamburg 6, 1967)

	1924/1926	1961
Infektionskrankheiten einschl. Grippe, Pneumonie, Tbc.	21,0 %	6,0 %
Herz-Kreislaufkrankheiten	**14,8 %**	**41,1 %**
Bösartige Neubildungen (korrig.)	11,7 %	18,1 %
Unnatürliche Todesursachen	5,4 %	7,0 %
	52,9 %	72,2 %

Seit 1924 haben sich die Haupttodesursachen auf zwei Hauptgruppen bei gleichbleibender Sterblichkeit konzentriert. Gleichzeitig haben die Haupttodesursachen von 52,9 auf 72,2 %, bezogen auf die Gesamtsterblichkeit, zugenommen. Die ernährungsabhängigen, degenerativen Herz-Kreislaufkrankheiten haben von 14,8 auf 41,1 % zugenommen. Fast jeder 2. Bürger stirbt somit an einer solchen Krankheit (Bluthochdruck, Herzinfarkt, Schlaganfall usw.). Es handelt sich um eine Auswertung des Statistischen Bundesamtes in Wiesbaden.

Mehr denn je begegnet man jedoch Besserwissen und Halbwissen. Methoden der Ernährung werden mit großem Eifer und Fanatismus verteidigt und zum Schaden der Gesundheit verfolgt. Auf keinem Gebiet wird die Allgemeinheit in einem solchen Ausmaß unzureichend und widersprechend von Ignoranten und Laien belehrt, wie auf dem Ernährungssektor. *Im Zwiespalt der Meinungen muß der Arzt entscheiden, welche Ernährungsweise die richtige und beste ist.* Er allein verfügt über Fachkenntnisse einer zweckmäßigen Ernährung (nicht Verwaltungsbehörden), die Möglichkeit der individuellen Beurteilung bei Gesunden wie Kranken. Er allein kann mit maßgebendem Rat zur Seite stehen. *Die Grundsätze der gesunden Ernährung sind heute wissenschaftlich und praktisch so umfangreich erforscht und erprobt, daß sie hinreichend Geltung besitzen und es bei gutem Willen der Verantwortlichen nicht schwerfallen sollte, sie durchzuführen.* Die Ernährung des gesunden Menschen muß ungeschmälert seine Gesundheit erhalten, sein Wohlbefinden, seine geistige und körperliche Leistungsfähigkeit bis ins hohe Alter und soll einen vollwertigen Ersatz für die durch Lebensvorgänge bedingten Stoffwechselverluste geben. *Vor allem darf durch falsche Ernährung niemals die Gesundheit geschädigt werden.*

Drei bekannte *Ernährungswissenschaftler* der *Universität London* für Hygiene und Tropenmedizin u. a. veröffentlichten 1963 in der Oxforder Universitätspresse einen Bericht über *„Food in Hospitals"* über 152 unvorhergesehen *kontrollierte Krankenhäuser.* Wörtlich heißt es im Bericht: *„Die Verhältnisse und die Kochmethoden in vielen Krankenhäusern würden zum Einschreiten der Gesundheitspolizei und zur Strafanzeige führen, wenn sie in Restaurants oder Hotels vorgefunden würden."*

Die hygienischen Verhältnisse wurden erheblich kritisiert. *Kartoffeln* werden am Vortag geschält, über Nacht gewässert, *Gemüse* in zahlreichen Etappen zubereitet, gesäubert, gewaschen, vorgekocht, gekühlt, *erneut aufgekocht, Essen* über Stunden in Einrichtungen warmgehalten, *Fleisch* bereits am Vortag zubereitet, am kommenden Tag erneut aufgewärmt und folgerichtig Qualität, Nährwert und Vitamingehalt der Speisen maximal beeinträchtigt. Der 200 Seiten starke *Bericht* sagt in seiner Schlußfolgerung über staatliche und städtische Krankenhäuser, *„je größer das Krankenhaus, desto geringer die Qualität der Nahrungsmittel".* Auch Deutschland ist von dieser Gefahr nicht verschont. Professor *Kraut,* Direktor des Max-Planck-Institutes für Ernährungsphysiologie in *Dortmund,* führt aus, daß bei Überprüfung einer Krankenhausküche Verluste von 86 % des ursprünglichen Gehaltes an Vitamin C der servierten Patientenmahlzeit festgestellt wurden. Kritische Stellungnahmen zur Krankenhausernährung liegen auch seitens namhafter deutscher Ernährungswissenschaftler vor, wie der Herren Professoren Dr. *Cremer,* Direktor des Institutes für Ernährungswissenschaften der Universität Gießen, Pro-

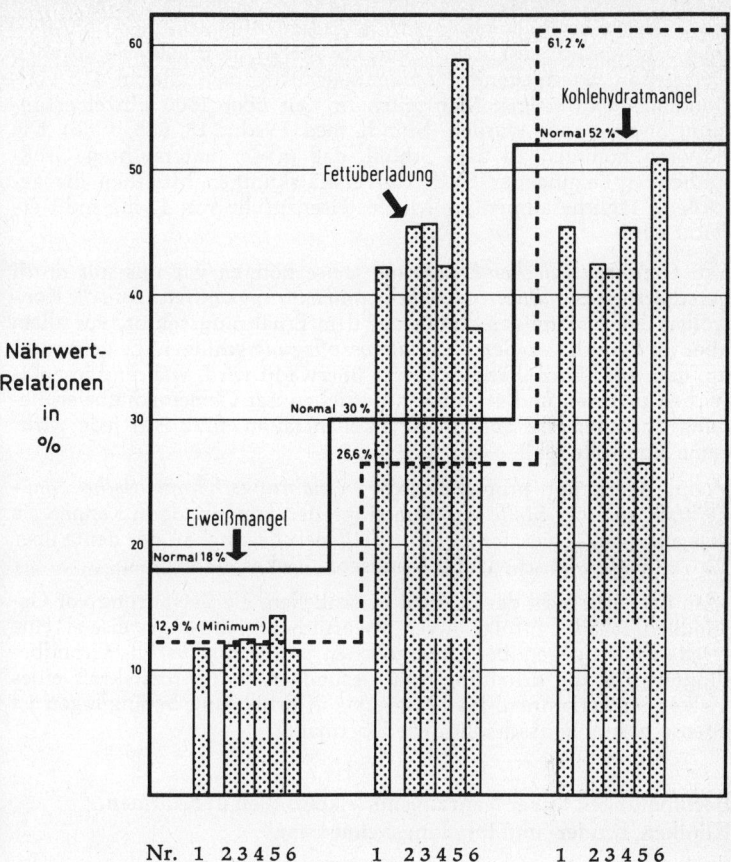

Abb. 10. Die Darstellung zeigt das Ergebnis eigener Untersuchungen über die Kostzusammensetzung von Gemeinschaftsverpflegung (1) und Diätkost (2–6) (1961, 62, 63) an einem *südwestdeutschen Universitätsklinikum.* Die schwarze Mittellinie kennzeichnet die von der Deutschen Ges. f. Ernährung empfohlene Nährwertzufuhr (%-Berechnung auf Kalorienzufuhr/Tag). Der Gesunde sollte eine Eiweißzufuhr von 12,9% nicht unterschreiten (Krankenhauskost bis 18%), der Fettgehalt nicht 30% überschreiten, der Kohlenhydratgehalt soll über 52% liegen. Innerhalb der Diätetik bestehen gesonderte Bestimmungen. Die Fettzufuhr liegt in allen Fällen weit über den Empfehlungen. Die Kalorienzufuhr lag nicht unter 3000 Kal./Tag. (Abb. aus Heilmeyer, L., H.-J. Holtmeier und R. Schubert in „Geriatrie", G. Thieme Verlag, Stuttgart, 1966.)

fessor *Heepe* usw. *Seibold und Mitarb.* der *I. Med. Univ.-Klinik München* veröffentlichten kürzlich chemisch-analytische Ergebnisse über den *Eisengehalt* verschiedener Krankenhauskostformen, die an 110 vollständigen tischfertigen Mahlzeiten in weit über 1000 Einzelbestimmungen gewonnen wurden (Münch. med. Wschr. 15, 838, 1966). Die Autoren kommen zu dem Schluß, daß in der untersuchten Großküchenverpflegung der Med. Universitätskliniken München die geforderte tägliche alimentäre Mindesteisenzufuhr von 12 mg nicht erreicht wird.

Vor *Gefahren falscher Ernährungsweise* können wir uns nur durch verschärfte *gesundheitspolizeiliche und nahrungsmittelchemische* Kontrollen der zuständigen Ämter auf dem Ernährungssektor, vor allem aber im Bereich der *Gemeinschaftsverpflegung* schützen. Es geht nicht an, daß jeder Einzelhändler streng überwacht wird, während in zahlreichen privaten und staatlichen Betrieben mit Gemeinschaftsverpflegung, insbesondere aber in Krankenanstalten, praktisch jede wirksame Kontrolle fehlt.

Wenn überhaupt prophylaktische, *ernährungstherapeutische Maßnahmen an einer Stelle* wirksam eingreifen können, dann können sie dies auf dem Gebiet der *Gemeinschaftsverpflegung*, an der heute über 22 Millionen Menschen, also $^1/_3$ unseres Volkes, teilnehmen.

Man darf sich nicht der Einsicht verschließen, die Bewahrung vor Gesundheitsschäden infolge unverantwortlicher Ernährungsweise als eine *ernste Pflicht* gegenüber Untergebenen und *sich selbst* als Grundbedingung für die Erhaltung von Gesundheit und Arbeitskraft eines Volkes anzuerkennen. Nachlässigkeit in Ernährungsbedingungen ist ebenso gesundheitsschädlich wie Übermaß.

Bestimmungen* über Nahrungsmittelkontrollen in Kantinen, Kliniken, Kinder- und Erholungsheimen usw.

Es besteht häufig Unklarheit darüber, daß für jede Form von *Gemeinschaftsverpflegung* strenge gesetzliche Bestimmungen über Nahrungsmittelkontrollen usw. gelten*.

Der Kommentar „Deutsches Lebensmittelrecht" Band I, 4. Auflage von Holthöfer-Juckenack-Nüse stellt auf S. 597/98 fest, daß den Bestimmungen des Lebensmittelgesetzes auch die *Gemeinschaftsverpflegung in Kantinen, Krankenhäusern, Kinder- und Erholungsheimen unterliegt*. Somit unterliegt auch die Ausgabe von Verpflegung in einer Klinik denselben lebensmittelrechtlichen Bestimmungen wie in jedem anderen Speisen verabfolgenden Betrieb. Die Ausgabe der Le-

---

* Aus *L. Heilmeyer* und Mitarb. „*Geriatrie*", G. Thieme Verlag, Stuttgart 1966 und Stellungnahme des Staatl. Chem. Landesuntersuchungsamtes von Baden-Württemberg (Freiburg) vom 13. 12. 1965.

bensmittel (zugelieferte, unverändert weitergegebene und zugelieferte, verändert weitergegebene Lebensmittel) erfolgt durch die Klinikküche. Sofern diese der Verwaltung untersteht, ist letztlich die Verwaltungsbehörde für die Beschaffenheit der Verpflegung verantwortlich. Dazu heißt es im Hieronimi „Lebensmittelgesetz", 2. Auflage 1959, auf S. 301 „14. *Strafrechtliche Verantwortlichkeit* in Lebensmittelbetrieben. Strafrechtlich verantwortlich für Verstöße gegen das Lebensmittelgesetz und dessen Ausführungsvorschriften ist in erster Linie der Betriebsinhaber. Betriebsinhaber ist der Herr des Betriebes, also der Eigentümer oder dessen gesetzlicher Vertreter, der das Recht hat, in dem Betrieb zu schalten und walten." Zu den Pflichten des strafrechtlich Verantwortlichen führt Zipfel in „Lebensmittelrecht", Stand 1. Mai 1965, in Anmerkung 6 zu § 11 LGM aus:

„Aus der Verantwortung für die Lebensmittelherstellung kann sich ganz allgemein die Verpflichtung ergeben, den Herstellungsprozeß über eine sorgfältige Auswahl und Beaufsichtigung seines Personals hinaus so einzurichten, daß die Möglichkeit von (auch unbeabsichtigten) Verfälschungen, jedenfalls aber eines Verkaufs verfälschter oder irreführend bezeichneter Lebensmittel so weit wie möglich und zumutbar ausgeschlossen ist." Ferner Anmerkung 7: „Aus der allgemeinen Sorgfaltspflicht ergibt sich die Verpflichtung, *die zum Verzehr bestimmte Ware selbst zu untersuchen* oder in geeigneter Weise untersuchen zu lassen. Grundsätzlich hat neben dem Hersteller auch der Händler, sowie jeder, der in der Kette zwischen Erzeuger und Verbraucher das Lebensmittel weitergibt, eine *Untersuchungspflicht*, und *zwar von sich aus* und nicht erst auf Anregung von außen; das gilt besonders dann, wenn besondere Eigenschaften eines Lebensmittels gesetzlich vorgeschrieben sind."

Holthöfer-Juckenack-Nüse sagen hierzu (S. 679): „2. Grundsätzlich trifft einen jeden, der in der Kette von der Herstellung bis zur letzten Weitergabe des Lebensmittels an den Verbraucher beteiligt ist, die Verpflichtung, dafür zu sorgen, daß Beschaffenheit und Bezeichnung eines Lebensmittels im Einklang mit den gesetzlichen Bestimmungen stehen. Dabei sind an die Sorgfaltspflichten der Hersteller und Verkäufer von Lebensmitteln strenge Anforderungen zu stellen. 3. In der Regel bedeutet es eine Fahrlässigkeit, wenn die in den Verkehr gebrachten Lebensmittel oder die zu ihrer Herstellung benutzten Stoffe auf ihre Güte nicht untersucht sind. Wer sich mit der Erzeugung und dem Inverkehrbringen von Nahrungsmitteln befaßt, *ist auch ohne Anregung von außen verpflichtet*, sich um die Anforderungen, denen er hierbei zu genügen hat, selbst zu kümmern."

Nach diesen Ausführungen haben also Betriebe, Kliniken usw. mit Gemeinschaftsverpflegung von sich aus *Untersuchungspflicht* nahrungsmittelchemischer Art der von ihnen verausgabten Nahrung. Sofern die Möglichkeiten dieser Stellen dazu nicht ausreichen, müssen sie die *eingehende Untersuchung* durch andere *geeignete Stellen* (Ärzte, Lebensmittelchemiker) veranlassen. Letzteres gilt insbesondere für alle Formen der Diätverpflegung.

Wertvolle Hinweise über Bestimmungen im Gesundheitswesen können dem soeben erschienenen Band *„Das öffentliche Gesundheitswesen"** entnommen werden. Aus ihm geht hervor, daß nach dem Erlaß vom 22. 10. 1913 (M 7582) Ministerialblatt für Medizinalangelegenheiten (geltendes Bundesrecht*) die *Ortspolizeibehörde* für die *gesundheitspolizeiliche Aufsicht zuständig ist.*

Weiterhin enthält das Werk folgende Ausführungen:

„Universitätskliniken werden nach dem Erlaß vom 25. März 1935 durch den Regierungs- und Medizinalrat gemeinsam mit dem Fachreferenten des Kultusministeriums besichtigt" (Band II, Teil A, S. 299).

Aufsicht über Universitätskliniken
(Teil B, *„Das öffentliche Gesundheitswesen"*)

1. Sämtliche Universitätskliniken werden *mindestens alle 2 bis 3 Jahre* von dem Regierungs- und Medizinalrat derjenigen Regierung, in deren Bezirk sie gelegen sind, und dem *Professor der Hygiene der betreffenden* Universität nach vorheriger Vereinbarung des Besichtigungstermins behufs Prüfung der *gesamten gesundheitlichen Verhältnisse der Kliniken* in ihrer Eigenschaft als Heilanstalten besichtigt. Es ist wünschenswert, den Zeitpunkt der Besichtigung (soweit nicht eine unvermutete Vornahme der Besuche möglich ist) der betreffenden Klinik nicht allzu lange vorher bekannt zu geben.

2. *Bei besonderen Anlässen,* z. B. Vorliegen ernster Beschwerden gegen den Betrieb einer einzelnen Universitätsklinik oder dgl., ist auf Antrag des Regierungs- und Medizinalrates oder des Professors der Hygiene — abgesehen von den unter 1. festgesetzten regelmäßigen Besuchen —, eine *sofortige* unvermutete *Besichtigung* der betreffenden Klinik *vorzunehmen*.

3. Die Ergebnisse der Besichtigung der einzelnen Kliniken werden, soweit es sich um gesundheitliche Dinge handelt, von dem Regierungs- und Medizinalrat und dem Professor der Hygiene nach Beendigung der Dienstreise in einem den beiden Ministerien vorzulegenden Reisebericht niedergelegt. Auf Grund dieses Reiseberichtes wird gegebenenfalls vom Minister für Wissenschaft, Erziehung und Volksbildung den Universitätskliniken die Abstellung der festgestellten Mängel durch einen Erlaß aufgegeben, der vor Abgang dem Minister des Innern zur Einverständniserklärung vorzulegen ist.

---

* „Das öffentliche Gesundheitswesen" Bd. I. u. II (s. Aufsicht über Krankenanstalten), G. Thieme Verlag, Stuttgart 1965.

4. Werden bei einer Besichtigung besonders schwere *Mißstände* in einer Klinik festgestellt oder werden von *Kranken* oder *Pflegepersonen* der Klinik während der Besichtigung ernste Beschwerden wegen *bestimmter Vorkommnisse* in einer Klinik erhoben, so wird bereits in unmittelbarem Anschluß an die Besichtigung an Ort und Stelle über ihre Ergebnisse eine Niederschrift aufgenommen, die dem ärztlichen Direktor der Klinik oder dessen Vertreter vorzulegen und von ihm, falls er nicht besonderen Einspruch erhebt, zu unterschreiben ist. Im übrigen findet wegen Abstellung der festgestellten Mißstände dasselbe Verfahren statt, wie unter Nr. 3 ausgeführt."

Ärztliche Aufsicht: Krankenanstalten und Universitätskliniken

Die Zuständigkeit von Verwaltungsorganen und Ärzten läßt sich in Krankenanstalten am besten durch folgende *Regelung*, die auf Grund langjähriger Erfahrung unter Mitarbeit anerkannter Juristen von mir ausgearbeitet und der *Medizinischen Fakultät der Universität Freiburg* am 10. 5. 1962 vorgelegt wurde. Diese Regelung wurde im Prinzip *einstimmig* seitens der Medizinischen Fakultät Freiburg am 11. 5. 1962 angenommen, aber erst 1966 vom Kultusministerium von Baden-Württemberg bzw. der Universitäts-Verwaltung anerkannt.

„1. Die fachgerechte Ernährung des Kranken bildet einen wesentlichen Bestandteil medizinischer Therapie. Aus diesem Grunde ist die Krankenernährung unter ärztlicher Anleitung nach medizinisch verantwortbaren, ernährungsphysiologischen Gesichtspunkten herzustellen.

2. Die von Diät- und Vollkostküche auszuarbeitenden Ernährungs- und Speisepläne (einschl. Privatküche) sind unter *Angabe aller einzelnen Nährwertträger* und der Zubereitungsart dem von der medizinischen Fakultät *beauftragten Arzt* zur Genehmigung vorzulegen und auf dessen Weisung abzuändern. Es darf keine Krankenkost verabfolgt werden, die nicht in dieser Weise die Zustimmung des letzteren gefunden hat. Dies betrifft nicht nur alle Diätkosten, sondern auch Vollkosten, welche ebenfalls nach ernährungsphysiologischen Gesichtspunkten berechnet, leicht verdauliche Krankenhauskost darstellen soll.

3. Der beauftragte Arzt besitzt innerhalb der Diät-Vollkost und Privatküche *unbestrittenes Frage- und Auskunftsrecht* in allen Angelegenheiten der Krankenernährung, ihrer Herstellung, aber auch Herkunft der Nahrung. Er ist ferner berechtigt, *Proben zwecks Untersuchung zu entnehmen*.

4. Der beauftragte Arzt ist berechtigt, Vorschläge für *personelle Umbesetzungen* in den o. g. Küchen zu machen, soweit dies aus fachlichen Gründen erforderlich ist.

5. Falls die Verwaltung der Universitätskliniken nicht den Vorschlägen des Ernährungsbeauftragten zu folgen beabsichtigt, muß die Angelegenheit dem Dekan der Medizinischen Fakultät vorgelegt werden, der dann entscheidet.

Aus der nachfolgenden Bekanntgabe des *Kultusministeriums von Baden-Württemberg* vor dem Landtag (Beilage 2328) wird ersichtlich, daß es die bereits 1962 von mir vorgelegten und seitens der Medizinischen Fakultät befürworteten Reformvorschläge nunmehr (1966) auch für die Freiburger Universitätskliniken in ihren wesentlichen Punkten rechtswirksam erklärt hat (Landtagsbeilage 2328 vom 17. 1. 1966).

„Vorlage der Diätpläne zur Genehmigung, Frage- und Auskunftsrecht über Herstellung und Herkunft der Nahrung;

Recht und Pflicht zur Entnahme von Essensproben zur Untersuchung und zur Erteilung von Untersuchungsaufträgen an geeignete Personen oder Institutionen in- oder außerhalb der Universität;

Anordnungsbefugnis für Maßnahmen auf dem Gebiet der Hygiene innerhalb der Küchen;

Beteiligung bei Einstellung und Überprüfung des Personals der Diätküche; Recht, die Entlassung unqualifizierten Personals zu verlangen;
Beratung der Küchenleitung hinsichtlich der Zusammensetzung der Normalkost."

Es ist Aufgabe der Ernährungswissenschaften gegen falsche Ernährungsgewohnheiten anzugehen und diese Pflichten machen den Ernährungswissenschaftler nicht beliebt. In nichts ist die menschliche Seele uneinsichtiger und hartnäckiger, als wenn es um die Verteidigung althergebrachter, selbst falscher, Gewohnheiten geht.

Entwicklung einer fehlerhaften Ernährung und Lebensweise

Genaue Untersuchungen zeigen parallel zum Anstieg der Sterblichkeit der ernährungsabhängigen Erkrankungen auch ein *Ansteigen des Fettkonsums* der täglichen Nahrung. Während 1865 *noch* 25 g Reinfett täglich pro Kopf der Bevölkerung verzehrt wurden, waren es 1965 *bereits 74 g*. Aus verläßlichen Unterlagen Mitte vergangenen Jahrhunderts geht hervor, daß Truppengarnisonen 56 g Fett täglich bei 3000 Kalorien verzehrten (Abb. 10, 12). Die Gesamtfettzufuhr (einschließlich Fett in Nahrungsmitteln) liegt 1968 bei ca. 125 g/Tag.

Ein Jahrhundert zuvor wurden nach *Rubner* und *Voit* u. a. in Königsberg täglich bei 2394 Kalorien *31 g Fett*, 84 g Eiweiß und 414 g Kohlenhydrate verzehrt. In *München* bei 3014 Kalorien *65 g Fett*, 96 g Eiweiß und 492 g Kohlenhydrate, in *Paris 64 g Fett*, *98 g* Eiweiß, 465 g Kohlenhydrate bei

2903 Kalorien und in *London 60 g Fett*, 98 g Eiweiß, 416 g Kohlenhydrate bei 2665 Kalorien täglich. *Typische Krankenhausernährungssätze* waren in Deutschland z. B. in *Halle* bei 2267 Kalorien, nur *30 g Fett*, 92 g Eiweiß, 393 g Kohlenhydrate, in *London* bei 3266 Kalorien *69 g Fett*, 107 g Eiweiß und 533 g Kohlenhydrate.

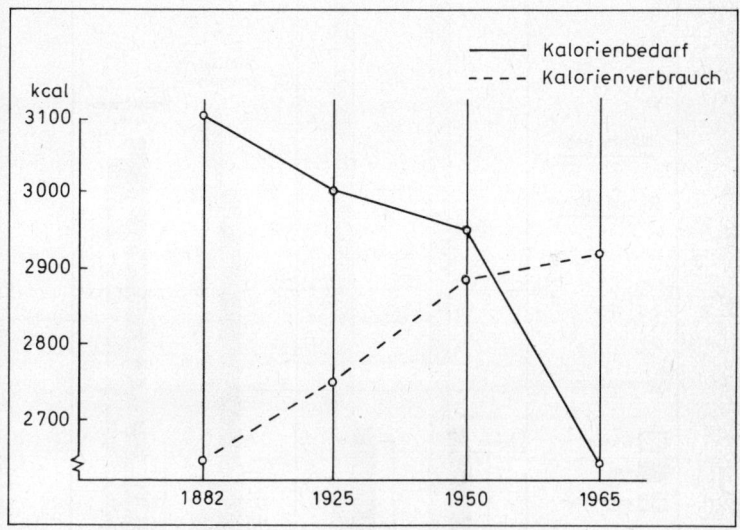

Abb. 11. Kalorienbedarf und Kalorienverbrauch der deutschen Bevölkerung in der zeitlichen Entwicklung (kcal/Kopf/d) nach *Wirths, W.,* Max-Planck-Inst. f. Ernährungsphysiologie, Dortmund 1968.

Tabelle 8. *Truppenverpflegung* (um 1850—1870)

Ernährung	Eiweiß		Fett		Kohlenhydrate		Kalorien
	g	%	g	%	g	%	
Frieden	120	16,1	56	17	500	66,9	3100
Manöver	135	16,5	80	22,2	500	61,2	3350
Krieg	145	16,5	100	26	500	57,3	3600

Im Vergleich zum vergangenen Jahrhundert ist also ein grundlegender Wandel in der Ernährungsweise eingetreten. Zugleich ist für die Entwicklung von Fettsucht wichtig, daß der noch um 1850 überwiegende Anteil an *Berufen mit schwerer körperlicher Arbeit* beachtlich abgenommen hat (Abb. 13). Dafür haben *Berufe mit Leichtarbeit* vor allem mit sitzender Tätigkeit infolge Industrialisierung und Auto-

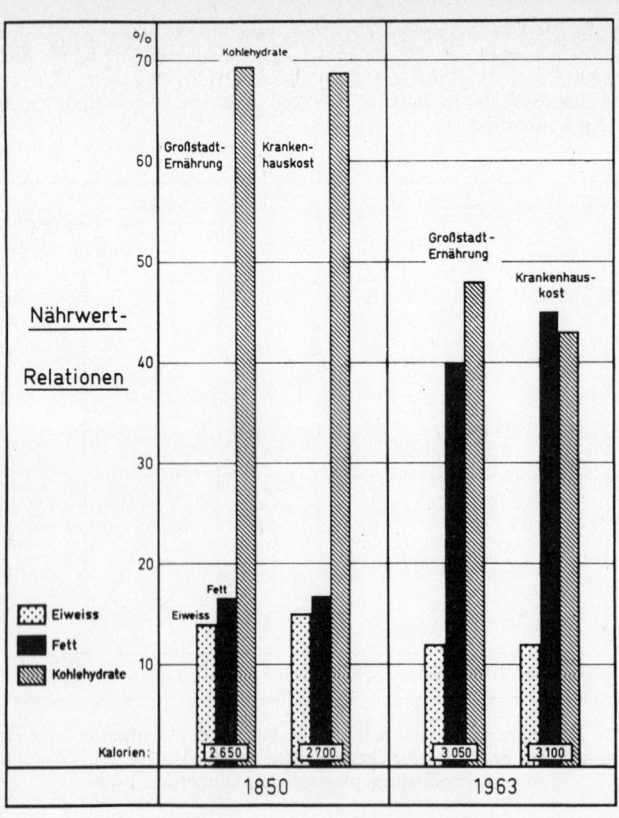

Die *Abb. 12* zeigt die *umwälzenden Änderungen* der Ernährungsgewohnheiten während der letzten 100 Jahre. Der Fettkonsum ist auf das Dreifache angestiegen, der Eiweißgehalt hat leicht abgenommen. Während die Kalorienzufuhr von 2650 auf 3050/Tag zugenommen hat, hat die Zahl derer, die in sitzenden Berufen tätig sind von ca. 21 % auf 60 % zugenommen, die Zahl der Schwerarbeiter hat gleichsinnig abgenommen.

mation selbst in Schwerstarbeiterbetrieben *von 21 % auf 60 %* zugenommen. Früher mittels Handarbeit durchgeführte Schwer- und Schwerstarbeit wird heute weitgehend mit Hilfe von Automation, Gerätschaften usw. vollbracht. Infolge Abnahme der Berufe mit körperlicher Arbeit sollte auch der Nahrungsbedarf der Bevölkerung gegenüber 1850 geringer sein. Das Gegenteil ist der Fall. Der Kalorienkonsum hat weiter zugenommen.

Tabelle 9. *Abnahme der landwirtschaftlich Tätigen an der gesamten berufstätigen Bevölkerung der Schweiz (nach Hauser, A., 1964).* Die gleichen Leistungen werden heute maschinell mit wenigen Menschen erreicht.

Jahr	Anteil in %
1800	**84**
1865	49
1888	37
1900	31
1910	27

Der allgemeine Wohlstand trifft heute die *Masse* der Bevölkerung der hochindustrialisierten und zivilisierten Länder. Auf diese Weise ist auch der relative Fettkonsum angestiegen. Hinzu kommt eine gewisse Tendenz immer reichhaltiger zu essen und *fette Speisen zu bevorzugen*. Der sahnig milde Geschmack fetter Nahrungsmittel ist von

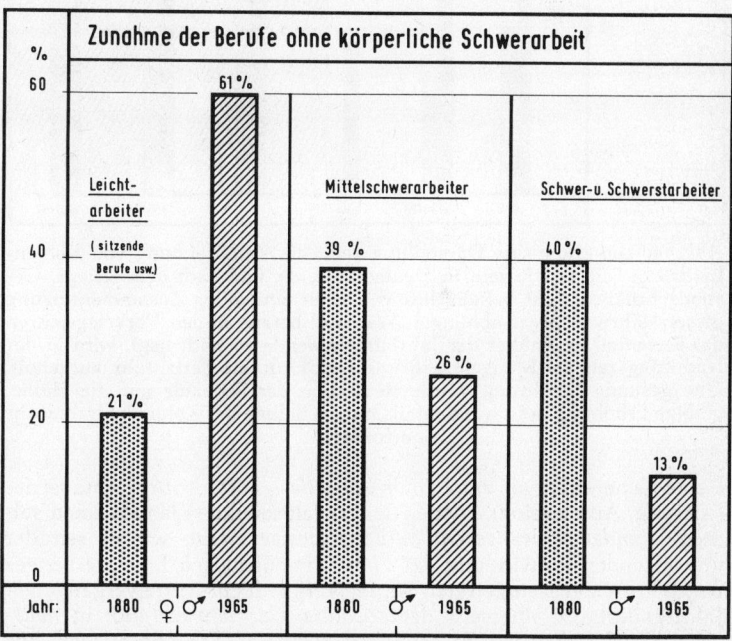

Abb. 13 zeigt in welchem Ausmaß seit 1880 der Anteil an *Berufen mit körperlich schwerer Arbeit* zugunsten eines *Anstieges von Berufen* mit vorwiegend *sitzender Tätigkeit* (leichte Arbeit) abgenommen hat. Berufe mit Leichtarbeit haben von 21% auf 60% zugenommen. (Nach *Wirths*, Ernährungsumschau 2. 29 (1965).)

ausschlaggebender Bedeutung für den Konsumenten als Gesichtspunkte der gesunden Ernährung. Besonders gefährdet sind hier *Betriebe mit Gemeinschaftsverpflegung*, die über 25 Millionen Menschen, also ¹/₃ der Bevölkerung versorgen und im allgemeinen nur unzureichender gesundheitspolizeilicher Überwachung unterliegen (Abb. 10).

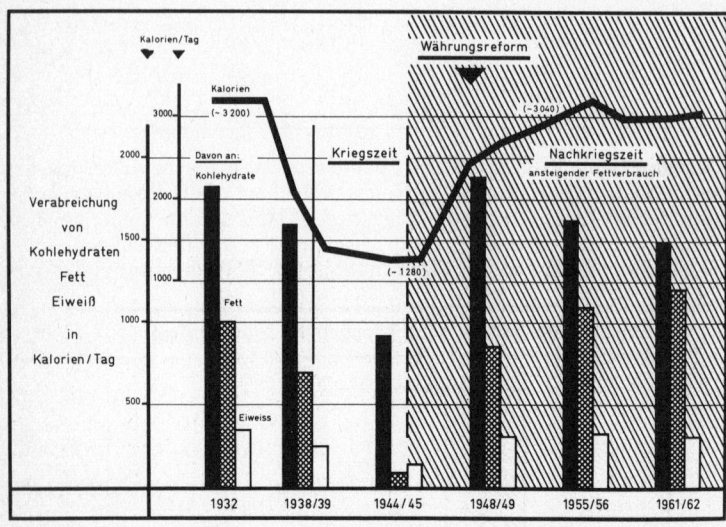

Abb. 14. Die graphische Darstellung zeigt die Verabreichung von Kohlenhydraten, Fett und Eiweiß in Deutschland vor und nach dem Kriege. Gesunde Ernährung ist bekanntlich von einer sinnvollen Zusammensetzung dieser Nährwertträger abhängig. Während bereits in den Vorkriegsjahren der Fettanteil gegenüber der Jahrhundertwende zu hoch liegt, wird in der Nachkriegszeit die Mangelernährung durch enorme Fettzufuhr aufgeholt. Eine gesunde Ernährung würde Reduktion der Fettsäule auf die Hälfte, mäßige Erhöhung des Eiweißanteils und Zunahme der Kohlenhydratzufuhr erfordern.

Keine Generation vor uns hat als *Folge des „Fortschrittes"* (Industrialisierung, Automation, Anstieg des Sozialproduktes) jemals einen solchen *Wandel seiner gesamten Lebensweise erlebt*, wie er seit der umwälzenden Entwicklung der Naturwissenschaften Ende vergangenen Jahrhunderts eingetreten ist. Im Vergleich zur Mitte vergangenen Jahrhunderts ist einerseits der *absolute Kalorienverbrauch* in *deutschen Großstädten* von ca. 2700 auf 3000 Kal./Tag angestiegen, andererseits aber der Energiebedarf erheblich gesunken (Abb. 11), d. h. es ist ein unvorstellbares Mißverhältnis zwischen Nahrungszufuhr und -Bedarf eingetreten, wodurch *Übergewicht zur gefährlichsten Volksseuche unseres Landes geworden ist*. Die kleine Gesellschafts-

Tabelle 10. *Umschichtung des Nahrungsmittelverbrauchs in Deutschland und Frankreich seit 1800, in g pro Tag* (nach J. Kühnau in: Heilmeyer, L., H.-J. Holtmeier, Ernährungswissenschaften, Thieme, Stuttgart 1968)

Jahr	Mehlprodukte	Kartoffeln	Zucker	Fleisch	Reinfett
	Deutschland				
1800	800	750	2	37	
1865	700	600	10	74	25
1900	550				
1913	360	560	50	123	52
1965	203	300	125	175	74
	Frankreich				
1815	760	640	8	46	ca. 14
1845	742				
1880	709			101	
1905	695				
1935	356	400	60	115	36
1950	317			153	44
1960	287	300	85	200	50

schicht der sog. „oberen" Klassen vergangener Jahrhunderte, welche sich alleine Ernährungsgenüsse nach Wunsch erlauben konnten, während die Mehrzahl der arbeitenden Bevölkerung noch bis zur Jahrhundertwende karg lebte, gibt es heute nicht mehr. In der modernen Industriegesellschaft unseres Jahrhunderts ist das Einkommen des Einzelnen so gestiegen, daß sich die *Mehrzahl der Bevölkerung eine überreichliche Nahrung* und Genußmittel nach Wunsch *erlauben* kann. Eigene Umfrageuntersuchungen ergaben, daß heute die intelligentere Oberschicht sich eher zurückhaltend ernährt, während der überwiegende *Teil des Volkes* durch falsche Ernährungs- und Lebensweise die Gesundheit gefährdet und mangels Aufklärung von verantwortlicher Seite immer mehr Menschen in den besten Jahren an ernährungsabhängigen Krankheiten sterben* müssen, die an der Spitze aller Todesstatistiken stehen.

Ursachen der Fettsucht

Der berühmte griechische Arzt *Hesiod* prägte den Ausspruch: *„Vor jede Behandlung haben die Götter die Diagnose (= Kenntnis der Ursache) gestellt."* So ist es auch bei Übergewicht. Bevor Sie eine Abmagerungskur über Wochen beginnen und zweifeln, daß Ihre Übergewichtigkeit nicht allein Folge von Eßlust ist, befragen Sie lieber den Arzt. Wenn in diesem Buch von Übergewicht gesprochen wird, meinen wir natürlich Patienten mit Fettsucht (als Funktionsanomalie und keine organischen Erkrankungen). Auch Sportler, Boxer, Schwer-

* Näheres über Altersforschung (= Geriatrie) s.: *Geriatrie*, von Heilmeyer, L., H.-J. Holtmeier, R. Schubert, G. Thieme Verlag, Stuttgart, 1966.

arbeiter usw. können mit riesigen Muskelpaketen *übergewichtig* sein, sind aber gesund und nicht behandlungsbedürftig. Auch werden Herzkranke, Patienten mit Venenleiden und Wasseransammlung „übergewichtig", jedoch nicht im Sinne einer Fettsucht.

Übergewichtige essen nicht zu viel, aber „falsch"

Abgesehen von einigen unverbesserlichen „*Vielessern*" beteuern die meisten *Übergewichtigen zu Recht*, daß sie *nur wenig essen* und nicht abnehmen, wie dies Untersuchungen an einigen Hundert von Patienten bestätigten. Es zeigte sich jedoch, daß diese Patienten ungenügende Vorstellungen über den sehr unterschiedlichen *Kalorien- bzw. Energiegehalt* von Nahrungsmitteln haben und überwiegend *zwar wenig, aber zu kalorienreich essen*.

Tabelle 11. *Einige hochkalorische Nahrungsmittel*

100 g Milchschokolade (1 Tafel)	~ 540 Kalorien
100 g Pralinen (ca. 10 Stück)	~ 450 Kalorien
100 g Nüsse (jeder Art) ohne Schale	~ 650 Kalorien
1 Portion Melba-Eis	~ 380 Kalorien
1 Glas (30 ccm) Cognac, Whisky etc. (Getränke mit 48 %)	~ 100 Kalorien
1 Glas Rum (70 %)	~ 140 Kalorien
1 Glas Bier (250 ccm)	~ 150 Kalorien
1 Glas Wein (rot, weiß)	~ 150 Kalorien
1 Glas Sekt (trocken, 100 ccm)	~ 90 Kalorien
(Ausführlicheres siehe Tabelle 28 und 30)	

Eben diese Kleinigkeiten — oder besser gesagt „Unwissenheit" über den wahren Kaloriengehalt machen dick. Ebenso wie man bei Nahrungsentzug verhungert, nimmt man bei Unterernährung ab, daran besteht kein Zweifel. Durch diese Feststellung wird die Behauptung einiger unbelehrbarer angeblich zu „*guter Futterverwerter*" gegenstandslos, eine fachgerecht durchgeführte Abmagerungskur habe bei ihnen keinen Erfolg. Wenn sie nach unseren Plänen im Anhang durchgeführt wird, hat sie mit Sicherheit Erfolg.

Tabelle 12. *Einige kalorienarme Nahrungsmittel*
Daran können Sie sich nach Belieben satt essen!

Diese Mengen enthalten nur 100 Kalorien
500 g Salat (Brunnenkresse, Kopfsalat, Chicorée, Gurkensalat, Feldsalat, roh, usw.)
400 g Gemüse (Spinat, Weißkohl, Gurken, Sauerkraut, Rotkohl, Spargel, roh, usw.)
300 g Gemüse (wie Blumenkohl, Kohlrabi, Champignons, roh, usw.)
300 g Buttermilch oder Magermilch
(Ausführlicheres siehe Tabelle 28 und 30)

Gewichtszunahme entwickelt sich zumeist langsam unmerklich über Jahre. Täglicher *Mehrverbrauch* von ca. 100 Kalorien an Fett (= ca. 11 g Fett), welche in den Fettdepots abgelagert werden, führt bereits in einem Jahr zu einer Gewichtszunahme von ca. 3,6 kg und in 5 Jahren um 18 kg. Kalorienreiche Mahlzeiten an Wochenenden, Festtagen und Firmensitzungen summieren sich zu solchen Effekten.

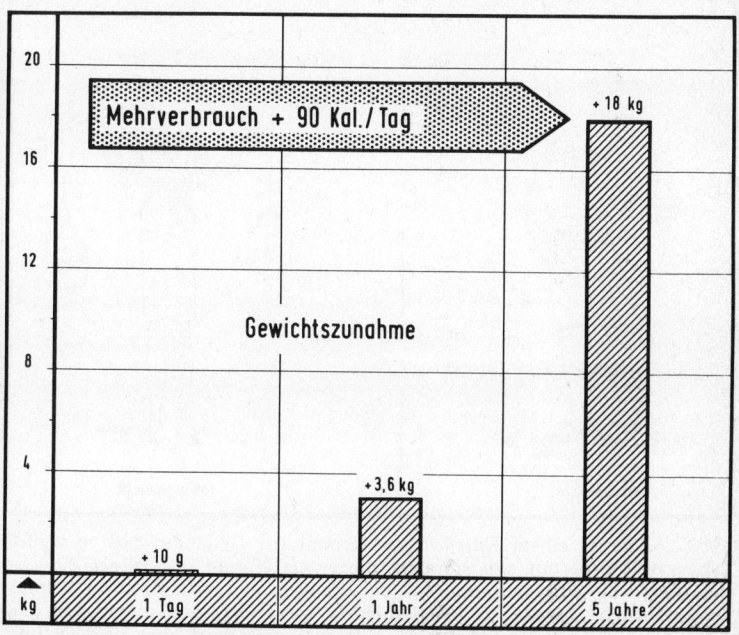

Abb. 15 zeigt wie unmerklich man in einigen Jahren zunimmt (in 1 Jahr um ca. 3,6 kg und in 5 Jahren bereits um 18 kg) wenn täglich nur 90 Kalorien (entspricht = 10 g Butter oder Margarine usw.) zuviel gegessen werden. Wegen des hohen Kaloriengehaltes fetthaltiger Speisen, ist die Gefahr dort besonders groß, rasch zuzunehmen.

Nahrungseinschränkung bzw. Kalorienberechnung ist das A und O zur Vermeidung von Übergewicht und dessen Behandlung. Bei dem derzeitigen Überwiegen von *Berufen* mit *vorwiegend sitzender Tätigkeit* bzw. Leichtarbeit vermögen *einige Stunden* körperlicher Bewegung täglich *keine Gewichtsabnahme zu bewirken*, denn um 1 kg Fettgewebe Übergewichtiger „abzuschwarten", müssen 18 Stunden Foxtrott (ohne zu essen) getanzt werden. Dazu hat kaum jemand neben seinem Beruf Zeit und Schwerarbeiter haben sowieso keine Fettsucht, da alle zugeführte Nahrung zu Energiezwecken verbraucht wird. In diesen Berufen sind deshalb auch ernährungsabhängige Erkrankungen selten. Körperliche Bewegung hat deshalb eine andere, nicht weniger wichtige Bedeutung, die nachfolgend geschildert wird.

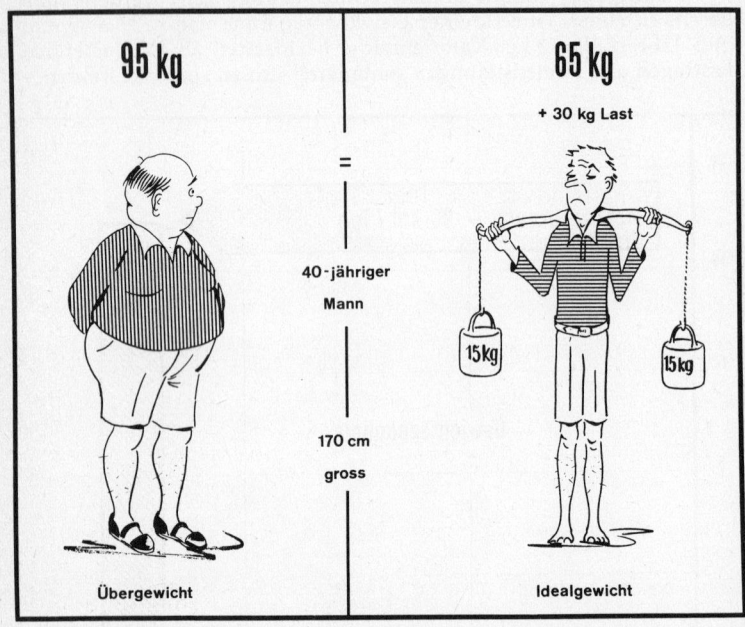

Abb. 16. Kaum einem *Fettsüchtigen* kommt der Gedanke, daß er *täglich eine große Last mit sich schleppt*, die er *als Normalgewichtiger niemals wagen würde*, über Jahre mit sich zu schleppen, um nicht den Organismus zu gefährden. Der einzige Unterschied ist im Grunde genommen nur, daß beim Fettsüchtigen das Fett auf den Körper verteilt wird, aber die Belastung bleibt die gleiche und damit auch die Gefahren für Gesundheit und Leistungsfähigkeit.

Ausgleichssport und körperliche Bewegung

Wenn auch körperliche Bewegung in der Freizeit keine ausreichende Gewichtsabnahme bewirkt, ist diese für eine gesunde Lebensweise trotzdem unerläßlich. Wissenschaftliche Untersuchungen an Sportlern zeigen, daß die Vergrößerung des Herzens ebenso der erhöhten Beanspruchung angepaßt wird, *wie eine Verkleinerung der Herzgröße unter Beeinträchtigung der Herzkranzgefäße mit verringerter Bewegung einhergeht*. Untrainierte kleine Herzen, die in den Berufen mit Leichtarbeit häufig gefunden werden, neigen bei ungewöhnten körperlichen Beanspruchungen zu Beschwerden von seiten der Herzkranzgefäße, welche evtl. zum Herzinfarkt und zum Tod führen können.

Professor Reindell und seine Mitarbeiter der *Freiburger Medizinischen Universitätsklinik* haben an Tausenden von Untersuchungen nachgewiesen, daß bei einem gesunden Herz eine feste Beziehung zwischen der Herzgröße und der körperlichen Leistungsfähigkeit besteht. *Je größer das gesunde Herz, desto leistungsfähiger ist der Organismus und desto geringer die Gefahr des Herzinfarktes.* Eine Herzvergrößerung läßt sich also durch sportliches Training erreichen; körperliche Ruhe, beispielsweise ein längeres Krankenlager, führt tatsächlich schon in kurzer Zeit zu einem Kleinerwerden des Herzens mit entsprechender Leistungsverminderung. Es ist das authentische, allgemein anerkannte Verdienst von *Professor Reindell*, durch seine Reihenuntersuchungen an Hochleistungssportlern erkannt zu haben, daß ein großes Herz — Sportler haben tatsächlich ein viel größeres Herz als andere Menschen — nicht krank zu sein braucht, sondern besonders leistungsfähig sein kann. Bis dahin hatte man aus der Beobachtung, daß jedes kranke Herz vergrößert ist, den Schluß gezogen, jedes vergrößerte Herz müsse auch krank sein.

Aus dieser engen Beziehung zwischen Herzgröße und körperlicher Leistungsfähigkeit fallen nun allerdings alle Patienten mit einer krankhaften „Herzinsuffizienz" (= echtes Herzleiden) heraus. Entweder sind die Herzen für eine bestimmte Leistungsstufe zu groß, oder bei normal großen Herzen ist ihre Leistungsfähigkeit vermindert. So kann ein Herz mit einer schweren Schädigung des Herzmuskels die gleiche Größe haben wie das Herz etwa eines Tour-de-France-Rennfahrers, nämlich ein Volumen von 1300 Kubikzentimetern; die Leistungsfähigkeit des Patienten beträgt aber dann nicht einmal zehn Prozent des Sportlers. Der Begriff „Insuffizienz" bedeutet, daß das Herz als „Pumpwerk" des Kreislaufes, also des „Transportsystems", nicht mehr genügend funktionstüchtig ist. Ein solches Versagen kann bereits im Ruhezustand auftreten (Ruheinsuffizienz) oder bei körperlicher Belastung (Belastungsinsuffizienz). Als Ursache dieser Herzinsuffizienz ist vor allem bei älteren Menschen eine verminderte Durchblutung des Herzmuskels selbst anzuführen. Darüber hinaus kommen entzündliche Erkrankungen und degenerative Erscheinungen (Abnützungsmerkmale) in Frage, aber auch Erkrankungen der Herzklappen, die zu einer Verengung oder zu einer Schlußunfähigkeit der Herzklappen führen.

Die „funktionelle" Herzschwäche, welche heute oft bei Managern usw. anzutreffen ist, bildet einen Zustand, bei dem der Herzmuskel selbst und der Klappenapparat völlig gesund sind, das Herz als Pumpe jedoch im Blutkreislauf versagt. Die entscheidende Ursache dafür liegt in der heutigen Lebensführung begründet. *Der Mangel an körperlicher Bewegung (Schreibtischherz) führt dazu, daß sich das Herz seinen eigentlichen Aufgaben nicht mehr ausreichend anpaßt, verkleinert und schlecht durchblutet ist.*

Die Unterscheidung Herzinsuffizienz und „funktionelle" Herzschwäche ist nun insofern von großer Bedeutung, als die Behandlung eine völlig unterschiedliche ist. Während der Patient mit Herzinsuffizienz ins Bett gehört und medikamentiös behandelt werden muß, ist für einen Kranken mit funktioneller Herzschwäche — *der oft über die gleichen Beschwerden klagt wie der Patient mit insuffizientem Herzen* — die Bewegungstherapie das Mittel der Wahl.

Es hat sich gezeigt, daß den aufgezeigten Gefahren für die Herzgröße und Herzdurchblutung bereits durch täglich 1 Stunde Sport und Wochenendsport ausgezeichnet begegnet werden kann. Wichtig ist nur, *daß dieser Sport zum Herzklopfen führen muß*, als Zeichen der echten Belastung wie:

> *Kreislauftraining*
>
> *morgens* (nach dem Aufstehen) 10 *Liegestützübungen,*
>
> 30 *Kniebeugen,*
>
> 30mal *Aufspringen aus der Hocke,*
>
> *Dauerlauf* im Garten, morgendlich *schwimmen* usw.
>
> Zwischen jeder Übung einige Minuten Pause einlegen (Intervalltraining).

Diese morgendlichen Übungen sollte sich jeder zur Pflicht machen und täglich durchführen.

Dagegen sollte *Wochenendsport* mehr ein *Hobby* darstellen, bei welchem man seinen täglichen Ärger vergißt und zugleich intensiv *Sport im Freien betreibt,* wie *Segeln, Jagen, Wanderungen* usw. Körperliche Betätigung aus Zwang wird selten länger durchgeführt. Nur die wenigsten gehen am Wochenende nach „ärztlicher Vorschrift" täglich 3 Stunden spazieren. Zur Arbeitsstätte benutze man besser ein Fahrrad. Vorwiegend sitzend Tätige sollten in den jährlichen Ferien körperliche Bewegung der „Ruhe" und „Entspannung" vorziehen.

DIE GESUNDE ERNÄHRUNG

Die Ernährung

Der lebende Organismus steht in einem ständigen Austausch von Stoffen mit der Natur. Er verzehrt zur Lebenserhaltung tierische und pflanzliche Produkte, roh wie die Natur sie bietet oder durch Kochkunst zu Speisen verarbeitet. Die zugeführten *Nahrungsmittel* lassen sich nach *Nährwertträgern* wie:

einteilen	*Eiweiß, Fette, Kohlenhydrate*
und in	*Mineralsalze, Spurenelemente, Vitamine, Wasser usw.*

ordnen. Auf die Bedeutung der einzelnen Substanzen wird anschließend kurz eingegangen. Gefühle und Wünsche nach Nahrung sind wandelbar, insbesondere wenn es sich um Genußmittel handelt.
Wir haben eingangs geschildert, wie sich in den vergangenen Jahrtausenden instinktiv oder durch Einfluß bekannter Ärzteschulen je nach Klima, Boden und Lebensgewohnheiten bestimmte nationale Ernährungsformen entwickelt haben. Es ist Aufgabe des Ernährungsphysiologen, gegen Schäden und Irrtümer einseitiger und falscher Ernährungsgewohnheiten zu kämpfen. Nichts ist schwieriger, als sich gegen Eßgewohnheiten, althergebrachte Auffassungen über Ernährung und Uneinsichtigkeit durchzusetzen. Willkürliche Einschränkung oder einseitige Ernährung ohne genaue Berechnung der einzelnen Nährwertträger wirkt sich auf die Gesundheit nachteilig aus. In den nachfolgenden Kapiteln wird die Bedeutung der wichtigsten Nährwertträger kurz erläutert.

Eiweiß

Als Repräsentanten der stickstoffhaltigen Stoffe sind die Eiweißstoffe zu bezeichnen. Die Bausteine der Eiweißstoffe sind *Aminosäuren*. Außer Kohlenstoff, Wasserstoff und Sauerstoff enthalten alle Eiweißstoffe Stickstoff, die meisten außerdem noch Schwefel, Phosphor und einige Eisen, Kupfer, Halogene usw. Die chemische Konstitution zahlreicher Eiweißkörper ist noch nicht geklärt. Während der Organismus Fett zu Kohlenhydraten und umgekehrt selber synthetisieren kann, müssen bestimmte Aminosäuren ausschließlich durch die Nahrung

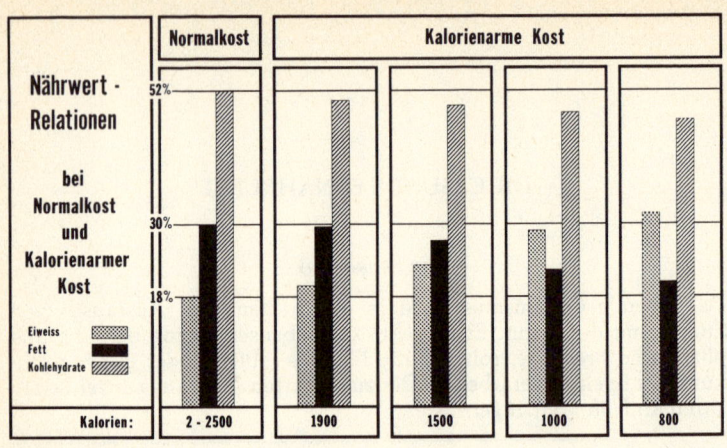

Abb. 17. Die graphische Darstellung zeigt schematisch die sinnvolle Zusammensetzung der einzelnen Nährwertträger Eiweiß, Fett, Kohlenhydrate. Der Kranke benötigt im Gegensatz zum Gesunden zur Erholung, Wiederaufbau des Organismus und Steigerung der Abwehrkräfte mehr Eiweiß (bis 18 %) als der Normalverbraucher (12 bis 15 %). Unter kalorienarmer Kost ist eine besonders sinnvolle Abstimmung aller Nährwertträger zueinander wichtig, um einseitige Ernährung oder Mangelernährung zu vermeiden. Die im Anhang befindlichen Tagesmenükarten für kalorienarme Kost mit 1900 bis 800 Kalorien täglich, sind nach dem aufgezeigten Schema hergestellt. Man erkennt das Dominieren der Eiweißzufuhr um Eiweißmangelschäden zu vermeiden. Die von uns entwickelten Abmagerungsdiäten bewährten sich in Klinik und Praxis bei mehrjähriger Erprobung.

zugeführt werden. Die sogenannten *„essentiellen" Aminosäuren* Isoleucin, Leucin, Lysin, Methionin, Phenylalanin, Threonin, Tryptophan und Valin können vom Organismus selber nicht gebildet werden. Die biologische Wertigkeit von Eiweiß ist also durch den Gehalt an diesen hochwertigen Aminosäuren gekennzeichnet. Tierisches Eiweiß ist vollwertiger als pflanzliches. Deshalb sollen mindestens 36 % zugeführten Eiweißes tierischer Natur sein. *Fleisch, Fisch, Milch, Eier und Käse enthalten als tierische Eiweißträger unentbehrliche Aminosäuren.*

Der Gesunde kann im Gegensatz zum Fett- und Kohlenhydratstoffwechsel nur ausnahmsweise Eiweißdepots bilden. Eiweiß wird zur Bildung und Arbeitsleistung der Zelle, Herstellung von Hormonen, Sekreten, Fermenten, Blut, Hirnsubstanz und zahlreicher anderer Stoffwechselfunktionen benötigt. Nach übereinstimmenden Erfahrungen beträgt das Eiweißminimum 30 bis 40 g täglich, *das Eiweißoptimum 1 g Eiweiß pro 1 kg Körpergewicht* (z. B. bei 70 kg Körpergewicht = 70 g Eiweiß/Tag). *Kinder, Jugendliche und alte Leute benötigen größere Mengen (etwa 1,2 g/kg täglich).* Zugeführtes Eiweiß wird durch Verdauung zu Aminosäuren aufgespalten und in Energie umgewandelt, soweit es nicht zum Ersatz im Eiweißstoffwechsel benötigt wird.

Da der Organismus weder aus Kohlenhydraten noch aus Fett Eiweiß herzustellen vermag, muß täglich eine Mindestmenge Eiweiß zugeführt werden, um schwere Gesundheitsschäden zu vermeiden. Der tägliche Kalorienbedarf soll zu 12,3 % aus Eiweiß gedeckt werden. Auch bei eingeschränkter Nahrungszufuhr, etwa bei Abmagerungsdiäten, darf das Eiweißminimum niemals unterschritten werden, um Gesundheitsschäden zu vermeiden. Die Eigenschaft, daß Eiweiß im Gegensatz zu Kohlenhydraten und Fetten im Körper nicht deponiert, noch aus den beiden anderen Bestandteilen synthetisiert werden kann, macht es zudem zum bevorzugten Nährwertträger bei Abmagerungsdiäten.

Der Ernährungsphysiologe berechnet die tägliche Zufuhr an Eiweiß, Fett, Kohlenhydraten in g (als Mengenangabe) und gibt den Anteil, welchen ein jeder Nährwertträger an der täglich erforderlichen Kalorienzahl ausmacht, in Prozenten an. Diese werden auch als sog. *„Nährwertrelationen"* bezeichnet. Die Deutsche Gesellschaft für Ernährung vertritt die Ansicht, daß bei einer gesunden Ernährung von den Gesamtkalorien 12,3 % Eiweißkalorien einnehmen sollen, 25–30 % Fett- und der Rest Kohlenhydratkalorien. Nach diesen *„Nährwertrelationen"* lassen sich die jeweiligen Nahrungsmengen in g in Abhängigkeit von der Höhe der täglich erforderlichen Kalorienzahl leicht errechnen. Das Ausmaß der täglichen Eiweißzufuhr war lange umstritten. Nach der Hygiene Kommission im Völkerbund 1936 haben in neuerer Zeit die *Food and Nutrition Board of National Research Council* in Washington, der sich auch die *Deutsche Gesellschaft für Ernährung* anschloß, 60–70 g Eiweiß täglich noch als ausreichend empfohlen. Die Erfahrungen nach dem letzten Krieg haben aber bewiesen, daß vor allem der hohe Fettanteil unserer Nahrung nachteilig wirkt und zugunsten der anderen Nährwertträger (Eiweiß und Kohlenhydrate) vermindert werden sollte. Übereinstimmend (siehe Tab. 17) werden heute deshalb dem Gesunden täglich ca. 12,3 % des Kalorienbedarfs *an Eiweiß empfohlen*. Dies entspricht nach Fischbach einem Eiweißgehalt der Nahrung von etwa 15 %.

Die Meinung, daß *solche Eiweißzufuhr* beim Gesunden nachteilige Folgen haben könnte, hat sich bis heute nicht bestätigt. Im Tierversuch läßt sich nach Verfütterung großer Eiweißmengen Nierenvergrößerung als Anzeichen verstärkter Funktion und Ausscheidung stickstoffhaltiger Substanzen nachweisen. Eiweißreich ernährte Ratten zeigen größere Beweglichkeit und vermehrte Bissigkeit als vorwiegend kohlenhydratreich ernährte Tiere. Bluthochdruck- und Nierenkranke sollten jedoch die Entscheidung dem Arzt überlassen. Eskimos, Wolgaschiffer verzehren täglich bis 3 kg Fleisch (= 300 bis 500 g Eiweiß) mit Fett und bleiben kräftig und leistungsfähig. Erhöhte Eiweißzufuhr wirkt sich auf psychisches Verhalten und geistige Fähigkeiten und Leistungskraft günstig aus. Aus diesem Grunde werden geistig Arbeitenden erhöhte Eiweißzufuhr von 1,2 g pro kg Körpergewicht empfohlen.

Die gesunde Ernährung fordert stets eine sinnvolle Zusammensetzung aller Nährwertträger, um Schäden einseitiger Ernährung zu meiden, welche etwa durch Vitamin-, Mineralmangel usw. auftreten können (Abb. 17).

Im Gegensatz zur erhöhten Eiweißzufuhr stehen *Erfahrungen bei Eiweißmangelernährung,* wie sie in Deutschland in beiden Kriegen, in Konzentrations-, Arbeits- und Gefangenenlagern und heute noch in zahlreichen Entwicklungsländern zu finden sind. Eiweißmangelernährung, chronischer Eiweißverlust bei bestimmten Erkrankungen oder ungenügende Zufuhr infolge Verabreichung minderwertiger Eiweiße kann zu schweren Schäden im Zellstoffwechsel, Abnahme der Widerstandskraft und Leistungsfähigkeit, Verlust an Muskeln und Geweben führen usw. Infolge Mangel an Eiweißkörpern werden „Hungerödeme" mit wäßriger Aufschwemmung der Haut beobachtet. Die Erfahrungen von Stoffwechselstörungen im Hungerzustand sind für Patienten unter Abmagerungsbedingungen von großem Wert. Bei Mangel an Fett und Kohlenhydraten verbrennt der Körper stets auch Eiweiß. Da bei Abmagerungskuren insbesondere die Zufuhr an Fett- und Kohlenhydraten reduziert wird, verbrennt der Organismus zugeführtes Eiweiß zum Zwecke der Energiebildung. Bei derartigen Diäten ist deshalb hohe Eiweißzufuhr wichtig, um neben dem täglichen Eiweißminimum auch in ausreichender Form den Energiebedarf des Organismus zu decken. Zufuhr allein des täglichen Eiweißminimums bei Abmagerungsdiäten würde unweigerlich Eiweißmangelschäden erzeugen.

Kohlenhydrate

Sie werden vorwiegend mit Pflanzennahrung als Stärkemehl, Zucker und Pflanzenschleime aufgenommen. In Tierkörper und Fleischnahrung finden sich nur kleine und bedeutungslose Mengen in Form von Glykogen, während in Milch bereits beachtlichere Mengen vorkommen. Kohlenhydrate werden wie Fette zu Kohlensäure und Wasser verbrannt. Kohlenhydrate lassen sich in einfache Zucker- oder Monosaccharide (z. B. Glucose, Fruktose usw.) einteilen, in Oligosaccharide (wie Maltose, Lactose usw.) und Polysaccharide (wie Stärke, Glykogen, Zellulose usw.). *Monosaccharide sind die einfachsten Kohlenhydrate* und lassen sich nicht weiter durch Spaltung zerlegen. Die Aufnahme der Kohlenhydrate durch den Darm erfolgt in Form ihrer einfachsten Abbauprodukte als Monosaccharide. Diese gelangen durch die Pfortader zur Leber, wo sie als Glykogen deponiert und als Energiequelle für Muskeltätigkeit, zur Regelung des Blutzuckerspiegels usw. geliefert werden. Durch Muskeltätigkeit wird Glykogen verbraucht. Bekanntlich kommt es bei trainierten Sportlern nach beendeter Anstrengung zum vorübergehenden Anstieg des Blutzuckers oder bei körperlicher Erschöpfung infolge mangelnder Zuckernachlieferung aus der Leber zu einem Absinken des Blutzuckerspiegels. Der Zuckerstoffwechsel wird vom Zuckerzentrum des Gehirns über Nebenniere und Bauchspeicheldrüse (Insulin) reguliert. Eine ausführlichere Darstellung würde jedoch den Rahmen dieses Buches überschreiten. 1 g Kohlenhydrate liefern 4,1 Kalorien an Energie.

Kohlenhydrate sind wegen ihrer leichten und ergiebigen Produktion durch Pflanzen billigste Nährstoffe. Mit Recht überwiegt deshalb in der menschlichen Nahrung die von Pflanzen reichlich gebotene Kohlenhydratmenge. Reichliche Aufnahme von hochkalorischen *Kohlenhydraten* fördert jedoch den *Fettansatz*, da Kohlenhydrate leicht abbaubar und in Fett umzuwandeln sind. An Pflanzenfressern kann experimentell Fettansatz aus Kohlenhydraten leicht durch Eiweißmangelernährung und kohlenhydratreiches Futter bewiesen werden. Übermäßige Zufuhr von Zucker bei gefüllten Glykogendepots führt zur Umwandlung in Fett und Ablagerung als Körperfett. Zur Vermeidung von Übergewicht sollten deshalb *ausreichend Ballaststoffe verzehrt werden*, welche schlecht verwertbare Kohlenhydrate wie Zellulose, Hemizellulosen und Pektine darstellen und die Darmbewegung fördern. Ballastarme Nahrung führt oft zur Darmträgheit und Stuhlverstopfung. Bei gemischter Kost sollen täglich ca. 57 % der zugeführten Kalorien in Form von Kohlenhydraten verabreicht werden. Bei eingeschränkter Nahrungszufuhr werden zunächst die Fettdepots, dann Kohlenhydratvorräte und schließlich Eiweiße abgebaut.

Hochkalorische Kohlenhydrate werden vorwiegend durch Brot, Kartoffeln, Teigwaren usw. zugeführt. Kohlenhydrate in Form von Traubenzucker, Schokolade, Honig, Keks, spielen als kräftige und ideale Energiespender bei sportlichen Dauerleistungen eine große Rolle, eignen sich aber nicht zum abmagern. Bei Abmagerungskuren können ohne Gesundheitsschäden bei ausreichender Eiweißernährung Kohlenhydrate und Fette weitgehend eingeschränkt werden. Ausschließliche Ernährung mit Kohlenhydraten und Fetten *ohne Eiweiß* würde zum Tode führen. Erfahrungen im Kriege haben gezeigt, daß bei körperlicher Dauerbelastung und erhöhtem Nahrungsverbrauch der Truppe, besonders unter schwierigen Transportverhältnissen, besser Fett als Kraft- und Nährmittel dient, da dieses kalorisch reicher ist und große Kohlenhydratzufuhr den Organismus übermäßig belasten würde. Aber solche Maßnahmen sind nur in Notzeiten gestattet.

Fette

Es hängt von der *Temperatur* ab, ob ein Fett als *Öl* oder als *festes Fett* vorliegt. Der Schmelzpunkt wird jedoch von Art und Menge des Anteils an *ungesättigten Fettsäuren* bestimmt. Deshalb liegt Öl bereits bei Zimmertemperatur (mit einem hohen Anteil an ungesättigten Fettsäuren) flüssig vor. Je *höher der Schmelzpunkt* liegt, besonders ab 37 °C, desto *schlechter* ist das Produkt verdaulich.

Chemisch gesehen sind *Fette Glycerinester* verschiedener Fettsäuren. Es wird zwischen *gesättigten, ungesättigten* bzw. *hochungesättigten Fettsäuren* unterschieden. Während der Organismus Glycerin, gesättigte und ungesättigte Fettsäuren selber bilden kann, werden hochungesättigte Fettsäuren (auch *„essentielle"* Fettsäuren genannt) wie *Linolsäure* und *Arachidonsäure* nicht im Organismus gebildet und müssen durch Nahrung zugeführt werden. Die wichtigste essentielle Fettsäure ist *Linolsäure*.

Linolsäuregehalt einiger Speisefette

I. *Butter*	Winter	1– 2%	
	Sommer	3– 5%	
II. *Margarine*	Mittelsorte	5–10%	
	Spitzenqualität	10–15%	s. auch Tabelle 21 auf S. 74–77
	Spezialsorten	20–50%	
III. *Öl*	*Maiskeimöl*	51–58%	auch hinsichtlich Geschmack, Haltbarkeit (Tab. 23) am besten geeignet
	Sonnenblumenöl	46–55%	
	Baumwollsaatöl	40–45%	
	Sojaöl	50–60%	Nachteile hinsichtlich Geschmack, Haltbarkeit, Linolsäuregehalt usw.
	Weizenkeimöl	45–65%	
	Leinöl	22–60%	
	Rüböl	14–15%	
	Palmöl	8–11%	
	Olivenöl	4–12%	
	Rindertalg	2%	ungeeignet
	Schweineschmalz	2–10%	
	Kokosfett	1%	
	Palmkernfett	1%	

Im Tierversuch an Ratten können bei Fehlen „essentieller" Fettsäuren *Mangelsymptome* wie Hautveränderungen, Wachstumsstillstand, Störungen im Wasserhaushalt usw. nachgewiesen werden. Als optimale Tageszufuhr sollen an „essentiellen" Fettsäuren etwa 7 bis 8 g zugeführt werden. Leider zeigen „hochungesättigte" Öle oft schlechte Haltbarkeit, da bei Berührung mit Sauerstoff durch Luft rasch ranzige Fette auftreten, welche gesundheitsschädlich sind. In der Anleitung für eine *gesunde Ernährung* sind nach diesen Gesichtspunkten verschiedene Öle aufgeführt, welche sich am besten für die Ernährung eignen (s. Tab. 23). *Feste Nahrungsfette* wie *Butter, Margarine* sind weniger reich an ungesättigten Fettsäuren als flüssige Fette wie Pflanzenöle, Fischtrane und verschiedene Keimöle. Der Gehalt eines Fettes an ungesättigten Fettsäuren wird durch die *Jodzahl* ausgedrückt.

Werte nach: Bundesausschuß für Volkswirtschaftliche Aufklärung, Köln, Schriftenreihe Nr. 22 im Auftrage des Bundesministeriums für Ernährung, Landwirtschaft und Forsten, Bonn.

Über den Wirkungsmechanismus der *„essentiellen Fettsäuren"* beim Menschen ist man nur mangelhaft unterrichtet. Die Wichtigkeit der hochungesättigten Fettsäuren, besonders von *Linolsäure,* scheint jedoch in zunehmendem Maße sicher.

Die Auswertung der WHO* (Weltgesundheitsorganisation) in 20 Ländern hat ergeben, daß zwischen *Zahl der Todesfälle an ernährungsbeeinflußbaren „degenerativen Kreislauferkrankungen" und dem Anteil der gesättigten Fettsäuren der täglichen Fettzufuhr* sowie der Höhe des Verzehrs an tierischem Eiweiß eine positive, dagegen zwischen degenerativen Kreislauferkrankungen und dem Anteil an stark ungesättigten Fettsäuren eine negative Korrelation besteht. Statistische Korrelation bedeutet aber noch keinen echten Zusammenhang.

Es besteht kein Zweifel, daß Fette mit vorwiegend gesättigten Fettsäuren (und niedriger Jodzahl) eine Erhöhung des Blutcholesterins bewirken, aber die *Zufuhr hochungesättigter Fettsäuren* (mit hoher Jodzahl) *zu einer Senkung des Blutcholesterins führt.* Dieser Effekt ist um so stärker, *je größer die Zahl der Doppelbindungen* im Fettsäuremolekül ist, gleichgültig ob das Fett aus dem Tier- oder Pflanzenreich stammt.

Die meisten Autoren messen unter den Polyensäuren der *Linolsäure* die wichtigste Bedeutung zu. Linolensäure wird fälschlicherweise oft als „essentielle" Fettsäure bezeichnet, ist auch im Wachstumstest am Tier wirksam, vermag aber nicht die anderen Mangelsymptome der *„essentiellen Fettsäuren"* (wie Linolsäure und Arachidonsäure) zu beeinflussen. Es ließ sich zeigen, daß die Konzentration von *Polyensäuren* in Organen und Blut von der *Höhe der Linolsäurezufuhr abhängig ist* und bei Linolsäuremangel eine Anhäufung von Triensäuren eintritt.

Cholesterin ist in der Entstehung der ernährungsabhängigen degenerativen Herz-, Kreislauf-, Gefäßleiden bzw. der Arteriosklerose *unverändert eine eminente Bedeutung zuzumessen.*

Nach *Keys* und *Schettler* fand sich bisher keine Bevölkerungsgruppe, welche mit durchschnittlich niedrigem Blutcholesterinspiegel eine hohe Sterblichkeit an Herzkranzgefäßerkrankungen aufwies. Die beiden Extreme sind die USA mit hohem Fettverbrauch und höchster Quote an Herzkranzgefäßleiden und *Japan* mit niedrigem Fettkonsum und seltener Sterblichkeit an Coronarleiden. Dieses Problem wird nicht dadurch gemindert, daß die Cholesterinkonzentration im Blut weitgehend unabhängig von der Nahrungszufuhr ist, da täglich ein Vielfaches an Cholesterin im Organismus selber von dem synthetisiert, als in der Regel durch Nahrung zugeführt wird. Entscheidend ist deshalb nicht die Nahrungszufuhr von Cholesterin, sondern *Maßnahmen*

---

s. auch *K. Lang:* 7, 143 (1960) Medizin und Ernährung.

zur Senkung des Cholesterinspiegels. Dies gelingt durch verschiedene Methoden:

1. Reduzierte Kalorienzufuhr. 2. Erhöhte Eiweißzufuhr. 3. Niedrige Gesamtfettzufuhr mit ausreichend hohem Anteil an Polyensäuren, besonders Linolsäure. 4. Vermeidung Aufnahme größerer Mengen leicht assimilierbarer Kohlenhydrate (Reinzucker, Süßigkeiten).

Am einfachsten ist diese Forderung dadurch zu erfüllen, daß die Fettzufuhr auf 25—30 % der täglichen Kalorienzufuhr bei Leichtarbeitern beschränkt wird und zum Kochen nur Öl (wie Maiskeimöl, Sonnenblumenöl usw.) verwendet wird. Der verbleibende Rest für Brotaufstrichfett (von ca. 30 g/Tag) kann unbedenklich als hochwertige Margarine oder Butter verzehrt werden. Entscheidend ist *Reduktion der Kalorienzufuhr, höhere Eiweißzufuhr, Einschränkung der Gesamtfettzufuhr* (bei Bevorzugung hochungesättigter Fettsäuren) entsprechend der Richtlinien der Deutschen Gesellschaft für Ernährung. Der optimale Fettbedarf entspricht etwa 1 g Fett pro 1 kg Körpergewicht täglich (d. h. 70 g Fett pro Tag bei einem 70 kg schweren Menschen). Nicht mehr als 30 % des täglichen Kalorienbedarfs dürfen an Fett gedeckt werden. 1 g Fett liefert 9,3 Kalorien an Energie.

Der sich in vielen Publikationsorganen abspielende Streit zwischen Butter- und Margarinefirmen geht in wesentlichen Punkten an der medizinischen Problematik vorbei. Aus ernährungsphysiologischer Sicht ist eine generelle Förderung des Butterkonsums genauso abzulehnen, wie eine generelle Förderung des Margarinekonsums. Wichtig ist, daß der Konsum beider Produkte so weit wie möglich eingeschränkt wird. Aber zu einer solchen Propagierung hat sich bisher noch keine Firma entschließen können. Dies gilt für den Konsum jeglichen Fettes.

An dieser Stelle wird nochmals erwähnt, daß die Deckung des hohen Kalorienbedarfs von *Schwer- und Schwerstarbeitern* durch fettarme Ernährung unmöglich ist. Wie bereits gesagt, spielt das „Fettproblem" in Berufen mit körperlicher Schwerarbeit praktisch kaum eine Rolle, da die zugeführte Nahrung zur Energiebildung *benötigt* wird. Nahrungsfett dient als Kalorienspender, als Trägersubstanz fettlöslicher Vitamine, ungesättigter und hochungesättigter Fettsäuren, sowie als Resorptionsfaktor für Calciumsalze und Phosphate. Im Rahmen dieses Kapitels ist es leider nicht möglich, auf die Bedeutung der fettähnlichen Substanzen wie Lipoide, Mineralöle usw. einzugehen. Auf Grund des hohen kalorischen Wertes bildet Fett einen wichtigen

---

* Die Gesamtfettmenge unterteilt sich:

1. Streichfett (als Brotbelag)
2. Koch- und Bratfett
3. sog. „verborgenes" oder „verstecktes" Fett, das in den einzelnen Nahrungsmitteln von Natur aus in mehr oder weniger großen Mengen enthalten ist.

Nährstoff, der in kleinsten Mengen doppelt soviel Energie wie Eiweiß und Kohlenhydrate zu liefern vermag. Fett zirkuliert im Körper in Form feinster Tröpfchen und wird in bestimmten Zellen, den Fettzellen, im Körper abgelagert, besonders im Unterhautzellgewebe, wo es dem Körper die runden Formen verleiht. Nahrungsfett ersetzt meist in gleichen Gewichtsmengen Körperfett. Wird mehr Fett zugeführt als der Körper zum Unterhalt benötigt, wird dieses in mehr oder minder reichlicher Form im Körper abgelagert und führt rasch zur Übergewichtigkeit. Aus diesem Grund wird bei Abmagerungsdiäten vor allem auf eine sinnvolle Einschränkung der Fettzufuhr hingewiesen (Abb. 15). Größere Mengen *leicht assimilierbarer Zucker* (Reinzucker, Süßigkeiten usw.) sollten vermieden werden, da sie rasch ins Blut übergehen, in Fett umgebaut werden und die Arteriosclerose fördern können.

Butter

Die Zusammensetzung hängt vom Futter der Kühe ab. Im Sommer wird durch frisches Gras mehr *Linolsäure, Vitamin A und E* zugeführt. Die Butter wird nach einem bundeseinheitlichen *Punktsystem* (bis zu 20 Wertmale beurteilt. Die Güteskala lautet:

I. *Deutsche Markenbutter* (Güteskala bis 17 Punkte)
II. *Deutsche Molkereibutter* (Güteskala bis 16 Punkte)
III. *Deutsche Landbutter* (Güteskala bis 13 Punkte)
} in 100 g ca. 750 Kalorien

Es gibt *Sauerrahm-* und *Süßrahmbutter*. In Westdeutschland überwiegt der Verbrauch von Sauerrahmbutter. Butter darf nicht weniger als 82 % Fett und 16 % Wasser enthalten und muß ab 1. 11. 1965 an gut sichtbarer Stelle der Verpackung das Datum des Ausformungstages angeben (Butterverordnung). Butter ist bei Verdauungsstörungen, Leber- und Galleleiden usw. besser als alle anderen Fette bekömmlich (s. auch Kapitel Fette S. 72).

Margarine

Lange Zeit galt es als gesellschaftliche Prestigefrage, ob man sich Butter oder „nur" Margarine leisten könne. Hier ist ein grundlegender Wandel eingetreten, sofern wirklich *hochwertige* Margarineprodukte gekauft werden. Wir verweisen auf die ausführliche *Tab. 21 u. 22* auf S. 74 und 76 und Kapitel Fette auf S. 72.

Genußmittel

Neben den Nährwertträgern benötigt der Organismus Genußmittel. Ohne solche erregt Nahrungsgenuß oft Widerwillen. Als Genußmittel werden Substanzen bezeichnet, die nicht als Energielieferanten dienen, sondern anregende Wirkung auf Nerven, Psyche usw. ausüben. Genußmittel sind z. B. Salze, Extrakte, Röstprodukte, Gewürze oder Kaffee, Tee, Alkohol. Gewürztabelle s. Tab. 31.

Alkohol sollte als Genußmittel jedoch mengenmäßig beschränkt werden, da er neben Kohlenhydraten, Fett und Eiweiß ein rasch und gut resorbierbarer Energiespender ist. *1 g Alkohol liefert 7,1 Kalorien.* Bei Abmagerungsdiäten ist dieser Gesichtspunkt von Wichtigkeit, da Alkohol fast doppelt soviel Kalorien als Kohlenhydrate und Eiweiße liefert. Alkohol kann zu Leberschäden führen. Als *kritische Grenze* gilt täglich die Maximalzufuhr von ca. *80 g Alkohol* (= ca. *2 Liter Leichtbier*, ~ 1000 Kalorien!). *1 Liter* leichter *Wein* bis zu 8 % Alkoholgehalt (~ 650 Kalorien!) oder 0,2 l einer 40 %igen Schnapsart (~ 650 Kalorien!) um Leberschäden zu vermeiden*. Mit 160 g/tgl. Alkohol ist mit großer Wahrscheinlichkeit nach einer gewissen Zeit eine Leberschädigung zu erwarten.

Mineralstoffe, Spurenelemente, Wasserhaushalt

Unter den anorganischen Baustoffen des Organismus steht *Wasser* an erster Stelle. Etwa 66 % des Körpergewichtes entfallen auf Wasser. Der Wasserbedarf des Erwachsenen beträgt in 24 Std. etwa 3 Liter. Hiervon werden etwa 1½ Liter durch Nahrungsmittel zugeführt. Als reine Trinkmenge kann somit 1½ l Wasser angenommen werden. Bei Hitze, infolge Klimawechsel oder Fieber, bei Transpiration durch erhöhte körperliche Tätigkeit werden bedeutend größere Mengen benötigt. Hochofenarbeiter können über 10 Liter Wasser täglich benötigen. *Ausreichende Zufuhr von Wasser ist* bei Abmagerungsdiäten auch in größeren Mengen *unschädlich, da dieses niemals ohne Kochsalz im Körper gebunden werden kann* (Wasserbedarf s. auch Tab. 13).

Von besonderer Bedeutung für zahlreiche Stoffwechselvorgänge sind *Mineralien* wie Natrium, Kalium, Chloride, Magnesium, Calzium, Phosphor und Schwefel oder Eisen, Kupfer, Mangan, Zink, Kobalt, Jod, Silizium, Molybdän, welche als Spurenelemente von Bedeutung sind. Die Funktion anderer Elemente wie Aluminium, Chrom, Nickel, sind noch weitgehend ungeklärt. Die Bedeutung von Eisen als Atmungsferment zur Bildung des Blutfarbstoffs oder von Jod für die Funktion der Schilddrüse, von Chlorid für die Bildung von Magensaft sind bekannt. Es würde jedoch im Rahmen dieser Abhandlungen zu weit führen, auf den großen Wirkungsbereich der genannten Substanzen näher einzugehen.

* Näheres s. „Alkohol und Leber", hrsg. v. *W. Gerok u. Mitarb., F. K. Schattauer, Stuttgart, 1971*

Das Magnesium-Mangelsyndrom

Die Bedeutung vieler Mineralien und Spurenelemente ist noch nicht vollständig geklärt. Neue Befunde sind in letzter Zeit beim Magnesiummangel bekannt geworden. Beim Weidevieh führt Magnesiummangel zur Zitter- und Krampfkrankheit. Die Magnesiumaufnahme beim Menschen können beeinträchtigen:

1. *Eiweißreiche Ernährung*
   — höheren Mg^{++}-Bedarf
   — hemmt Darmresorption an Mg^{++}

2. Ca^{++}-*reiche Kost* (hemmt Mg^{++}-Resorption)

3. *Mangel an Vitamin B_1 und B_6* (hemmt Mg^{++}-Resorption)
   z. B. Rückgang des Verzehrs an Mehlprodukten (Vitamin-B-Träger)

4. *Alkoholkonsum* (hemmt Mg^{++}-Resorption)
   (steigender Verbrauch in Industrienationen)

5. Mg^{++}-*Mangelernährung*

6. *Düngefehler* (Verarmung der Böden und Pflanzen an Mg^{++})

Magnesium spielt eine wichtige Rolle im *Eiweiß-* und *Kohlenhydratstoffwechsel* und bei zahlreichen fermentativen Vorgängen. Große Bedeutung kommt ihm im *Nervensystem* zu. Bei Mg^{++}-Mangel kommt es zur *Vagotonie* (= *vegetativen Dystonie*) bzw. zur neuromuskulären Übererregbarkeit im Bereich der glatten Muskulatur. Anfallsweise können über Jahre auftreten: *nervöse Störungen* mit Schwindelzuständen, Unruhe, Zittern, oft begleitet von *Herzjagen* und Herzkrämpfen oder *Durchfällen* (auch wechselnd mit Verstopfung), *Übelkeit*, *Magenkrämpfen*, Atemnot und *Wadenkrämpfen*, Taubheit, Kribbeln in Händen und Füßen, oft lästigen *Nackenschmerzen* oder Kopfschmerzen, die mit Wirbelsäulenschäden verwechselt werden. Aufregungen und Menstruation der Frau können die Symptome verstärken. Es kann anfallsweise zu schweren Krampfzuständen kommen, oft mit *Fallsucht* oder kurzzeitiger *Bewußtlosigkeit*. Die Anfälle können so schwer sein, daß Verdacht auf Herzinfarkt oder Bauchspeicheldrüsenentzündung geäußert wird. Hier handelt es sich um vagoton bedingte Krämpfe (auch Gefäßspasmen). Es wird häufig verkannt, daß alle Symptome auf ein gemeinsames Geschehen zurückzuführen sind. Außer Mg^{++}-Mangel können auch andere Faktoren die elektrisch nachweisbare Übererregbarkeit auslösen. (Näheres s. Heilmeyer, L., H.-J. Holtmeier *Ernährungswissenschaften*, Thieme, Stuttgart 1968.) Wegen der schlechten Resorbierbarkeit von allen Mg-Salzen im Darm (nur ~ 15 % werden aufgenommen) hat sich bewährt über 2 Wochen täglich *5 cm³ Mg-Diasporal in Amp.* oder *2 cm³ 50 %* *Mg-Sulfat* (= 10 mvl/Mg^{++}) i. m. (Fa. Protina, München) zu spritzen, später oral weiter 3 x 2 Tbl. tgl. Mg-Diasporal (= 600 mg Mg^{++}).

Spasmophiliesyndrom
(auch Magnesiummangelsyndrom)

I. Zerebrale Form (nervös, depressiv, epileptiform)

Kopfdruck, Schwindel, Verstimmung (Migräne)
Konzentrationsschwäche, Benommenheit
Nervosität, inneres Zittern
Angst, Depressionen, Bewußtlosigkeit, Kopfschmerz (vaskulär etc.)
Atemnot (Bronchospasmus)
Hyperreflexie (Tremor), Knipsreflex (++)
Positives Elektromyogramm
Chvostek III + (II, I)
Trousseau +
Hyperventilationsversuch +

IV. Viszerale Form

Sphinkterkrämpfe:
Laryngospasmus
Kardiospasmus
Pylorospasmus
Spasmus Sphinkter Oddi
(Pankreatitis?, Gallengang
 dyskinesie, Cholostase)
Spasmus Anussphinkter
Harnröhrenspasmus
(Pollakisurie)
Übelkeit, Erbrechen
Magen-Darmkrämpfe
(Ulkus ventr. u. duodeni?)
Durchfälle
Uterusspasmen
(Eklampsie?)

II. Vaskulärstenokardische Form

Stenokardie (Infarkt?)
(Pseudoangina pectoris)
Tachykardie
Herzdruck
Rhythmusstörungen
(Hypotonie)

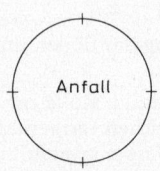

III. Muskulär, tetanische Form

Obere Extremität	Hinterkopfschmerz	*Untere Extremität*
Parästhesien Hände	Nackenkrampf	Oberschenkelkrampf
Taubheit	Schulterkrampf	*Wadenkrampf*
Kribbeln	Gesichtsmuskelkrampf –	Fußsohlenkrampf
Tetanie (Pfötchen-	Parästhesie	Zehenkrampf
Geburtshelferstellung)	Schnauzkrampf	Parästhesie
	Kaukrampf	

Abb. 18 zeigt die vielfältigen Symptome des *Mg++-Mangelsyndroms*, welches als *primäres* Syndrom oder *sekundär* bei anderer Grundkrankheit imponieren kann. Nur *selten* treten *extreme* Veränderungen zutage. Meist lassen sich in *jedem Formbereich* eine oder zwei typische (oft meist unbeachtete) Symptome erkennen. *Anfallsweise* kann dieses meist über Jahre sich erstreckende Bild durch *Stenokardien*, die dann über Jahre anhalten können, übertönt werden, obwohl weitere Symptome bei sorgfältiger Nachforschung in anderen Bereichen nachweisbar sind. In einigen Fällen kann das Bild durch Anfälle in anderen Bereichen, etwa dem *Magen-Darmtrakt*, einen neuen Aspekt erhalten. In anderen Fällen lokalisiert sich das Geschehen vorwiegend *zentral* oft lange mit unscheinbaren „vegetativen" Symptomen. In einigen Fällen wird ein *Ulcus* gefunden ohne stärkere Beschwerden der Patienten. Charakteristisch ist der Wechsel im Symptombild („Roulettspiel"), der eine Vorhersage, welcher Organbereich befallen wird, nicht zuläßt.

DER GESUNDE UND KOCHSALZ

Der Gesunde und Kochsalz

Die Chemie bezeichnet als *Salze* eine Gruppe von Stoffen, die aus Reaktionen von Säuren mit Basen entstehen. Im allgemeinen Sprachgebrauch ist *Salz* gleichbedeutend mit *Kochsalz* oder Natriumchlorid (NaCl). Unser handelsübliches Kochsalz ist praktisch reines Natriumchlorid, welches aus seinen beiden Einzelbestandteilen Natrium (Na^+) und Chlorid (Cl^-) besteht. In Flüssigkeit liegen beide Bestandteile gelöst in Ionenform vor, und zwar Natrium als positiv geladenes Kation und Chlorid als negativ geladenes Anion. Im Kochsalz (NaCl) liegen seine beiden Einzelbestandteile Natrium und Chlorid stets in gleichen Mengen vor. Da aber das Molekulargewicht von Natrium geringer als von Chlorid ist, werden größere Mengen von ihm benötigt. Die Eigenarten der Mineralien drücken sich nicht nur durch ihr Eigengewicht, sondern auch ihre Wertigkeit usw. aus. Deshalb rechnet man in der Chemie und bei medizinischen Berechnungen mit chemischen Maßeinheiten, den Äquivalentwerten bzw. mval, mäq usw. Angaben in Miliäquivalenten erlauben besser, die mengenmäßigen Verhältnisse untereinander in bezug auf die Elektroneutralität der Mineralien zu erkennen.

Im Gegensatz zum handelsüblichen *Kochsalz* oder zum chemischen Begriff des Salzes kommt im menschlichen Organismus, in Pflanze und Tier praktisch kaum Kochsalz wie im Reagenzglas des Chemikers mit *gleichen Anteilen* von Natrium und Chlorid vor. Beide einzelnen Bestandteile Natrium und Chlorid liegen meist in unterschiedlichen Größenordnungen und in anderer Bindungsform als NaCl vor. So gibt es Nahrungsmittel, die erhebliche Anteile an Natrium, aber nur geringe Mengen an·Chlorid enthalten. Dies macht verständlich, daß trotz des hohen Natriumgehaltes kein salziger Geschmack auftritt. Wird jedoch mit der Nahrung ein anderes Lebensmittel zugeführt, welches große Anteile Chlorid, aber kein Natrium enthält, werden dem Organismus auf diese Weise doch beide Bestandteile getrennt gegeben, ohne daß eines der Lebensmittel salzig schmeckt. Auf diesem Wege können also Natrium und Chlorid getrennt verabreicht im Organismus doch die gleiche Wirkung wie rein zugeführtes Kochsalz ausüben. Hierdurch wird klar, daß ein großer Teil des täglich vom Organismus aufgenommenen „Kochsalzes" nicht allein durch das zum

---

Näheres über Kochsalz und kochsalzarme Kost s. in H.-J. Holtmeier: *Kochsalzarme Schonkost*, 2. Aufl., Thieme, Stuttgart 1969; H.-J. Holtmeier: *Kochsalzarme Kost*, Goldmann Verlag, München, 1965.

Würzen verwendete Kochsalz, sondern durch die Nahrungsmittel direkt aufgenommen wird.

Um eine Erklärung der menschlichen Bedürfnisse nach Natrium und Chlorid hat sich vor 100 Jahren bereits der Physiologe *Bunge* bemüht. Er glaubte, das Salzbedürfnis hinge mit der vorwiegend pflanzlichen Ernährungsweise des Menschen zusammen und beruhe darauf, daß kaliumreiche Pflanzenkost den Organismus an Natrium verarmen lasse. Heute wissen wir, daß diese Theorie schon deswegen nicht stimmen kann, da es zahlreiche Volksstämme mit überwiegend pflanzlicher Ernährung gibt, die Kochsalz nicht kennen oder nur als Zahlungsmittel (in kleinen Beutelchen) verwenden, wie einige Volksstämme in Afrika, Südamerika, auf Guinea usw. Der Gehalt an Natrium und Chlorid wird bei diesen Völkern ausschließlich durch den Eigengehalt der Nahrung an Natrium und Chlorid zugeführt, ohne daß zusätzlich Salz beim Kochen verwendet wird. Die Wichtigkeit von Kochsalz (bzw. Natriumchlorid) für den menschlichen Organismus ergibt sich bereits aus der Zusammensetzung des menschlichen Körpers, der bekanntlich zu 90 % aus Wasser besteht.

Tabelle 13. *Dem interessierten Leser geben nachfolgende Tabellen einige wichtige Daten über Wasser- und Salzverluste*

a) Wasseraufnahme

Die tägliche Wasseraufnahme ergibt sich aus der Zufuhr an:

	cm^3 Wasser/Tag
1. flüssigen und festen Nahrungsmitteln	700
2. aus dem Stoffwechsel entstehend	300
3. Flüssigkeitsaufnahme beim Gesunden	1500
Durchschnittliche *Gesamtwasseraufnahme* beim Gesunden	2500

b) Wasserabgabe

Der tägliche Wasserverlust ensteht beim Gesunden aus Abgabe durch:

	cm^3 Wasser/Tag
1. Haut	500
2. Lunge (Haut und Lunge bei Fieber 1500–2000 cm^3)	400
3. Faeces (Stuhl)	200
4. Harn	1400
Durchschnittlicher *Gesamtwasserverlust* beim Gesunden	2500

Annähernd 40 % dieser Flüssigkeit enthalten in 1 Liter ca. 2,3 g Natrium und 3,6 g Chlorid. Außerdem wird Natrium und Chlorid in Schweiß, im Speichel, in Galle- und Darmflüssigkeit und bei zahlreichen Stoffwechselvorgängen in den verschiedensten Organen, bei der Tätigkeit der Hormondrüsen, der Bildung der Magensalzsäure (HCl) usw. benötigt.

Salz- und Wasserhaushalt sind eng und untrennbar miteinander verknüpft. *Ohne Salz kann der Organismus kein Wasser speichern.*

Schwitzen, eine Abwehrreaktion gegenüber Überhitzung, geht zwangsläufig mit Salzverlust einher. Hat der Körper viel Wasser mit Natrium und Chlorid verloren, kann er seinen Wasserbestand nur wieder auffüllen, wenn ihm gleichzeitig auch genügend Natrium und Chlorid (= Kochsalz) zugeführt wird. Wasser ohne eine bestimmte Salzkonzentration, etwa destilliertes Wasser, kann im Körper allein nicht festgehalten werden. Aus diesem Grunde kann in tropischer Hitze der Wasserverlust des Organismus nur durch gleichzeitige Salzzufuhr wieder ausgeglichen werden. Wird der Durst allein durch Trinken von Leitungswasser gelöscht, kommt es nicht nur zu einer Abnahme der Salzkonzentration im Organismus, sondern die Niere scheidet auch das zugeführte („destillierte") Wasser unter zusätzlicher Abgabe von körpereigenem Salz durch die Niere wieder aus und kann den Organismus auf diese Weise rasch in eine lebensgefährliche Situation und zum Zusammenbruch des Blutkreislaufes führen. Ein Beispiel ist auch der Durst am Morgen nach ausgiebigem Biergenuß, da Bier so gut wie frei von Natrium und Chlorid ist. Die großen Flüssigkeitsmengen kann die Niere nur durch gleichzeitige Abgabe von Natrium und Chlorid ausscheiden, das dem Körper zwangsläufig entzogen wird. Auf diese Weise verarmt das Gewebe an Natrium und Chlorid. Diese Wasserverarmung empfinden wir als Durst. Aus den genannten Anlässen wird das fehlende Salz unbewußt oft durch Genuß von Salzheringen, von Salzbrezeln, Salzstangen, Salzmandeln oder Rettichen zugeführt.

Dem Gesunden kann Kochsalzzufuhr (in unserem Lande zwischen 10 bis 15 g pro Tag üblich) *nichts schaden*. Man kann wochenlang ohne zusätzliche Verwendung von Kochsalz leben, ohne hierdurch Schaden zu erleiden, d. h. auch ohne gesalzenes Brot, ohne gesalzenen Käse, gesalzenen Fisch usw. Wie bereits oben gesagt, enthalten alle pflanzlichen und tierischen Nahrungsmittel so viel eigenes Natrium und Chlorid, daß ohne zusätzliche Verwendung von Kochsalz zum Kochen bereits 3 bis 5 g NaCl täglich zugeführt werden, welche den täglichen Kochsalzbedarf des Organismus ausreichend stillen. Je weniger Kochsalz dem Organismus zugeführt wird, desto stärker treten kompensatorische Mechanismen in Erscheinung, die auf hormonellem Wege die Niere veranlassen, nach Möglichkeit kein Natrium und Chlorid mehr auszuscheiden und alles „Kochsalz" im Körper zurückzuhalten. Ein besonderes Hormon der Nebennierenrinde (Aldosteron usw.) wird bis zu vierzigfach vermehrt produziert und sorgt für eine möglichst vollständige Rücknahme von Natrium, Chlorid und Wasser in der Niere, damit keine Mangelerscheinungen im Organismus auftreten.

Kochsalzzufuhr bei Klimawechsel (Tropen, Hitze, Fieber usw.)
Nur unter außergewöhnlichen Bedingungen und Strapazen, wie etwa *bei großer Hitze* (Tropen, Hochofenarbeit, heiße Sonne usw.) mit

Mangelerscheinungen in Gestalt von allgemeiner Mattigkeit, Unlust, Übelkeit, Kopfschmerzen, Abstumpfen des Geruchssinns, Muskelkrämpfe, später Bewußtseinsverlust und Versagen von Herz und Kreislauf. Auch bei starkem *Fieber* und unter verschiedenen Krankheitsbedingungen können nicht nur große Salz- und Wassermengen verlorengehen, sondern auch in den entzündeten Organen gespeichert werden (Lungenentzündung usw.), so daß zusätzliche Salz- und Wasserzufuhr lebenswichtig sein kann. Die genannten Beispiele zeigen, daß sinnlose Einschränkung der Kochsalzzufuhr oder überhöhter Kochsalzkonsum stets zu vermeiden ist.

Im Jahre 1878 hörte man zum ersten Male von *merkwürdigen Krampferkrankungen* im amerikanischen Bergbau. Sie begannen mit Muskelkrämpfen, die sich in kurzen Abständen wiederholten, und jede Erschütterung und Abkühlung verschlimmerte den Zustand. Die Körpertemperatur stieg an, und nicht selten starben die Kranken in diesem Zustand. Das einzig wirksame Heilmittel war die Gabe von Kochsalz. Leichter Kranke ließ man Salzwasser trinken, schwerer Kranken spritzte man Salzlösung in die Venen. Ein amerikanischer Arzt berichtet, daß jeder Kranke, der Salzlösung erhielt, noch vor Ende der Infusion krampffrei und wieder gesund wurde. In gleicher Weise wie Bergarbeiter können auch Industriearbeiter in heißer Umgebung, wie Schiffsheizer, Soldaten in heißen Klimazonen, durch Verarmung an Kochsalz ähnlich gefährdet werden. Bekanntlich erhalten in tropischen Gegenden Truppen, insbesondere aus europäischen Ländern, deren körpereigenes Hormonsystem nicht auf dieses Klima eingestellt ist, täglich zusätzlich Kochsalztabletten, wie etwa die englische Armee in Ägypten im vergangenen Krieg. Auch in Hitzebetrieben empfehlen sich salzhaltige Getränke zum Durstlöschen, wenn die Arbeitskraft aufrecht erhalten werden soll. Es empfiehlt sich, zusätzlich 4 bis 5 g Kochsalz zum Essen zuzuführen, während der im gemäßigten Klima arbeitende Mensch mit wesentlich weniger Kochsalz leben kann.

Dem Gesunden nützt es nicht, prophylaktisch eine „salzarme" bzw. „natriumarme" Diät einzuhalten, um Krankheiten vorzubeugen.

Die normale tägliche Kochsalzzufuhr (Tab. 4) beträgt bei uns zwischen 10—15 g (gestreutes Salz einschließlich des Eigenhaltes an Natrium und Chlorid der Nahrungsmittel) und ist nach Ansicht der überwiegenden Zahl der Ernährungswissenschaftler als ungefährlich anzusehen, *wenn nicht bestimmte Erkrankungen wie Bluthochdruck, Herz- und Nierenleiden usw. vorliegen.* Vergiften kann man sich mit Salz ebensowenig wie mit manchen Vitaminen, mit Wasser und Zucker, vorausgesetzt, daß man Mengen verzehrt, die weit außerhalb dessen liegen, was der normale Mensch in vernünftiger Weise zu verzehren pflegt. So ist von Schiffbrüchigen bekannt, daß der fortlaufende Genuß von Meerwasser, dessen Kochsalzgehalt um 3 % beträgt, mit dem Leben nicht vereinbar ist, da die Niere diese Salzkonzentration ohne Wasserzufuhr nicht allein ausscheiden kann und den Körper durch ständigen zusätzlichen Wasserentzug aus den Zellen zum Stoffwechselversagen (Dehydratation) bringt.

Wesentlich anders ist dies bei *Kranken,* welche wassersüchtige Anschwellungen (Ödeme) infolge *Herz- und Nierenleiden* zeigen oder an *Bluthochdruck* leiden. Eine in üblicher Weise gesalzene Kost kann hier zu einer wesentlichen Verschlimmerung der Leiden führen. Deshalb spielt die sogenannte *„kochsalzarme"* oder *„natriumarme" Kost* in der Krankenbehandlung, besonders bei allen Formen der krankhaften Wasseranlagerung und bei Patienten mit Bluthochdruck, aber auch bei zahlreichen anderen Erkrankungen wie Hautkrankheiten usw., eine große Rolle.

Der gesunde Mensch kann sein Salzbedürfnis befriedigen, ohne Gefahr zu laufen, dadurch herz-, nieren- oder bluthochdruckkrank zu werden. Diese Erkrankungen lassen sich nicht durch eine vorbeugende „kochsalzarme" Diät vermeiden.

Kochsalzersatzmittel (Meersalz usw.)

Einzelne Ernährungsreformer empfehlen anstelle von Kochsalz den Gebrauch von *Meersalz, Salinensalz, Selleriesalzen* usw. Da sie ebenso wie Kochsalz hochgradig Natrium und Chlorid enthalten, *sind alle diese Salze im Rahmen einer „kochsalzarmen" Diät genauso wie reines Kochsalz verboten.* Ebenfalls ist bis heute nicht erwiesen, daß diese Salze gegenüber Kochsalz einen Vorteil für den Organismus darstellen. So enthält Meerwasser neben Natrium und Chlorid auch Magnesiumsulfat, welches bei Genuß Durchfälle bewirkt, die besonders in Seenotfällen zur erhöhten Lebensgefährdung geführt haben.

Wesentlich wichtiger ist es, in jodarmen Gegenden (Süddeutschland, Alpengebiete) *jodiertes Speisesalz* zu verwenden, um dem Auftreten von Kröpfen vorzubeugen.

Kochsalz bei Abmagerungskuren

Für die Behandlung Fettsüchtiger mittels Abmagerungsdiät ist die Verwendung von „Kochsalz" ein wichtiges Kapitel. *Kochsalz (= NaCl) hat keine Kalorien und besitzt auch keinen Nährwert.* Somit ist der Gebrauch von Kochsalz in vernünftigen Mengen auch bei Fettsuchtbehandlung unschädlich, sofern keine besonderen Störungen vorliegen. Ob Kochsalz benützt werden darf, inwieweit eine Einschränkung erforderlich ist, muß individuell vom Arzt entschieden werden. Eingehende Bilanzuntersuchungen an Fettsüchtigen unter Verabreichung kalorienarmer Kost (Abb. 19, 23) und unter normaler Kochsalzanwendung zeigen eine ebenso erfreuliche Gewichtsabnahme wie Patienten, denen Kochsalz entzogen wurde. Ausnahmen bilden solche mit Neigung zur Wassereinlagerung infolge von Herz-Nierenkrankheiten, Erkrankungen der Nebenniere, der Hypophyse usw.

Entzug von Kochsalz aus der Nahrung bewirkt bereits beim gesunden Normalgewichtigen eine Gewichtsreduktion durch Salz- und Wasserverlust bis etwa 2 bis 2,5 kg, welche nach Verabreichung von Salz sofort wieder aufgehoben wird. Der Gesunde hält weder normal zugeführtes Kochsalz (10—15 g/Tag) noch Wasser im Körper krankhaft zurück.

Somit sind Gewichtsabnahmen bis 2,5 kg bei Abmagerungsdiäten und gleichzeitigem Kochsalzentzug nur *Scheinerfolge*, welche auch durch ähnliche Maßnahmen, z. B. Schwitzen in der *Sauna* oder *Gabe von Diuretika* zu erzielen sind. Von ärztlicher Seite wird dringend von derartigen Experimenten während der Abmagerungskur abgeraten, die nicht nur sinnlos und möglicherweise gesundheitsschädlich sind, sondern auch den Patienten verwirren müssen, wenn er später wieder zunimmt. Zahlreiche Entwässerungstabletten (= „Diuretica") können Zuckerkrankheit, Gicht, Muskelstörungen usw. beim Gesunden auslösen.

Die nachfolgende *Tabelle 14* gibt eine Übersicht über die Nebenwirkungen solcher wassertreibender Medikamente, von denen es heute zahlreiche im Handel gibt. Unter 8321 behandelten Patienten wurden bei 635 Fällen folgende Nebenwirkungen registriert:

Tabelle 14. *Nebenwirkungen der Saliuretica* [1]

Hypokaliämie (= Kaliummangel)	175	EKG-Veränderungen		10
Hyponaträmie (= Natriummangel)	10	Tachykardie	Herz- u. Kreis-	7
Hypoelektrolytämie		Arrhythmie	laufstörungen	3
(= Störung im Mineralhaushalt)	1	Präkollaps		3
Aldosternurie (= Hormonstörung)	4	Nausea (= Erbrechen)		100
Gichtanfall (= Gicht)	4			
Rest-N (= Nierenversagen)	30	Cl-red. im Magensaft		5
		Gastritis	Magen-Darm-	12
Blutzucker	Zuckerkrankheit	Subileus	störungen	1
Diab. ver-	und Störung im	Durchfall		1
schlechterung	Zuckerstoffwechsel 30 / 41			
Diab. manifest-		Pancreatitis		
werdend	2	(= Bauchspeicheldrüsenentzündung)		1
		Präcoma (= Bewußtlosigkeit)		8
Quickkorrektur	54	Myopie (Sehstörung)		4
Thromboelasto-		Schwäche		88
gramm-	Gerinnungs-	Kopfweh		2
veränderungen	störung	Fieber		1
Thrombo-		Psychose (= geistige Verwirrung)		3
zytopenie	3	Rash (Hautleiden)		5
Purpura (=Hautblutung)	1			
Neutropenie (Blutbildstörung)	2			
Agranulozytose (Blutbildstörung)	1			
Hypotension (= Blutdruckabfall)	13	Gesamtzahl		635

Die Tab. zeigt, daß jedem Medikament neben erfreulichen Wirkungen auch unerfreuliche, z. T. gefährliche Nebenwirkungen anhaften und diätetische Maßnahmen zu bevorzugen sind. (Tab. aus H. J. Holtmeier „Kochsalzarme Kost", Goldmann Verlag, München 1965.)

---

[1] Wassertreibende Medikamente = Saliuretica = Diuretica.

Die *Deutsche Arzneimittelkommission* hat 1966 (Deutsches Ärzteblatt 12, 772, 1966) eine Aufstellung von im Handel befindlichen *wassertreibenden (Diuretika = Saliuretika) Medikamenten* veröffentlicht, welche u. a. die Gefahr von Störungen im Zuckerstoffwechsel, Mineralhaushalt, Auslösung von Gicht usw. in sich bergen, die nachfolgend wiedergegeben wird.

Tabelle 14 a. *Wassertreibende Medikamente*

Handelsname der Medikamente

Subtoman®	Enduronum®
Exosalt®	komb. in dehydrosanol®,
komb. in Sali-Presinol®	pertensosanol®
Benzyl-Rodiuran®	Drenusil®
komb. in Repicin®,	komb. in Drenusil-R®
Seda-Repicin®	Saltucin®
Chlotride®	komb. in Modenol®
Navidrex®	Esmarin®
Di-Choltride®, Esidrix®,	Hygroton®
Ivaugan®	komb. in Hygroton-Reserpin®
komb. in Adelphan-Esidrix®,	Brinaldix®
Di-Chlotride®-K	
Di-Chlotride®-K mit Reserpin,	Lasix®
Diuraupur®, Diuraupur sine®,	komb. in Terbolan®
Olivysat comp.®,	Diamox®
Raucombin®	
	Haflutan®
Olmagran®,	komb. in Ipharon comp.®
Rodiuran®	
komb. in Pacepir®	komb. in Haurydrin®
	Aquamox®

Ausreichende Salz- und Wasserzufuhr zur Vermeidung von Kreislaufstörungen ist gerade bei Abmagerungskuren von großer Bedeutung. Dursten ist lebensgefährlich. Herz- und Kreislaufversagen sind häufigste Komplikationen bei Abmagerungskuren und in zahllosen Fällen allein Folge völlig unbegründeten Entzuges von Salz und Wasser. Wir empfehlen Übergewichtigen, Kochsalz und Trinkflüssigkeit nur in besonderen Fällen auf ärztlichen Rat einzuschränken, wenn sie nachteilige Wirkungen auf Kreislauf, Wohlbefinden und Leistungsfähigkeit vermeiden wollen. Die Tatsache, daß Übergewichtige zwangsläufig mehr labiles Salz und Wasser speichern, als Normalgewichtige (2,5 kg), ist noch kein Grund die Zufuhr von Kochsalz und Flüssigkeit, welches zur Aufrechterhaltung des Blutvolumens des dickeren Menschen, insbesondere in heißen Tagen, eben benötigt wird, drastisch einzuschränken. Niemand wird es verwundern, daß bei doppeltem Körpergewicht auch doppelte Salz- und Flüssigkeitsmengen vom Organismus gebunden werden, *zumal Fettgewebe mehr Wasser (35 %)* als normales Bindegewebe *(18 %) speichert* (s. Abb. 20). Im Gegensatz zum Normalgewichtigen beobachtet man bei solchen Patienten unter Verabreichung von wassertreibenden Medikamenten oft auch doppelt so starke Gewichtsabnahme (um 4 kg) als beim Gesunden (um 2,5 kg). In dem Moment, in dem eine echte Abmagerung durch kalorienarme Kost einsetzt, verschwindet mit dem Fettgewebe auch das in ihm eingelagerte Wasser.

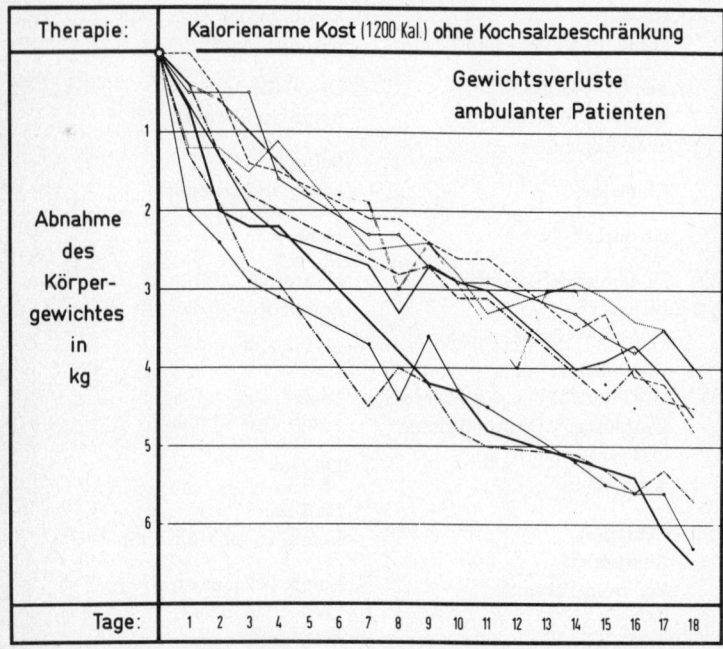

Abb. 19. Die graphische Darstellung zeigt die Wirkung einer kalorienarmen Kost von 1200 Kalorien ohne Kochsalzeinschränkung an einer Gruppe ambulanter Patienten, die von uns getestet wurde. Es zeigt sich eine hervorragende Gewichtsabnahme ohne Nebenwirkungen oder Beeinträchtigung körperlicher und geistiger Leistungsfähigkeit. Alle Patienten konnten weiter ihrer Arbeit nachgehen. Die Zusammensetzung der Nährwertträger entsprach den von uns empfohlenen und erprobten Nährwertrelationen, wie sie in Abb. 17 dargestellt sind und nach denen unsere im Anhang befindlichen Diätempfehlungen erstellt sind.

Bei krankhaften Störungen im Salz- und Wasserhaushalt kann es bei bestimmten Patienten jedoch zur Vermehrung und Ablagerung der Körperflüssigkeit im Unterhautgewebe kommen. Die krankhafte Ansammlung von Flüssigkeit wird als Ödem oder Wassersucht bezeich-

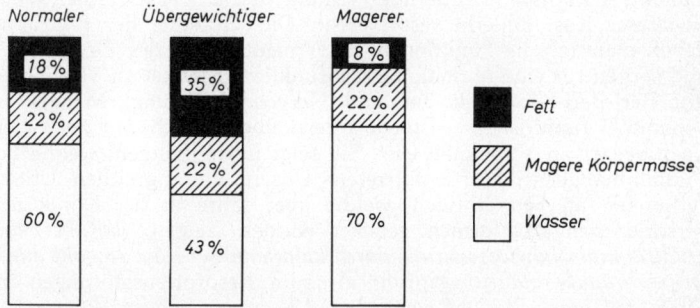

Abb. 20. Die unterschiedliche Wasserspeicherung beim Gesunden und Übergewichtigen. Die Abb. zeigt, daß es beim Übergewichtigen zu einer Änderung der Wasserverteilung im Gegensatz zum Normalen kommt. Auf Kosten der anderen Wasserräume speichern die Übergewichtigen in ihrem Gewebe mit 35 % ca. zweimal soviel Wasser wie die Normalen und viermal soviel wie die Mageren. (Abb. nach J. H. Bland, Störungen des Wasser- und Elektrolythaushaltes. Thieme, Stuttgart 1959).

net. Sie kann Folge von Drüsenstörungen sein oder auch Herz- und Nierenversagen bzw. bei Leberschädigung und Eiweißmangelernährung und anderen Erkrankungen auftreten. Solche Patienten gehören rasch in ärztliche Kontrolle. Wir empfehlen bei allen Formen vermehrter Einlagerung von Wasser ins Unterhautgewebe den Arzt zu konsultieren, im übrigen kein Salz zum Kochen zu verwenden — sondern lediglich nachzusalzen. Hierfür sind alle Tagesmenükarten im Anhang gut geeignet, da sie „kochsalzarm" (bzw. auch „natriumarm") sind.

Vitamine

Im Rahmen dieser Ausführungen lassen sich die genannten Gebiete nur streifen. *Vitamine* sind Wirkstoffe, die mit der Nahrung zugeführt werden und bereits in minimalen Mengen einen normalen

Stoffwechsel der Zellen ermöglichen. Sie sind Stoffe von hoher Wirksamkeit, spielen jedoch als Kalorienspender keine Rolle. Der Körper selbst kann Vitamine nicht oder nur teilweise bilden, so daß diese unbedingt durch Nahrung zugeführt werden müssen. Bei Fehlen von Vitaminen treten Mangelerkrankungen auf, die als Avitaminosen bezeichnet werden. Zahlreiche Vitamine sind an Eiweißstoffe als Trägersubstanz gebunden oder als Bestandteile von Fermenten wirksam. Andere Vitamine werden von Darmbakterien gebildet. So z. B. hat Vitamin A wachstumsfördernde Wirkung und ist bei fettarmer, kalorienarmer Kost schlecht resorbierbar. Die Vitamine der B-Gruppe haben mannigfache Funktionen im Fermentsystem des Organismus und sorgen für eine normale Nervenfunktion. Mangel an Vitamin B_1 löst Beri-Beri-Krankheit aus und Nervenentzündung, Mangel an Vitamin D Rachitis usw. *Tabelle 8* zeigt übersichtlich den optimalen Tagesbedarf an Vitaminen usw. Sie zeigt Erkrankungen, welche bei Vitaminmangelernährung auftreten. Unsere umfangreichen Untersuchungen an Fettsüchtigen, welche über Jahre in der Klinik mit verschiedenen Kostformen getestet wurden, zeigen, *daß bei eingeschränkter Nahrungszufuhr durch kalorienarme Kost sowohl durch eingeschränkte Nahrungszufuhr* als auch Resorptionsstörungen im Darm, auf *lange Sicht oft ungenügend Vitamine verabreicht werden.* Aus diesem Grunde empfehlen wir, insbesondere bei längerer Abmagerungskur und starker Nahrungskarenz etwa um 1000 bis 800 Kalorien, täglich die Verabreichung einer Vitamintablette, welche möglichst alle Vitamine und Mineralien in ausreichender Form enthält. Da jede Abmagerungsdiät letztlich eine gewollte Art von Unterernährung darstellt, lassen sich Vitamine in ausreichender Form schwierig

Tabelle 15

KOCHANWEISUNGEN
ZUM VITAMINSCHUTZ DER NAHRUNG

1. *Wenig Wasser benützen*, dünsten.
2. Gemüse *mit kochendem* (nicht kaltem) Wasser *aufsetzen*.
3. *Kochwasser* der Gemüse für Suppen verwenden.
4. Alles im *natürlichen Zustand mit Schale kochen* (z. B. Kartoffeln, Karotten). Gemüse usw. möglichst wenig mit der Hand anfassen.
5. Kartoffeln *nie im kalten Wasser lagern*, Gemüse nicht welken lassen oder lagern.
6. *So kurz wie möglich kochen oder erhitzen.*
7. Töpfe und Dampfkessel *fest verschlossen* halten, nicht umrühren.
8. Zum Blanchieren usw. *nie „Natron"* (Natriumbicarbonat) zusetzen.
9. *Tiefgekühlte Nahrungsmittel* halten ausgezeichnet Vitamine (aber rasch auftauen, nicht liegen lassen).

verabreichen, ohne durch einseitige Ernährungsmaßnahmen die sinnvolle Zusammenstellung der übrigen Nährwertträger zu stören. Nachfolgend geben wir eine Auswahl von geeigneten Vitaminpräparaten, welche nach ärztlicher Verordnung einzunehmen sind.

Tabelle 16
Aufstellung über einige Vitaminpräparate
(welche alle lebensnotwendigen Vitamine enthalten)

Completovit® (Fa. Boehringer, Ingelheim), Multivitaminpräparat, 1-2 Briefchen Granulat zum Trinken oder 3 x 1 Lingualdragees täglich.

Multibionta® (Fa. Merck), Multivitaminpräparat, 1–2 Brausetabletten täglich oder 3 x 10 Tropfen täglich oder 2 x 1 Kapsel täglich.

Multibionta® forte (Fa. Merck), Multivitaminpräparat, 1 x tägl. 1 Kapsel.

Multivitamin-„Bonz" (Fa. Bonz), Multivitaminpräparat, 1–3 Kapseln täglich.

Multivitamin-Lappe® (Fa. Lappe), Multivitaminpräparat, 2–3 Dragees täglich oder Tropfen.

Multivitamin-„Schi-Wa" (Fa. Schi-Wa), Multivitaminpräparat, 1–2 Kapseln täglich oder 2 x 1 Teelöffel Sirup.

Omnival® (Fa. Nordmark-Werke), Multivitaminpräparat, 1-2 Eßlöffel 1- bis 2mal täglich.

Protovita® „Roche" (Fa. Hoffmann-La Roche), Multivitaminpräparat, 1–2 Kapseln täglich oder Tropfen.

Stresscaps® (Fa. Lederle), Multivitamin-Konzentrat bei besonderer Belastung, 1 Kapsel täglich.

Vi-Magna® (Fa. Lederle), Multivitaminpräparat, 1 Kapsel täglich.

Vitamin-10 „Organon"® (Fa. Organon), Multivitaminpräparat, 1–2 Dragees täglich.

Vitazell® M (Fa. Tosse), Multivitaminpräparat, 1–2 Dragees täglich.

Multivitamin-Mineralpräparate

Addivit® 12 „Fischer" (Fa. Fischer), Multivitamin-Mineralpräparat, 2–4 Kapseln täglich.

Combionta® (Fa. Merck), Multivitamin-Mineralpräparat, 1–2 Dragees täglich.

Edinol® „Bayer" (Fa. Bayerwerke), Multivitamin-Mineralpräparat, 1–2 Kapseln täglich.

Eunova® (Fa. Wülfing), Multivitamin-Mineralpräparat, 1 Dragee täglich.

Fortiplex® (Fa. Weimer), Multivitamin-Mineralpräparat, 1–2 Dragees täglich.

Gevrabon® (Fa. Lederle), Multivitamin-Mineralpräparat, für alternde Leute, 1-2 Eßlöffel Saft vor den Mahlzeiten, bzw. eine Kapsel nach dem Essen.

Gevrabon forte® (Fa. Lederle), Multivitamin-Mineral-Hormonpräparat, für alternde Leute, 1–3 Kapseln täglich.

Prenatal® (Fa. Lederle), Multivitamin-Mineralpräparat, 1–3 Kapseln täglich.

Supradyn® (Fa. Hoffmann-La Roche), Multivitamin-Mineralpräparat, 1 Kapsel oder 1 Brausetablette täglich.

Vi-Magna®*-forte*® (Fa. Lederle), Multivitamin-Mineralpräparat, 1 Kapsel täglich.

Vita Truw® (Fa. Truw), Multivitamin-Mineralpräparat, 1–2 Kapseln täglich.

Vitaminets® (Fa. Hoffmann-La Roche), Multivitamin-Mineralpräparat, 1–2 Dragees täglich.

Viterra® (Fa. Pfizer), Multivitamin-Mineralstoffpräparat, 1–2 Kapseln täglich.

Vivit (Fa. Chephasaar), Multivitamin-Mineralpräparat, 2–3 Dragees täglich. lich.

Kalorienbedarf des Menschen

Alle Nahrungsstoffe enthalten eine mehr oder minder große Menge von Kräften gespeichert, welche bei Verbrennung im Körper frei werden. Dieser Kraftvorrat wird genau gemessen durch Bestimmung der Verbrennungswärme und in *Kalorien* ausgedrückt. Eine Kilokalorie (kcal) ist diejenige Energie, welche benötigt wird, um 1 Liter Wasser um 1 Grad zu erwärmen. Um den Nahrungsbedarf des Menschen zu berechnen, muß man wissen, daß der Kraftvorrat von:

1 g Eiweiß	= 4,1 Kalorien
1 g Fett	= 9,3 Kalorien
1 g Kohlenhydrate	= 4,1 Kalorien
(1 g Alkohol	= 7,1 Kalorien)

beträgt. Eiweiß und Kohlenhydrate sind demnach in ihrer Wärmebildung nahezu gleichwertig, während die gleiche Menge zugeführten Fettes dem Organismus die doppelte Menge Kraftvorrat verleiht. Aus diesem Grunde wird in allen Diätempfehlungen auf eine vernünftige Reduzierung der Fettzufuhr hingewiesen. Während der liegende und in strenger *Ruhe befindliche Mensch* etwa 1500 kcal am Tag benötigt, steigt der Energiebedarf bei geringster körperlicher Bewegung auf höhere Werte. Der Energiebedarf in Ruhe läßt sich durch den sogenannten Grundumsatz bestimmen und variiert nach Geschlecht, Alter, Größe und Gewicht. Der Energieverbrauch der Männer bzw. ihr Grundumsatz ist bei gleicher Arbeit höher als bei Frauen, im Alter sinkt er allgemein ab. Der Normalverbraucher (Buchhalter, Beamte, Lehrer usw.) benötigt zwischen 2000 und 2400 Kalorien am Tag, während in extremen Fällen (Radrenner) bis 10 000 Kalorien erforderlich werden. Näheres siehe Tabelle 17 über den Kalorienbedarf verschiedener Berufsgruppen.

(Relationen: 15 % Eiweiß, 30 % Fett, 55 % Kohlenhydrate)

Personengruppen	Kalorien (kcal)		Eiweiß g/Tag		Fett g/Tag		Kohlenhydrate g/Tag	
	Männer	Frauen	Männer	Frauen	Männer	Frauen	Männer	Frauen
Jugendliche								
Jugendliche 15–20 Jahre	2800–3600	2400–3000	102–132	88–110	90–116	77–97	375–483	322–402
Normalverbraucher								
Energieverbrauch in völliger Ruhe (im Liegen)	um 1500 kcal.							
Verbraucher ohne Arbeit (zu Hause) und alte Leute	2000	1900	95	95	60	55	260	240
Krankenernährung i. D.	2200	2200	96	96	71	71	279	279
Buchhalter, Studienrat, Beamter usw.	2400	2000	88	73	77	64	322	268
Uhrmacher, Friseur, Stenotypistin, Näherin usw.	2700	2250	99	82	87	72	362	302
Mittelschwerarbeiter								
Weber, Schneider, Mechaniker, prakt. Arzt usw.	3000	2500	110	91	97	80	402	335
Briefträger, Schlosser, Schreiner, Hausangestellte (8 Std.) usw.	3300	2700	120	99	106	87	443	362
Metzger, Anstreicher, Montageschlosser, Hausfrau usw.	3600	3000	132	110	116	97	483	402
Schwerarbeiter								
Bauzimmerer, Kokereiarbeiter, Wegebauarbeiter, Waschfrau (Handarbeit) usw.	3900	3250	143	119	126	105	523	436
Ofenmann Walzwerk (Feinstraße bei Handbedienung) Winzer usw.	4200	—	154	—	135	—	563	—
Schwerstarbeiter								
Kohlenhauer (günstige Lagerung), Holzfäller usw.	4500	—	164	—	145	—	604	—
Kohlenhauer (ungünstige Lagerung), Gleisbauarbeiter usw.	4800	—	176	—	155	—	645	—
Handmäher während der Ernte), best. Hochofenarbeiter, Fahrradrenner usw.	5100 und mehr		—	—	—	—	—	—
Militär								
In der Garnison	3100	—	121	—	83	—	446	—
Beim Manöver	3400	—	137	—	99	—	468	—
Im Kriege	3600 evtl. mehr		146	—	116	—	469	—

* Um eine tägliche Eiweißzufuhr von 12,3 % zu erreichen, muß der Nahrungsanteil 15 % Eiweiß betragen. Jugendliche, alte Leute, Militärpersonen und Krankenhauskost erfordern höhere Eiweißzufuhr.

Tab. 17. *Kalorien- und Nährwertbedarf verschiedener Personengruppen*
(bei weitgehender Einschränkung im Gebrauch technischer Hilfsmittel)

Durch Automation und Industrialisierung *ändert sich jedoch zunehmend* in den verschiedenen *Berufsgruppen der Anteil an körperlicher Tätigkeit.* Insofern ist Tab. 7 nur mit *Vorsicht* zu verwenden, da selbstverständlich ein Doggarbeiter im vollautomatischen Hebekrahn oder ein Landwirt auf dem Traktor oder mit modernen Maschinen ausgerüstet einen wesentlich geringeren Kalorienbedarf als sein Kollege ohne technische Ausrüstung hat.

Die Tatsache, daß der Anteil der Bevölkerung bis 1971 an *Leichtarbeitern* bereits auf *über 60 %> angestiegen ist*, bedeutet, daß über 60 % der Bevölkerung keinen höheren Kalorienbedarf als 2400 bis 2600 Kal./Tag haben. Nur noch ca. *12 % der Bevölkerung benötigt bis 3600 Kal./Tag* und *ca. 3 % über 4000 Kal./Tag*. Der Rest verteilt sich auf Kinder, alte Leute usw., deren Konsum unter 2400 Kal./Tag liegt.

Literaturhinweise

Bernhardt, H.: Fettleibigkeit. Enke, Stuttgart 1953.

Literatur (Statistiken):

Bundesarbeitsministerium, Bonn: Statistik der gesetzlichen Krankenkassen über Arbeitsunfähigkeit, Todesfälle, Krankheitsfälle (laufende Jahrgänge).

Bundesverband der AOK Deutschlands, Bad Godesberg: Krankheitsarten- und Todesstatistiken der Ortskrankenkassen (laufende Jahrgänge).

Bundesamt für Statistik (Wiesbaden), laufende Jahrgänge: Veröffentlichungen auf dem Gebiet des Gesundheitswesens, Statistik der Bundesrepublik Deutschland Statistische Berichte, Statistisches Jahrbuch der Bundesrepublik Deutschland, Gesundheitsstatistischer Bericht der Bundesrepublik Deutschland, Verzeichnis der Krankheiten, Todesursachen usw., Statistisches Jahrbuch des Deutschen Reiches usw.

Bürger, M.: Altern und Krankheit als Problem der Biomorphose, 4. Aufl., VEB Thieme, Leipzig 1960.

Capelle, W.: Hippokrates. Fischer, Frankfurt 1955.

Capelle, W., K. Jaspers: Der wahre Arzt. Artemis-Verlag, Zürich 1959.

Cooley, D. G.: The new way to eat and get slim. Müller, Stuttgart (1961).

Fischbach, E.: Physiologie und physiologische Chemie. Müller & Steinicke, München 1962.

Gerok, W., K. Sickinger, H. H. Hennekreuzer (Hrsg.): Alkohol und Leber. Schattauer, Stuttgart 1971.

Grassi, E.: Hippokrates' Schriften, Anfänge der abendländischen Medizin. Rowohlt, Hamburg 1962.

Haubold, H.: Muß die gegenwärtige Explosion der Erdbevölkerung zu Hunger- und Mangelkatastrophen führen... Landarzt 9, 359 (1963).

Heilmeyer, L., H.-J. Holtmeier: Ernährungswissenschaften, Thieme, Stuttgart 1968.

Heilmeyer, L., H.-J. Holtmeier, R. Schubert: Geriatrie, Thieme, Stuttgart 1966.

Heilmeyer, L., Holtmeier, H. J.: „Therapie des Bluthochdrucks" Verlag Gesamtmedizin, Berlin, Freiburg 1963 und Fortschritte auf dem Gebiet der Hochdruckforschung", Thieme, Stuttgart 1964, „Geriatrie" 1966.

Holtmeier, H. J., in: Beiträge zur Inneren Medizin, Schattauer, und „Kochsalzarme Kost". Thieme, Stuttgart 1960.

Holtmeier, H.-J.: Rezepttaschenbuch, G. Fischer, Stuttgart 1968.

Jahnke, K.: Arteriosklerose und Ernährung. Springer, Berlin, Göttingen, Heidelberg 1958.

Kaiser, H.: Der Mensch im Alter. Umschau-Verlag, Frankfurt 1962

Kraut, H., W. Wirths: Gegensätze der Welternährung. Landarzt 2, 354 (1963).

Kühnau, J.: Die Biochemie des Alterns. In: Der Mensch im Alter. Umschau-Verlag, Frankfurt 1962.

Lang, K., R. Schön: Die Ernährung. Springer, Berlin, Göttingen, Heidelberg 1952.

Leyden, E. v.: Handbuch der Ernährungstherapie und Diätetik. Thieme, Leipzig 1893/1903.

Sarre, H.: Nierenkrankheiten. Thieme, Stuttgart 1959. Praxis der Herz- und Kreislauferkrankungen. Lehmann, München 1964.

Schettler, G.: Arteriosclerose. Thieme, Stuttgart (1961).

LEITSÄTZE DER GESUNDEN ERNÄHRUNG

Praktische Richtlinien

Leistungsfähigkeit, Wohlbefinden und Abwehrbereitschaft des Organismus bedürfen einer wohl ausgewogenen gesunden Ernährung. Wer ein gesundes Leben führen will, muß sich um richtige Ernährung kümmern. Dazu gehört *Maß* zu halten und auf eine gesunde, *ausgewogene Zusammensetzung* aller Nährwertträger (Eiweiß, Fett, Kohlenhydrate), Zufuhr von Vitaminen, Mineralien usw. zu achten bei ausreichender körperlicher Bewegung und Freizeit.

Tabelle 18. *Tagesbedarf wichtiger Vitamine*

Vitamine	Bedarf / Tag	Mangelerscheinungen
A	5000 I. E.	Seh-Augenstörungen
B_1	1,6–2,0 mg	„Beriberi" Nervenstörungen Magen-, Darm-, Muskelstörungen
B_2	1,6–2,0 mg	Haut-, Schleimhaut-, Sehstörungen Ermüdung
C	75 mg	„Skorbut" Müdigkeit, Blutungsbereitschaft Minderung der Abwehrkraft
D	400 I. E.	„Rachitis" Wachstums-, Knochenbaustörung

Mineralien und Spurenelemente (grob schematisch)

Natrium Chlorid	min. 1 g* min. 1–2 g	Kreislauf-, Nierenstörungen usw.
Kalium	2 g	Muskelfunktionsstörungen usw.
Calcium Magnesium	1 g 400 mg	Knochenbau usw. Erregungsstörungen (Nervensystem) Stoffwechselstörungen (s. S. 49)
Phosphor	5 g	
Eisen Kupfer Kobald	12 mg 2 mg 2 mg	Blutbildungs- und weitere Stoffwechselstörungen
Jod	100 γ	Schilddrüsenstörungen usw.

* in Mitteleuropa 8–14 g tgl. üblich.

Eiweiß

Reichlich hochwertiges Eiweiß verwenden. Eiweiß ist wichtigster Aufbaustoff des Körpers und hervorragender Energielieferant. Eiweißzufuhr macht satt, dynamisch, belebt geistige und körperliche Funktionen. Reichliche Eiweißzufuhr ist teuer, aber hält schlanker und gesünder als wenn Fett und Teigwaren bevorzugt gegessen werden. Mindestens 12 bis 15 % der täglichen Kalorienzufuhr (bei Jugendlichen und alten Leuten mehr) sollen aus Eiweiß bestehen. Mindestens 36 % zugeführten Eiweißes sollen tierischer Herkunft sein. Als Regel gilt, daß der Gesunde mindestens 1 g Eiweiß pro kg Körpergewicht benötigt, alte Leute, Jugendliche und Geistesarbeiter mehr (1,2 g pro kg). Ausführliche Angaben s. Tab. 17. Ausnahmen machen Kranke mit Nierenleiden usw.

Auch bezüglich der Eiweißzufuhr ist das *Kalorienproblem entscheidend*. Sobald mehr als notwendig an Kalorien zugeführt wird, kommt es zur Gewichtszunahme, *gleichgültig, wie hoch der Eiweißanteil war*. Es kann zwar nicht in Fett umgewandelt und abgelagert werden, aber dafür werden die überzähligen Fett- und Kohlenhydratkalorien verwendet, während Eiweiß dem Energieumsatz dient. Es ist also ein Irrtum zu glauben, ein schieres großes mageres Stück Fleisch könnte ohne Gefahr der Gewichtszunahme zu oder nach einer Mahlzeit mit Spaghetti, Kartoffeln, Mehlsoßen usw., *welche bereits den Kalorienbedarf decken*, verzehrt werden. Entscheidend ist zur Vermeidung von Übergewicht stets die *Beachtung der erlaubten Gesamtkalorienzufuhr* (s. Tab. 17) und in diesem Rahmen ein relativ hoher Eiweißanteil.

Wenn die Hausfrau genau berechnen will, wieviel g Eiweiß, Fett oder Kohlenhydrate sie täglich verabreicht, ist dieses nur unter gewissen Schwierigkeiten möglich. Die im Tabellenanhang befindliche Nährwerttabelle (Tabelle 30) gibt an, wieviel g Eiweiß einzelne Nahrungsmittel enthalten. Natürlich muß der Nährwertgehalt für den gesamten Tag berechnet werden. In der Regel *reichen aber die nachfolgenden Richtlinien allgemeiner Art für eine gesunde Ernährung vollständig aus*. In ihnen sind die weniger geeigneten Nahrungsmittel mit „Vorsicht mit" gekennzeichnet, die anderen werden empfohlen. Gelegentlicher Genuß wirkt sich nicht nachteilig aus.

IDEALE EIWEISSTRÄGER SIND:

Mageres Fleisch, magerer Fisch, fettarme Milch-, Quark- und Käsesorten (Buttermilch, Joghurt)

Fleisch

Magere Fleischsorten sind zu bevorzugen, da fettreiche schwerverdaulich und kalorienreich sind. *Möglichst kochen, fettarm grillen.*

Zu bevorzugen: Mageres Fleisch: Fasan, Hammelfleisch, Hase, Huhn, Hähnchen, Hirschkeule, Kalb, Pferdefleisch, Reh, Rebhuhn, Rind, Schweinelende, Taube, Wildente, Ziege.

Vorsicht mit: Ente, Gans, Masthuhn, Poularde, Truthahn, Wildschwein.

Tabelle 19. *Wurst- und Fleischwaren*

100 Gramm enthalten: bis 15 g Fett		bis 25 g Fett		bis 75 g Fett	
Kalbsbraten, mager	1,0	Büchsenfleisch, fett	17,9	Zunge, geräuchert u. gesalzen	31,6
Raoastbeef, Filet	2,8	Dosenwürstchen	18,6	Knackwurst	32,2
Lachsschinken	4,0	Nierenbraten	19,4	Rindfleischwurst	32,2
Büchsenfleisch, mager	4,7	Leberwurst, mager	19,5	Schinkenwurst	33,7
Schweinebraten, mager	5,7	Frankfurter Würstchen	19,8	Schinken, gekocht, geräuchert und gesalzen	35,0
Kalbsbraten, fett	5,8	Wiener Würstchen	19,8	Schinken, fett, geräuchert und gesalzen	36,5
Corned beef, deutsch	6,9	Sülzwurst	22,3	Würstchen, fett	38,7
Schinken, mager, geräuchert und gesalzen	8,0	Schinken, im Durchschnitt	25,0	Leberwurst, fett	39,1
Blutwurst, frisch u. mager	9,8	Jagdwurst	25,8	Trüffelwurst	41,3
Corned beef, amerik.	11,4			Mettwurst	42,8
Bratwurst	13,6			Schweinebraten, fett	43,1
Brühwurst	13,6			Blutwurst, fett	43,6
Kochwurst	13,6			Zervelatwurst	46,0
Würstchen, mager	13,6			Salamiwurst	47,4
Zunge, geräuchert u. gekocht	14,5			Speck, durchwachsen	51,0
Zunge, gekocht u. gebraten	15,8			Speck, gesalzen u. geräuchert	72,8
				Speck, gesalzen	75,8

In den letzten Jahren werden zunehmend fette Fleisch- und Wurstwaren bevorzugt. Für eine gesunde Ernährung empfehlen sich vorwiegend die in *Gruppe I* aufgeführten Nahrungsmittel, während besonders fette und hochkalorische in Gruppe III aufgeführt sind. (Näheres s. Nährwerttabelle 6.)

Innereien vom Kalb, Rind und Wild

Zu bevorzugen: Bries (nur vom Kalb), Leber, Lunge, Niere, Zunge.
Vorsicht mit: Herz, Hirn, geräucherter Ochsenzunge, Pökelfleisch.

Innereien vom Geflügel

Zu bevorzugen: Herz, Leber, Lunge, Magen.

Wurstwaren

Zu bevorzugen: Magere Brühwurst, mageres Büchsenfleisch, Bündner Fleisch, frische Blutwurst (ohne Speck), Corned Beef, magere Fleischwurst, mageres Fleisch in Aspik, magere Gelbwurst, Kalbsbraten (ohne Fettansatz), magere Kalbsleberwurst, Lachsschinken, magerer Leberkäse, Lyoner, kalter Rindsbraten, kaltes Roastbeef, Schabefleisch (Tatar), magerer (roher und gekochter) Schinken, Weißwurst, magere Sülzen. Zahlreiche Firmen vertreiben Wurstwaren um ca. 10 % Fettgehalt (z. B. ETO/Ettlingen mit 150–200 Kal. in 100 g.)

Vorsicht mit: Fetter Blutwurst, Bratwurst, Cervelatwurst, Fleischsalat (mit Mayonnaise zubereitet), Gänseleberpastete, Knackwurst, Jagdwurst, Leberwurst, Mettwurst, Rindswurst, Schinkenwurst, Schlackwurst, Salami, Speck, Teewurst, Trüffelwurst (Kaloriengehalt liegt hier zwischen 450—650 100 g, Fa. Raps, Kulmbach/Bay.)

Fisch und Fischwaren

Fisch ist besonders wegen seines *hohen Eiweiß- und Mineralgehaltes* wertvoll und billiger als Fleisch. Schonend zubereiten, grillen, dünsten oder dämpfen!

Zu bevorzugen: Magere Fluß- und Seefische: Felchen, Flunder, Forelle, Flußbarsch, Hecht, Heilbutt, Kabeljau, Rotbarsch, Schellfisch, Schleie, Scholle, Seelachs, Seezunge, Steinbutt, Thunfisch, Zander.

Vorsicht mit: Aal, Hering, Karpfen, Lachs, Makrele, Sprotte.

Fischdauerwaren

Zu bevorzugen: Anchovispaste, geräucherte Flunder, geräucherter Schellfisch, geräucherter Seelachs, Dorschkaviar, Bismarckhering, Brathering in Essig, Hering in Gelee, Matjeshering, Sardinen sauer, Sardellen, Sardellenpaste, Stockfisch.

Vorsicht mit: Aal geräuchert, Aal in Gelee, Bückling, Hering mariniert, Heringskonserven, Hummerpastete, Kieler Sprotten, Räucherlachs in Öl, Rollmops, Ölsardinen, Thunfisch in Öl.

Kaltblüter

Zu bevorzugen: Austern, Froschschenkel, Garneelen, Hummer, Krabben, Krebs, Mießmuschel, Weinbergschnecke.

Milch und Milchprodukte

Zu bevorzugen: entrahmte Vollmilch (Magermilch), 1,7–2 % fetthaltige Milch (auch eiweißangereichert) z. B. Südmilch Stuttgart, Milchhof Düsseldorf, 1,7 % Sterilmilch, Chauvigny France, Buttermilch, Bioghurt**, Eledon®* (Buttermilchpulver), Joghurt (fettarm), Kefir, Molico®* (Magermilchpulver), Molken, Sauermilch (Dickmilch), Quark (fettarm), Sanatogen S®***.

Vorsicht mit: Schlagrahm (Sahne = 30 % Fett), Sauerrahm (saure Sahne = 20 % Fett), Sahneeis (Melbaeis usw.), Kondensmilch (10 % Fett), Vollmilch (3,5 % Fett), Joghurt aus Vollmilch, gesüßt, mit Fruchtzusatz und gesüßt usw.

Eier

Zu bevorzugen: Hühnerei (bis 1 Ei täglich), Trockenei.

Vorsicht mit: Mayonnaise, Remouladensoße (Fettgehalt ca. 50–80 %).

Käse

Man unterscheidet (nach Fettgehalt): *Mager-, Viertelfett-, Halbfett-, Dreiviertelfett-, Fett-, Vollfett-, Rahm-* und *Doppelrahmkäse.* Im allgemeinen sind eiweißreiche, *fettarme* Käse zu bevorzugen. Bis auf wenige Ausnahmen sinkt der Eiweißgehalt je höher der Fettgehalt steigt. Er wird auf der Packung angegeben und schwankt zwischen 10 % bis 70 % i. T. (in der Trockenmasse). *Hart-* und *Schnittkäse* enthalten um 30 % bis 60 % i. T., *Schmelz-* und *Streichkäse* werden in allen Bereichen zwischen 20 % bis 60 % i. T. geliefert, *Doppelrahmkäse* um 60 % bis 70 % i. T. Man beachte beim Einkauf die Beschriftung (Tab. 13).

Zu bevorzugen: *Käsesorten mit niedrigem Fettgehalt (eiweißreich):*

Magerkäse unter 10 % Fettgehalt in der Trockenmasse (unter 10 % F. i. T.) (auf 100 g Käse entfallen ca. 2,7 g Fett und ca. 39,0 g Eiweiß) *Harzer, Mainzer, Thüringer, Spitzkäse.*

Viertelfettkäse mit 10 % Fettgehalt in der Trockenmasse (10 % F. i. T.) (auf 100 g Käse entfallen ca. 4,4 g Fett und ca. 38,4 g Eiweiß) *Schichtkäse.*

Halbfettkäse mit 20 % Fettgehalt in der Trockenmasse (20 % F. i. T.) (auf 100 g Käse entfallen ca. 10,3 g Fett und ca. 37,8 g Eiweiß) *Schmelzkäse, Limburger.*

Dreiviertelfettkäse mit 30 % Fettgehalt in der Trockenmasse (30 % F. i. T.) (auf 100 g Käse entfallen ca. 18,6 g Fett und ca. 33,7 g Eiweiß) *Hart-, Schnitt-, Streichkäse.*

---

* Fa. Nestle AG., Frankfurt a. M.
** Internationale Bioghurt Gesellschaft (J. Schwaiger & Co.).
*** Johann A. Wülfing, Düsseldorf (Caseinglycerophosphat-Produkt, fettfrei von hohem Eiweißgehalt).

30-40% Tabelle 20

I.		II.
Mager- und Viertelfettkäse (bis 10% Fett i. T.)	**Dreiviertelfettkäse** (30% Fett i. T.)	**Fettkäse** (40% Fett i. T.)

Weichkäse	*Schnittkäse*	*Schnittkäse*
Kümmelkäse 10%	Gouda 30%	Gouda 40%
Frühstückskäse 10%	Edamer 30%	Edamer 40%
	Steppenkäse 30%	Geheimratskäse 40%
Sauermilchkäse	Tilsiter 30%	Steppenkäse 40%
Gelbkäse bis 10%	Trappistenkäse 30%	Tilsiter 40%
Olmützer Quargel bis 10%	Wilstermarschkäse 30%	Trappistenkäse 40%
Halbschimmelkäse bis 10%	Steinbuscherkäse 30%	Edelpilzkäse 40%
Schimmelkäse bis 10%		Gorgonzola 40%
Harzerkäse bis 10%	*Weichkäse*	
Mainzerkäse bis 10%	Camembert 30%	*Weichkäse*
Bauernhandkäse bis 10%	Weinkäse 30%	Camembert 40%
Korbkäse bis 10%	Klosterkäse 30%	Weinkäse 40%
Stangenkäse bis 10%	Romadur 30%	Romadur 40%
Spitzkäse bis 10%	Limburger 30%	Limburger 40%
	Mainauerkäse 30%	Mainauerkäse 40%
Kochkäse	Münsterkäse 30%	Münsterkäse 40%
Kochkäse bis 10%	Ziegenkäse 30%	Ziegenkäse 40%
Frischkäse	*Schmelzkäse*	*Schmelzkäse*
Speisequark bis 10%	Tilsiter-Schmelzkäse 30%	Weichschmelzkäse 40%
Schichtkäse 10%	Holländer-Schmelzkäse 30%	
	Weichschmelzkäse 30%	*Kochkäse*
	Käsezubereitungen (mit und ohne Zusätze, z. B. Kümmel, Kräuter) 30%	Kochkäse 40%
Halbfettkäse (20% Fett i. T.)		*Frischkäse*
	Frischkäse	Speisequark mit Sahnezusatz 40%
Schnittkäse	Speisequark mit Sahnezusatz 30%	Sahneschichtkäse 40%
Tilsiter 20%		
Weichkäse		
Deutscher Weichkäse mit Schimmelbildung 20%		
Romadur 20%		
Limburger 20%		
Ziegenkäse 20%		
Schmelzkäse		
Tilsiter-Schmelzkäse 20%		
Holländer-Schmelzkäse 20%		
Limburger-Schmelzkäse 20%		
Weichschmelzkäse 20%		
Käsezubereitungen (mit und ohne Zusätze, z. B. Kümmel, Kräuter) 20%		
Kochkäse		
Kochkäse 20%		
Frischkäse		
Speisequark mit Sahnezusatz 20%		
Sahneschichtkäse 20%		

Die Bevölkerung bevorzugt in zunehmendem Maße in den letzten Jahren fette Käseerzeugnisse. Während noch vor 10 Jahren z. B. vorwiegend Schmelz- und Streichkäse mit 20% Fett i. T. gekauft wurden, werden gleiche Sorten heute mit 50–60% bevorzugt. Diese Entwicklung fördern auch ausländische Käseimporte, welche z. T. über 70% Fett i. T. enthalten. Der mild-sahnige Geschmack findet die Vorliebe des Konsumenten. Für eine gesunde Ernährung empfehlen sich jedoch vorwiegender Gebrauch der in *Gruppe I* aufgeführten fettarmen und eiweißreichen Käseerzeugnisse (10–30% Fett i. T. und ca. 38,5 bis 33,5 g Eiweiß).

Käsetabelle

II.		III.	
Vollfettkäse (45% Fett i. T.)		**Rahmkäse** (50% Fett i. T.)	**Doppelrahmkäse** (60% und mehr Fett i. T.)
Hartkäse		*Hartkäse*	*Hartkäse*
Emmentaler	45%	Chester 50%	Chester 60%
Bergkäse	45%	*Schnittkäse*	
Chester (Cheddar)	45%	Gouda 50%	*Schnittkäse*
		Edamer 50%	
Schnittkäse		Geheimratskäse 50%	Gouda 60%
		Steppenkäse 50%	Edamer 60%
Gouda	45%	Tilsiter 50%	Geheimratskäse 60%
Edamer	45%	Trappistenkäse 50%	Steppenkäse 60%
Geheimratskäse	45%	Wilstermarschkäse 50%	Tilsiter 60%
Steppenkäse	45%	Steinbuscherkäse 50%	Trappistenkäse 60%
Tilsiter	45%	Edelpilzkäse 50%	Wilstermarschkäse 60%
Trappistenkäse	45%	Gorgonzola 50%	Steinbuscherkäse 60%
Wilstermarschkäse	45%		Edelpilzkäse 60%
Steinbuscherkäse	45%	*Weichkäse*	Gorgonzola 60%
Edelpilzkäse	45%	Camembert 50%	
Gorgonzola	45%	Briekäse 50%	*Weichkäse*
		Weißlackerkäse 50%	
Weichkäse		Weinkäse 50%	Camembert 60%
		Butterkäse 50%	Briekäse 60%
Camembert	45%	Romadur 50%	Weißlackerkäse 60%
Briekäse	45%	Limburger 50%	Weinkäse 60%
Weißlackerkäse	45%	Mainauerkäse 50%	Butterkäse 60%
Weinkäse	45%	Münsterkäse 50%	Romadur 60%
Butterkäse	45%	Ziegenkäse 50%	Limburger 60%
Romadur	45%		Mainauerkäse 60%
Limburger	45%	*Schmelzkäse*	Münsterkäse 60%
Mainauerkäse	45%	Chester-Schmelzkäse 50%	Ziegenkäse 60%
Münsterkäse	45%	Käsezubereitungen (mit und	
Ziegenkäse	45%	ohne Zusätze, z. B. Kümmel,	*Schmelzkäse*
		Kräuter) 50%	
Schmelzkäse			Käsezubereitungen (mit und
		Frischkäse	ohne Zusätze, z. B. Kümmel,
Chester-Schmelzkäse	45%		Kräuter) 60%
Emmentaler-Schmelzkäse	45%	Speisequark mit Sahnezusatz 50%	
Tilsiter-Schmelzkäse	45%	Sahneschichtkäse 50%	*Frischkäse*
Holländer-Schmelzkäse	45%	Rahmfrischkäse 50%	
Weichschmelzkäse	45%		Rahmfrischkäse 60%
Käsezubereitungen (mit und ohne Zusätze, z. B. Kräuter, Kümmel)	45%		
Kochkäse			
Kochkäse	45%		

Je höher der Fettgehalt, desto geringer der Eiweißgehalt! (Käseerzeugnisse der Gruppe III mit 50-60 und mehr Prozent Fett i. T. enthalten nur noch 24,0 bis 19,5 g Eiweiß in 100 g.) Ausführliche Angaben s. *Nährwerttabelle 5.* (Literatur s. in: Prüfungsbestimmungen für Milch und Milcherzeugnisse 1964, Deutsche Landwirtschaftsgesellschaft Frankfurt. Nord- und Süddeutscher Käserei-Adreßkalender 1964, Volkswirtschaftlicher Verlag GmbH., Kempten (Allgäu).

Fettkäse mit 40 % Fettgehalt in der Trockenmasse (40 % F. i. T.) (auf 100 g Käse entfallen ca. 25 g Fett und ca. 27,8 g Eiweiß) *Hart-, Schnitt-, Streichkäse.*

Vorsicht mit: Käsesorten über 40 % Fettgehalt i. T.:
Vollfettkäse mit 45 % Fettgehalt in der Trockenmasse (45 % F. i. T.) (auf 100 g Käse entfallen ca. 28,3 g Fett und ca. 27,5 g Eiweiß) *Hart-, Schnitt-, Streichkäse* (z. B. oft Emmentaler, Schweizer, Münster, Camembert).
Rahmkäse mit 50 % Fettgehalt in der Trockenmasse (50 % F. i. T.) (auf 100 g Käse entfallen ca. 32 g Fett und ca. 24,3 g Eiweiß) *Bel Paese* (Butterkäse), *Rahmbrie, Stilton, Rahmcamembert.*

Doppelrahmkäse mit 60–70 % Fettgehalt in der Trockenmasse (60 % F. i. T.) (auf 100 g Käse entfallen ca. 37,8 g Fett und ca. 19,6 g Eiweiß) *Doppelrahm-Frischkäse.*

Fette und Öle

Fettverbrauch weitestmöglich einschränken. Tierische Fette vermeiden, Öle zum Kochen verwenden. Nur 25 bis 30 % des täglichen Kalorienbedarf (s. auch Tabelle 17 auf S. 63) dürfen als Fett verwendet werden. Die tägliche Fettzufuhr besteht aus *„unsichtbarem"* Fett (dem eigentlichen Nahrungsfett) und *„sichtbarem"* Fett, welches zum Kochen und als Brotaufstrich verwendet wird.

Die häufigste Frage lautet, sollen wir *Butter oder Margarine* bevorzugen. Diese Frage ist sehr einfach zu beantworten. Am *wichtigsten* ist, daß Sie Ihre Ernährungsgewohnheiten ändern und den *Gesamt-Fettkonsum* auf das erlaubte Maß *reduzieren.* Verwenden Sie zum Kochen hochwertiges Öl mit hohem Anteil an hochungesättigten Fettsäuren (Linolsäure), dann können Sie den geringen Rest von 30 g Aufstrichfett (s. Tab. 21, 22) nach Belieben als hochwertige *Margarine* oder *Butter* verzehren, denn diese Menge hat keinen entscheidenden Einfluß mehr auf den Cholesterin- und Fettstoffwechsel. Durch Verwendung von Öl zum Kochen sind bereits ausreichende Mengen an essentiellen Fettsäuren zugeführt. Wer kein Öl zum Kochen verwenden kann, sollte hochwertige Margarine mit möglichst hohem Anteil an Linolsäure sowohl zum Kochen als auch für Brotaufstrich verwenden. Ausführliches über Butter und Margarine s. S. 43 bis S. 47.

Für die gesunde Ernährung gibt es heute *zahlreiche hochwertige Margarineprodukte* (Tab. 21 und 22). Obwohl noch nicht alle Probleme auf dem Gebiet des Fettstoffwechsels wissenschaftlich geklärt sind, ist nachgewiesen, daß *erhöhte Zufuhr von Linolsäure* den Cholesterinspiegel im Blut senkt, welcher für die Entstehung der Gefäßverkalkung (Arteriosklerose) mit von maßgebender Bedeutung ist. Aus diesem Grunde bevorzugt man auch Margarineprodukte, Speisefette und Öle (Tab. 21–23) mit hohem Anteil an Linolsäure.

> **FETTHALTIGE NAHRUNGSMITTEL
> SIND ZU MEIDEN**
> um den „unsichtbaren" Fettanteil nicht unkontrollierbar zu erhöhen

Kochfette

Zu bevorzugen: Die Zubereitung aller Speisen *erfolge durch Öle* mit hohem Anteil essentieller Fettsäuren (50–60 %) und nicht durch tierische Fette. Margarine enthält höchstens 10–30 % hochungesättigte Fettsäuren, Butter bis 4 %. *Tab. 21–23* zeigt eine Auswahl geeigneter Öle, Margarine- und Speisefettsorten. Es stehen verschiedene Öle zur Verfügung, die allen Ansprüchen gerecht werden, z. B. Maiskeimöl, Sonnenblumenöl, Baumwollsamenöl. Andere Öle weisen Nachteile durch geringere Haltbarkeit, Eigengeschmack und differenten Gehalt an hochungesättigten Fettsäuren auf: Walnußöl, Sojaöl, Weizenkeimöl, Sesamöl, Erdnußöl, Rapsöl, Olivenöl, Leinöl u. a. Unter den linolsäurehaltigen, besonders hochwertigen Pflanzenölen stehen *Maiskeimöl* (z. B. Mazola®-Keimöl) und *Sonnenblumenöl* an erster Stelle.

Fette und Brotaufstriche

Zu bevorzugen: 20–30 g Butter oder Margarine täglich gestattet. *Fettarme Margarine* („Leichte Wertkost" EDEKA, Hamburg, „¹/₂-Kalorien", Fa. Fauser, Hamburg usw.) enthält nur 40 % des Fettgehaltes der normalen Produkte (besonders zur Vorbeugung und Behandlung von Übergewicht geeignet). Verwendung von Margarine nur empfohlen, wenn sie als wertvolle Produkte mit möglichst hohem Anteil an essentiellen Fettsäuren (Tab. 21–23) gekennzeichnet sind. Nachteile bei *Verwendung von Butter* werden oft überschätzt. Butter darf als Brotaufstrich verwendet werden, wenn zum Kochen und Backen *Öl* oder *Speisefette* mit ausreichendem Gehalt an hochungesättigten Fettsäuren verwendet werden (Tab. 23). Butter ist gut verträglich, enthält jedoch kaum ungesättigte Fettsäuren und mäßig Cholesterin.

Vorsicht mit: allen *tierischen* Fetten wie Schlachtfett, gewöhnlichen Speisefetten, gewöhnlichen Margarinen, Schmalz, Talg, pflanzlichen Hartfetten wie Kokos- und Palmfetten, käuflichen Back- und Bratfetten, Siedefetten, soweit sie oben nicht genannt sind. Da bei Fertigprodukten in Wirtschaften, Bäckereien usw. gelegentlich ungeeignete Fette verwendet werden, Vorsicht beim Ankauf derartiger Waren (wie z. B. bei Pommes frites können 35–45 % Fett [!] enthalten).

Tabelle 21

Auswahl von Margarineprodukten (in 100 g ca. 750 Kalorien)

gruppiert nach Minimalgehalt an Linolsäure
(Reihenfolge innerhalb der Gruppen alphabetisch)

Die Tabelle 21 bringt eine Gruppierung von Margarine-Marken nach ihrem Minimalgehalt an Linolsäure, bezogen auf den Fettgehalt der Margarine. Der effektive Gehalt im Fertigprodukt (käufliche Ware) an *Linolsäure* liegt ca. 18—20 % *niedriger* als in der Tabelle (Mindestfettgehalt der Margarine = 80 %).

Die Fettsäuren-Zusammensetzung unterliegt, abhängig von den verwendeten Ölen und Fetten, *jahreszeitlichen Schwankungen*. Bei der Eingruppierung (Umfrage bei Margarine-Herstellern, Juli 1966) wurde von Minimalwerten ausgegangen, die in kühleren Jahreszeiten normalerweise überschritten werden.

Der Linolsäure-Gehalt ist ein für den Arzt wichtiger Maßstab für die Beurteilung von Margarine. Bei einer Gesamtbeurteilung einzelner Marken müssen jedoch auch Geschmack und Verwendungseigenschaften berücksichtigt werden.

Die Tabelle erhebt keinen Anspruch auf Vollständigkeit.

a) *17—30 % Minimalgehalt an Linolsäure* (bezogen auf Fettgehalt)

Alsan Doppelstern (Johs. Thormählen KG, Elmshorn)
Alsan edel (Johs. Thormählen KG, Elmshorn)
Alsan reform ** (Johs. Thormählen KG, Elmshorn)
BECEL (Margarine-Union GmbH, Hamburg)
Becht's reform (Margarine-Werke H. Meyer-Lippinghausen KG, Herford)
„Botterram"-Delikateß (Benedikt Klein, Köln)
Buttella-Pflanzenmargarine (Walter Rau, Hilter T. W.)
Däna (Wagner & Co., Elmshorn)
Diätmargarine Gesundkost ** (W. Vortmeyer KG, Pr. Oldendorf/W.)
Diät-Reform ** (Wagner & Co., Elmshorn)
Edelram (Walter Rau, Hilter T. W.)
Eden Sonderqualität Pflanzen-Margarine ** (Westdeutsche Nahrungsmittel-Werke GmbH, Duisburg)
Elroma (Rostock Gebrüder Friedrich Söhne AG, Elmshorn)
Feine Diät ** (Bayerische Margarine-Werke Jos. Zitzelsberger AG, München)
Flora * (Margarine-Union GmbH, Hamburg)
Hako (Heinrich Hamker, Lintorf)
Hamker Reform (Heinrich Hamker, Lintorf)
Hamker Sana (Heinrich Hamker, Lintorf)
Homann Keimöl-Margarine * (Fritz Homann GmbH, Dissen T. W.)
Homann Sonnenblumen-Margarine * (Fritz Homann GmbH, Dissen T. W.)
Jakob's reform (Margarine-Werke H. Meyer-Lippinghausen KG, Herford)
Kilia * (J. W. Seibel, Kiel)
Landgold (Wagner & Co., Elmshorn)
Lülf Diät ** (J. Lülf, Osterwick i. W.)
Meylip Vita reform ** (Margarine-Werke H. Meyer-Lippinghausen KG, Herford)
Münsterland Reform* (J. Lülf, Osterwick)
Nusram becherfrisch (Elbgau Hahne, von Storch & Co., Hamburg)
Nuß-Diät ** (Rostock Gebrüder Friedrich Söhne AG, Elmshorn)
Olivella (Heinrich Hamker, Lintorf)
Palma-Reform * (Benedikt Klein, Köln)
Palta ** (Rostock Gebrüder Friedrich Söhne AG, Elmshorn)
Picobello-Pflanzenmargarine (Walter Rau, Hilter T. W.)
Rama * (Margarine-Union GmbH, Hamburg)
Reformella-Pflanzenmargarine ** (Westdeutsche Nahrungsmittel-Werke GmbH, Duisburg)
SB * (Margarine-Union GmbH, Hamburg)
SK Sonnenblumen-Margarine (Heinrich Hamker, Lintorf)
Sonnenblüte (Walter Rau, Hilter T. W.)
Sonnenblume (Walter Rau, Hilter T. W.)
Sonnenborn plus ** (Schmitz & Loh GmbH, Duisburg)
Vitaquell (Vitaquell-Werk, Gebr. Fauser KG, Hamburg-Eidelstedt)
Vitaquell Extra (Vitaquell-Werk, Gebr. Fauser KG, Hamburg-Eidelstedt)
Voss Siegel (Hinrich Voss, Hamburg)
Wiesengrund (Rostock Gebrüder Friedrich Söhne AG, Elmshorn)
Wundersana (Hinrich Voss, Hamburg)
1 A (Wagner & Co., Elmshorn)
1 A Sonnenblumenmargarine * (J. Lülf, Osterwick i. W.)

Fortsetzung Seite 75

b) 10–17 % Minimalgehalt an Linolsäure (bezogen auf Fettgehalt)

Fortsetzung von S. 74

Bergland * (Margarinefabrik Max Isserstedt, Wuppertal)
Bergland-Gold * (Margarinefabrik Max Isserstedt, Wuppertal)
biosan ** (Wilhelm Lindemann KG, Doberg bei Bünde)
Buttella-Feinkost (Walter Rau, Hilter T. W.)
Diamant Pflanzen-Delikateß-Margarine (Schmitz & Loh GmbH, Duisburg)
„di" Holsteinische Landmargarine (Johs. Thormählen KG, Elmshorn)
Edle Voss (Hinrich Voss, Hamburg)
Feine Voss (Hinrich Voss, Hamburg)
Frisch-Welco * (A. Wellen & Co. KG, Wyler/Kleve)
Golda-Delikateß (Bayerische Margarine-Werke Jos. Zitzelsberger AG, München)
Homa * (Fritz Homann AG, Dissen T. W.)
Juwel (Wilhelm Lindemann KG, Doberg bei Bünde)
Klever-Land * (Albert Wellen & Co. KG, Wyler/Kleve)
Küchenlob (Hinrich Voss, Hamburg)
Landstolz (Wilhelm Lindemann KG, Doberg bei Bünde)
Land Voss (Hinrich Voss, Hamburg)
Meylip Delikat reine Pflanzenkost (H. Meyer-Lippinghausen, Lippinghausen)
Meylip Gesund Pflanzenmargarine ** (H. Meyer-Lippinghausen, Lippinghausen)
„Die neue Münsterland" * (J. Lülf, Osterwick i. W.)
Overstolz (Benedikt Klein, Köln)
Palmsonne Reform (Fritz Homann AG, Dissen T. W.)
Petra (J. Lülf, Osterwick i. W.)
Picobello-Feinkost (Walter Rau, Hilter T. W.)
Privat (Hinrich Voss, Hamburg)
Quickborn Reform ** (Fritz Homann AG, Dissen T. W.)
Resi-Nuß reform ** (Vereinigte Margarine-Werke, Nürnberg)
Sarno ** (W. Vortmeyer KG, Pr. Oldendorf i. W.)
Schwake's Vita-Diät ** (Fritz Schwake KG, Herford)
Seibel's Nuß ** (J. W. Seibel, Kiel)
Seibel's Sana (J. W. Seibel, Kiel)
Silber Voss (Hinrich Voss, Hamburg)
Sonnenborn-Margarine (Lebensmittelwerk Effka GmbH, Duisburg)
Tellergold (Heinrich Hamker, Lintorf)
Vita ** (Wilhelm Lindemann KG, Doberg bei Bünde)
Vortella Delikat ** (W. Vortmeyer KG, Pr. Oldendorf i. W.)
Vortella Fein ** (W. Vortmeyer KG, Pr. Oldendorf i. W.)
Vortmeyers Ruhm ** (W. Vortmeyer KG, Pr. Oldendorf i. W.)
Vortmeyers Tee ** (W. Vortmeyer KG, Pr. Oldendorf i. W.)
Vossana (Hinrich Voss, Hamburg)
Vossella (Hinrich Voss, Hamburg)
Welco-Kirn * (Albert Wellen & Co. KG, Wyler/Kleve)
Wiesenmädel (Heinrich Hamker, Lintorf)

Anmerkung: * = „natriumarm" (höchstens 120 mg Na / 100 g Margarine)
** = „streng natriumarm" (höchstens 40 mg Na / 100 g Margarine)

(Tab. 21 wurde mit Unterstützung des *Margarine-Institutes für gesunde Ernährung*, Hamburg, zusammengestellt.)

Fettarme „Margarine Produkte"

Während 100 g der in Tab. 21 und 22 genannten üblichen Margarineprodukte in 100 g ca. 750 Kalorien enthalten, haben die fettärmeren Produkte in 100 g ca. 370 Kalorien.

Tabelle 21 a

Die Leichte Wertkost ®	(Edekazentrale eGmbH., Hamburg, WERTKOST-Abteilung)
¹/₂ Kalorien Brotaufstrich	Fauser, Vitaquell KG, Hamburg)
Halbfell-Margarine	Gesellschaft für diätetische und kalorienarme Lebensmittel GmbH, Hamburg 40% Linolsäuregehalt
	Fettgehalt um ca. 50 % reduziert, ca. 12 % Linolsäuregehalt.

Auswahl diätetischer Margarine-Produkte

Mitglieder des Verbandes der Diätetischen Lebensmittelindustrie e.V. Deutschlands, Frankfurt/M.
(alphabetische Reihenfolge)
S. auch Ausführliches in „Grüner Liste" 1970, Editio Cantor, Aulendorf

Es wird garantiert: 1. Verwendung nur pflanzlicher Fette und Öle; 2. Keine Verwendung von gehärteten Fetten (Gehalt an Transfettsäuren darf etwa 2 % nicht überschreiten); 3. Linolsäuregehalt mindestens 18 % des Fettanteils (nach gaschromatographischer Methode); 4. Tokopherolgehalt mindestens 20 mg % im Gesamtprodukt; 5. Alle Produkte sind „streng natriumarm".

Tabelle 22

„Beste von Wertkost"®
Linolsäure 30–35 %
(Edekazentrale eGmbH., Hamburg, WERTKOST-Abteilung)

Cocana Diät®
Linolsäure 18–20 %
(Elbgau, Holsteinisches Margarinewerk Hahne, von Storch & Co., Hamburg)

Coco Nuß
reine Pflanzenmargarine
Linolsäure 18–20 %
(W. Rau, Teutoburger Margarinewerk, Hilter)

Deli Reform
reine Pflanzenmargarine
Linolsäure 18–20 %
(W. Rau, Teutoburger Margarinewerk, Hilter)

Diäta Reform
Linolsäure 20–25 %
(Hamburger Margarinewerke von Hinrich Voss, Hamburg)

Elbgau-reform-Natura®-Pflanzenmargarine
Linolsäure 18–22 %
(Elbgau, Holsteinisches Margarinewerk, Hahne, von Storch & Co., Hamburg)

Eden-Pflanzenmargarine®
Linolsäure 18,5–24 %
(Eden-Waren GmbH., Bad Soden/Ts.)

Eden-Spezial®
Linolsäure 34–38 %
(Eden-Waren GmbH., Bad Soden/Ts.)

Munda Reform
Linolsäure 27–30 %
(Elbgau, Holsteinisches Margarinewerk Hahne, von Storch & Co., Hamburg)

Palm-Voss-Diät®
Linolsäure 18–22 %
(Hamburger Margarinewerke von Hinrich Voss, Hamburg)

WERTKOST®-Pflanzenmargarine
Linolsäure 18–22 %
(Edekazentrale eGmbH., Hamburg, WERTKOST-Abteilung)

(Tab. 22 wurde mit Unterstützung des Verbandes der diätetischen Lebensmittelindustrie e. V. zusammengestellt.)

Die Werte beziehen sich auf den Gesamtfettgehalt, der bei 80 % der Fertigware (käufliches Produkt) liegt. Der Linolsäuregehalt liegt im Fertigprodukt somit um 20 % niedriger (etwa 20 % Wassergehalt).

Tabelle 23

Auswahl von Ölsorten und Speisefetten

(Ausführliches s. in der „Grünen Liste" 1970, Editio Cantor, Aulendorf/Württ.)
des Verbandes der diätetischen Lebensmittelindustrie e. V., Frankfurt a. M.

ÖL (streng Na-arm)	SPEISEFETTE (streng Na-arm)
Maiskeimöl	*Fauser Vitagen-Diätspeisefett®*
Mazola®-Keimöl	Linolsäure 30–38,0 %
Linolsäure 54–58%	(Vitaquell-Werk Gebr. Fauser KG., Hamburg-Eidelstedt)
(Deutsche Maizena Werke GmbH., Hamburg 1)	*Bakrema®*
	Linolsäure 10–14,9 %
	(Harburger Oelwerke Brinckman & Mergel, Hamburg-Harburg)
Sonnenblumenöl	*Elbana® Pflanzenkost*
Jungborn-Sonnenblumenöl®	Linolsäure 8–10 %
Linolsäure 58–64 %	(Elbgau, Holsteinisches Margarinewerk, Hahne, von Storch & Co., Hamburg)
(Jungbornhaus, Pr. Oldendorf i. W.)	
Eden-Vollwert-Sonnenblumenöl kaltgepreßt	*Eden-Speisefett Diäsan®*
Linolsäure 57–61 %	Linolsäure 13 %
(Eden-Waren G.m.b.H., Bad Soden/Ts.)	(Eden-Waren G.m.b.H., Bad Soden/Ts.)
Fauser Vitaquell Sonnenblumen-Kaltpreßöl®	*Jungborn-Pflanzenfettkost*
Linolsäure 50–61,3 %	Linolsäure 20–25 %
(Vitaquell-Werk, Gebr. Fauser KG., Hamburg-Eidelstedt)	(Jungbornhaus, Pr. Oldendorf i. W.)
Elbgau-reform® naturbelassenes Sonnenblumenöl	
Linolsäure 55–70 %	
(Elbgau, Holsteinisches Margarinewerk, Hahne, von Storch & Co., Hamburg)	
Wertkost®-Sonnenblumenöl „kaltgepreßt, naturbelassen"	
Linolsäure 54,6–68,5 %	
(Edekazentrale eGmbH., Hamburg)	
Sonnenborn-Sonnenblumenöl	
Linolsäure 54–68 %	
(Lebensmittelwerk Effka G.m.b.H., Duisburg)	
Baumwollsamenöl	
Kraft Öl	
Linolsäure 51,7–54 %	
(Kraft GmbH., Frankfurt a. M.)	

Kohlenhydrate

Der gesunde Speiseplan räumt der *Kohlenhydratzufuhr* ca. 55% des täglichen Kalorienbedarfs ein. Kohlenhydrate machen somit den Hauptanteil der Nahrung aus. Frisches Gemüse, Obst, möglichst dunkles Brot, sorgen für genügende Zufuhr an Vitaminen und liefern Ballaststoffe zur Anregung der Darmtätigkeit. Will man *Überernährung* vermeiden, ist *der Verbrauch an hochkalorischer stärke- und zuckerreicher Nahrung einzuschränken* (täglicher Kohlenhydratbedarf s. Tab. 17), in Form von *Teigwaren, Kartoffeln, Brot, Reis* usw. Besonders die rasch im Darm aufnehmbaren Zuckerarten (Reinzucker) auch in Getränken und Süßigkeiten führen viele Kalorien zu.

Brot und Backwaren

Zu bevorzugen: Grahambrot, Einback, Haferbrot, Haferzwieback, Knäckebrot, Kommißbrot, Pumpernickel, Roggenbrot, Schwarzbrot, Simonsbrot, Steinmetzbrot, Vollkornbrot, Weizenkeimbrot, altbackenes Weißbrot, Weizenmischbrot, Weizenschrotbrot, Weizenkleingebäck, Weizenzwieback.

Vorsicht mit: zu frischem Brot und Brötchen, Dampf- oder Ofennudeln (blähen).

Konditoreiwaren und Süßigkeiten

Zu bevorzugen: Bisquit, Kissinger Hörnchen, Karlsbader Oblaten, Leibnitzkeks, Leibnitzwaffeln, Löffelbisquit, Makronen, Marmorkuchen, Napfkuchen, Obstkuchen, Obsttorten, Rührkuchen, Spekulatius, Teegebäck, Teekuchen, Waffeln.

Vorsicht mit: Blätterteiggebäck, Bonbons, Creme- und Sahnetorten jeglicher Art, Fondants, alle fetten Gebäcksorten, gebrannten Mandeln, frischem Hefekuchen, Honigkuchen, kandierten Früchten, Kakao, Karamellen, Lebkuchen, Mandelkuchen, Marzipan, Nougat, Orangeat, Pfeffernüsse, Pralinen, Printen, Schokolade, Stollen, Zitronat (Vorsicht, da hochkalorisch).

Nährmittel, Teigwaren, Kartoffeln

Genuß größerer Mengen führt besonders bei mangelnder Bewegung zu Übergewicht. Sowohl Reis als auch Teigwaren besitzen mehr Kalorien *als Kartoffeln* (100 g gekochte *frische Kartoffeln* = ca. 75 Kalorien, 100 g gekochter *Reis* = ca. 110 Kalorien, 100 g gekochte *Teigwaren* = ca. 110 Kalorien). Auch hinsichtlich des Vitamin-, Mineralstoff- und Zellulosegehaltes ist die Kartoffel zu bevorzugen. Zutaten (wie Butter, Speck usw.) erhöhen den Kaloriengehalt beträchtlich (z. B. Bratkartoffeln usw.). Der Normalverbraucher schränke den Verzehr ein und esse sich an Gemüse satt.

Zu bevorzugen: Dampfkartoffeln, Kartoffelbrei, Kartoffelschnee (Normalverbraucher [2400 Kalorien] beschränke sich auf 150 bis 200 g Kartoffeln = ca. 3 Stück zum Mittagessen).

Vorsicht mit: Bratkartoffeln, Croquetten, Klöße, Pommes chips, Pommes frites, Puffer, Kartoffelsalat (mit Mayonnaise zubereitet). Genuß von großen Mengen wie: Grießnockerl, Grießklöße, Nudeln, Polenta, Serviettenkloß, hausgemachte Spätzle, Reis, führt zu Übergewicht.

Gemüse und Salate

Gemüse und Salate sollten reichlich gegessen werden. Sie sind für eine gesunde Ernährung unentbehrlich und decken unseren Vitamin-, Mineralstoffbedarf usw. Sie sollten den Verzehr an Kartoffeln, Reis und Teigwaren überwiegen. Gemüse und Salate sind im allgemeinen kalorienarm (s. Tab. 28 auf S. 96 und Tab. 30 auf S. 107).

Leichter verdaulich: Artischocken, Blumenkohl, Bohnen, Broccoli, Brunnenkresse, Chicorée, Endivien, Eskariol, Feldsalat, Fenchel, Gelbe Rüben, Gurken, Karotten, Kerbel, Kohlrabi, Kohlrübe, Kolbenmais, Kopfsalat, Kürbis, Löwenzahn, Mangold, Melone, Nessel, Rhabarber, Rote Rüben, Sauerampfer, Schwarzwurzel, Sellerie, Spargel, Speiserübe, Spinat, Teltower Rübchen, Tomate, Zuckererbsen, Zuckerrübe.

Schwerer verdaulich: Grüne Erbsen, Grünkohl, Lauch, Meerrettich, Paprika, Pfefferschote, Radieschen, Rettich, Rosenkohl, Rotkraut, Sauerkraut, Weißkohl, Wirsing, Zwiebel.

Pilze

Vorsicht mit: Pilzen, im allgemeinen schwer verträglich. Champignon, Hahnenkamm (Ziegenbart), Pfifferling (Eierschwamm), Speisemorchel, Steinpilz, Trüffel.

Hülsenfrüchte

Vorsicht mit: Hülsenfrüchte. Sie sind besonders schwer verträglich, enthalten aber beträchtliche Mengen an hochwertigem Eiweiß, besonders die Sojabohne. Bohnen weiß, Erbsen gelb, Kichererbsen, Linsen, Sojabohne gelb.

Küchenkräuter

Borretsch, Basilikum, Bohnenkraut, Beifuß, Dill, Estragon, Liebstöckel, Petersilie, Porree, Rosmarin, Salbei, Schnittlauch, Thymian, Zitronenmelisse (Knoblauch und Zwiebel, je nach Verträglichkeit). Ausführliche Gewürztabelle für Voll- und Schonkost auf Seite 118 (Tab. 31).

Obst

Zu bevorzugen:	Ananas, Apfel, Aprikosen, Banane, Birne, Brombeeren, Erdbeeren, Feigen, Grapefruit, Hagebutten, Heidelbeeren, Himbeeren, Holunderbeeren, Johannisbeeren, Kirschen, Mandarinen, Melone, Mirabellen, Oliven, Orangen, Pfirsiche, Preiselbeeren, Quitten, Weintrauben, Zitrone.
Schwer verdaulich:	Pflaumen, Reineclauden, Stachelbeeren, Zwetschgen (nur im rohen Zustand).
Vorsicht mit:	Obstdauerwaren. Äpfel getrocknet, Aprikosen getrocknet, Backpflaumen, Birnen getrocknet, Datteln, Feigen, Johannisbrot, Korinthen, Malagatrauben, Pflaumenmus, Rosinen, Sultaninen (Vorsicht, da hochkalorisch). Bei Verdauungsbeschwerden können beschränkte Mengen Feigen, Datteln, Pflaumen getrocknet, als schwerverdauliche Ballaststoffe die Darmtätigkeit anregen (evtl. Sauerkraut).

Suppen

Zu bevorzugen:	Klare, entfettete Bouillon, Gemüsebrühe, Knochenbrühe (evtl. mit Einlagen wie: Eierstich, Fadennudeln, Gemüse [Julienne], Graupen, Grieß, Haferflocken, Reis), alle legierten Suppen.
Vorsicht mit:	Fetter Bouillon, Suppen mit Hülsenfrüchten, käufliche, scharfgewürzte Mehlsuppen.

Desserts

Zu bevorzugen:	Buttermilchspeisen, Kompott, frisches Obst, Obstgelee, Quarkspeisen (evtl. mit Obst).
Vorsicht mit:	sämtlichen Cremes und Pudding, Dörrobst, Eierspeisen wie Omelette, Palatschinken etc. (Vorsicht, da hochkalorisch).

Getränke

Zu bevorzugen:	Gemüsesäfte, sämtliche Kräutertees, Malzkaffee, Milchmischgetränke, Mineralwässer, Obstsäfte, schwarzer Tee. Die normale tägliche Trinkmenge beträgt 1–1,5 l (bei Hitze, Fieber oder Schwerarbeitern mehr), coffeinfreier Kaffee, echter Bohnenkaffee (2–3 Tassen) nach Verträglichkeit). (Wasserbedarf s. Tab. 13.)
Vorsicht mit:	*allen alkoholischen Getränken* (sind hochkalorisch und führen bei Übermaß zu Leberschäden). Der Genuß von ¼ l naturreinem, leichten Wein zum Essen, oder 1 Glas Schnaps, 1 Flasche Bier (2 Glas) – *aber nicht gleichzeitig und regelmäßig* – 1 bis 2 Glas Sekt, 1 Glas Likör usw. sind erlaubt. Besonders hochprozentige Spirituosen sind auch

hochkalorisch (1 Glas Cognac, Whisky usw. zu 30 ccm enthalten ca. 100 Kalorien). Wenn mehr getrunken wird, zuvor gut essen, da alleiniger Alkoholgenuß vermehrt Organschäden verursacht. Medikamente, welche den Genuß am Alkohol nehmen, dürfen nur unter ärztlicher Kontrolle angewendet werden (z. B. Antabus® *). S. Alkoholschäden S. 48.

Vorsicht mit Coca-Getränken, Limonaden und nicht naturreinen Weinen. Vorsicht vor Stärkungsmitteln auf Malzgrundlage, Tonika in hochkalorischer Form. Auch diese Getränke weisen einen ähnlich hohen Kaloriengehalt wie Wein oder Bier auf (100 g Leichtbier, leichter Wein, Apfelsaft, Orangensaft enthalten um 50–60 Kalorien).

Vermeide zu heiße und zu stark gekühlte Getränke (evtl. Krebsgefahr, Magenschleimhautentzündungen usw.).

Gewürze, Salz

Zu bevorzugen: Reichlich Küchenkräuter (s. Tab. 31), Speisesalz (nicht über 8 g täglich), milde Gewürze. *Für den Gesunden ist Kochsalz nicht schädlich.* In jodarmen Gegenden (Süddeutschland) verwende man *jodiertes* Speisesalz, um Schilddrüsenerkrankungen (Kropf) vorzubeugen. Behauptungen Meersalz, Kräuter-, Selleriesalze oder bestimmte Bädersalze wären gewöhnlichem Kochsalz überlegen, sind zweifelhaft. Auch ist der Kochsalzgehalt dieser Produkte meist nicht nennenswert verringert. (Bei Wassersucht ist zwecks Wahl geeigneter Kochsalzersatzmittel ärztlicher Rat einzuholen**.) Näheres über Kochsalz bei Abmagerungskuren s. S. 51 und 55.

Moderne Kochgeräte

Moderne *Kochmethoden* helfen wesentlich mit zur gesunden Ernährung bei. Hier als auch zur Durchführung der Abmagerungskur haben sich einige *Kochgeräte* hervorragend bewährt, die heute in *keinem Haushalt mehr fehlen sollten.*

Es handelt sich um *Druckkochtöpfe*, in denen Zubereitung von Essen *ohne jeden Fettzusatz* bei voller Geschmackserhaltung der Nahrung möglich ist ohne nennenswerte nachteilige Folgen auf die Nahrungssubstanz, sofern es sich um moderne Kochgeräte handelt. Die Nahrungsqualität bleibt meist gegenüber der Verwendung herkömmlicher Kochgeschirre besser erhalten, der Verlust an Vitamin C ist geringer, Gas- und Stromunkosten sowie Kochzeiten werden 50—70 % verringert. In *einem* Topf können zugleich *mehrere Gemüsearten* gekocht werden, wodurch die empfohlene gemüsereiche (= kalorienarm)

---

* Fa. F. Tosse & Co. mbH, Hamburg.
** Näheres siehe „Kochsalzarme Voll- und Schonkost", G. Thieme Verlag, Stuttgart 1960.

Ernährung *vielseitig und geschmacklich ausgezeichnet* belebt wird und erneute Gewichtszunahme besonders nach dem Abmagern durch kalorienbeschränkte Ernährungsweise bei reichlicher Nahrungszufuhr gewährleistet ist. Nach *eigenen Untersuchungen* haben sich hier nachfolgende Gerätschaften besonders bewährt:

Mikrowellenherde: Fa. Linde, Mainz; Fa. Phillips, Hamburg.

Druckkochtöpfe

WMF-Sicomatic (für 5,7 und 9 Liter)
in verschiedenen Ausführungen (emailliert, rostfrei)
   Stuttgart 1960.
Reform-Sicomatic (für 3 Liter)
(Alleinhersteller für *WMF, Oberschwäb. Metallwarenfabrik GmbH.,*
794 *Riedlingen/Württ.*)

Tabelle 24. *Kochzeiten in modernen Druckkochtöpfen*

	Kochzeit im herkömmlichen Topf in Minuten	Reine Garzeit* im Druckkochtopf in Minuten
Fleischbrühe	120–150	25
Rindszunge, frisch	180–240	30–45
Rinderbraten	100–120	20–25
Hülsenfrüchte	100–120	10–12
Kassler Rippchen	90	8–10
Möhren	40	5–10
Blumenkohl	20–40	4
Salzkartoffeln	25	7–10
Spaghetti	20	3–5
dazu Ankochzeit 4–8 Minuten		

Pfannen

Die Entwicklung von *Reformpfannen* stellt gleichfalls einen großen Fortschritt zur Durchführung von Abmagerungskuren und zur gesunden Ernährung dar. Fleisch und andere Nahrungsmittel, die herkömmlich nur unter Verwendung von Fett in Pfannen zubereitet werden können, lassen sich schmackhaft *ohne jede Fettverwendung* in solchen Gerätschaften zubereiten. Man bedenke, daß 20 g Fett ca. 200 Kalorien besitzen und schnell beim Braten verbraucht sind, *aber 1 kg* (!) zahlreicher Gemüsesorten (wie Rotkohl, Spargel, Spinat usw., s. Tab. 28 auf S. 96) den gleichen Kaloriengehalt besitzen. Es bewährten sich:

I. *Geeignet zum Gebrauch mit geringen Fettmengen:*
Silit-Reform-Pfanne (WMF)
(Alleinhersteller für *WMF,*
Oberschwäb. Metallwarenfabrik GmbH, 794 Riedlingen/Württ.)

II. *Geeignet zum* **Gebrauch ohne jegliche Verwendung von Fett**

(besonders zur Behandlung der Übergewichtigkeit empfohlen :
Pfannen mit Teflon®-Belag (Kunststoffbeschichtung der
Fa. *Du Pont, USA*

a) *Silit-Teflon-Pfanne*
   (Oberschwäbische Metallwarenfabrik GmbH,
   794 Riedlingen/Württ.

b) *Teflon-finish-Pfanne*
   (Ritter, Aluminiumwerke GmbH, 73 Esslingen)

c) *Riviera-Super mit PTFE-Belag*
   (Riviera-Vertrieb, Olten/Schweiz)

d) *Mia Brat-As* (lieferbar als Pfanne, Braten-, Fleisch-,
   Milchtopf usw.
   (Alcan Aluminiumwerke, Göttingen)

e) *Fissler bratfein* (rund und viereckig)
   (Firma Rudolf Fissler KG, Aluminium- und Metallwarenfabrik,
   Idar-Oberstein

Der einzige Nachteil von Pfannen mit Kunststoffüberzug ist die *Gefahr* des Auftretens *gesundheitsschädlicher Zersetzungsprodukte,* wenn diese Pfannen über 300° Celsius erhitzt werden. Achtung, Pfannen nur mit mittlerer Hitze bis 280° Celsius benutzen. Im übrigen *sind diese Pfannen* z. Z. allen anderen Industrieprodukten *hinsichtlich* der Möglichkeit, geschmacklich einwandfrei ohne jegliche Fettverwendung kochen zu können, *überlegen und revolutionierend.*

Nicht vergessen werden dürfen die zahlreichen *Grill-Geräte,* welche dem Leser im allgemeinen als seit langem bewährt bekannt sein dürften und mit zu dem unerläßlichen wichtigen Stab moderner Kochgeräte gehören, die jeder Haushalt ebenso wie eine *Tiefkühltruhe* besitzen dürfte.

Kalorienbedarf

Der tägliche Kalorienbedarf geht übersichtlich aus Tab. 17 hervor. Er hängt von der körperlichen Belastung ab. Näheres über den Begriff „Kalorien" s. auf S. 62 und S. 90) (für Abmagerungskost).

Anweisungen zur Einnahme der Mahlzeiten

Das *Frühstück* soll reichlich sein. Die Mahlzeit am Morgen belastet am geringsten. Zum 1. und 2. Frühstück sollen ca. 30 % *des Tagesbedarfes* an Nährstoffen verabreicht werden. Wer ein 1. großes Frühstück nicht verträgt, soll ein 2. Frühstück ausreichend zu sich nehmen, am besten mit Frischkost, Früchten, Fruchtsäften usw., um dem Leistungsabfall vor der Mittagspause vorzubeugen (30 % = 720 Kalorien bei 2400 Kalorien/Tag).

2. Früh

Das *Mittagessen* bildet die Hauptmahlzeit und soll 40 % *des Tagesbedarfes* an Nährstoffen enthalten (knapp aber hochwertig). Man nehme sich genügend Zeit und füge eine Pause von wenigstens ½ Stunde mit Spaziergang an. Schonende, schmackhafte Zubereitung der Speisen, gut zerkleinern, gründlich kauen (40 % = 960 Kalorien bei 2400 Kalorien/Tag).

Nachmittagskaffee kann je nach Bedarf als kleine Zwischenmahlzeit günstig sein (7 % = 170 Kalorien bei 2400 Kalorien/Tag).

Die *Abendmahlzeit* soll nicht unmittelbar vor dem Schlafengehen eingenommen werden und darf nicht voluminös sein. Das Abendessen soll aus leicht verdaulicher, kalorienbeschränkter Nahrung bestehen. Dies ist besonders für ältere Leute wichtig, um Herz- und Kreislaufkomplikationen zu vermeiden. Man meide dringend schwer verdauliche, blähende und ballastreiche Speisen. Empfohlen werden leicht verdauliche Gemüse, Salate, Obst, Vollkornbrot, Knäckebrot, Rohkostsalate usw. Ausreichende Bewegung nach den Mahlzeiten fördert die Verdauung und erleichtert Schlaf und Arbeitsfähigkeit (23 % = 550 Kalorien bei 2400 Kalorien/Tag).

Tabelle 25

	Leichtarbeiter 2600 kcal				
mit Zwischenmahlzeiten	*Frühstück*	*Zwischenmahlzeit*	*Mittagessen*	*Zwischenmahlzeit*	*Abendessen*
	650 kcal (525 g)	260 kcal	780 kcal (630 g)	260 kcal	650 kcal (525 g)
ohne Zwischenmahlzeiten	*Frühstück*		*Mittagessen*		*Abendessen*
	650 + 170 = 820 kcal (660 g)		780 + 180 = 960 kcal (780 g)		650 + 170 = 820 kcal (660 g)

Tabelle 25 zeigt nach *Wirths* Vorschläge für die Aufteilung des Tagesbedarfs mit und ohne Zwischenmahlzeiten. (Wirths, Max-Planck-Institut, Ernährungsphysiologie, Dortmund.)

Tagesmenükarten im Anhang

Die im Anhang befindlichen Tagesmenükarten für 1900 Kalorien eignen sich in ihrem grundsätzlichen Aufbau für nicht körperlich anstrengende Berufe, ältere Leute, gute Essensverwerter und Patienten, welche eine Abmagerungskur hinter sich haben, für eine gesunde Ernährung nach den oben aufgestellten Richtlinien. Sie können durch

Zulage weiterer Speisen, zum Frühstück und Nachmittagskaffee, leicht auf höheren Kaloriengehalt ergänzt werden. Tagesmenükarten für Vollkost s. S. 125 ff., für Schonkost (Magen-, Darm-, Leber-, Galle-, Herz- und Zuckerkranke s. S. 195 ff. Schlemmerkarten s. S. 181 bis 188.

Gewichtskontrollen

Eine konsequente Abmagerungskur ist ohne tägliche Gewichtskontrolle nicht durchführbar. Es ist wichtig, das Gewicht stets zur gleichen Tageszeit und mit der gleichen Waage zu bestimmen. Am besten wird nach dem Aufstehen morgens vor dem Frühstück möglichst ohne Kleidung und nach Entleeren von Blase und Darm gewogen. Das in der Anlage beigefügte Schema ermöglicht auf einfache Weise fortlaufende Gewichtskontrollen und Eintragungen, wie sie bei Diätkuren empfohlen werden. Bekanntlich genügt ein wöchentlicher Gewichtsverlust von 1 kg (höchstens 2 kg), da sonst Störungen des Wohlbefindens auftreten.

Auch der Gesunde sollte sich wöchentlich einmal wiegen, um Übergewicht vorzubeugen. Das gleiche gilt für alle, welche eine Abmagerungsdiät hinter sich haben.

Das ideale Körpergewicht

Das ideale Körpergewicht läßt sich nach Tabelle 27 für Männer und Frauen berechnen. Die Tabelle vermittelt genaue Angaben, bei welcher Körpergröße und in welchem Lebensalter ein bestimmtes Gewicht nicht überschritten werden sollte. Große amerikanische Lebensversicherungsgesellschaften haben gezeigt, daß die Lebenserwartungen bei 10%igem Untergewicht am höchsten sind (= das sog. „Idealgewicht", s. Abb. 4).

Abbildungen 21 und 22 zeigen übersichtlich ideales Körpergewicht und Körperlänge in verschiedenen Altersklassen, allerdings mit Hauskleidern. Große Lebensversicherungsgesellschaften zeigten eindeutig (s. Abb. 4), daß bei Übergewichtigkeit die Lebenserwartungen erstaunlich sinken.

---

10 % Untergewicht (= Idealgewicht) versprechen die höchsten Lebenserwartungen

---

Tabelle 26
GEWICHTSKONTROLLE

Woche	Gewicht pro Tag							Gewichts-verlust pro Woche	Gewicht am Ende der Woccche
	Mo	Di	MI	Do	Fr	Sa	So		

Name: .... Datum: ....

Körpergröße: .... cm Kalorienbedarf/Tag: .... Kal.

Ist-Gewicht: .... kg Soll-Gewicht: .... kg Übergewicht: .... kg

Es ist wichtig, das Gewicht immer zur gleichen Tageszeit und mit der gleichen Waage zu bestimmen. Die beste Zeit ist vor dem Frühstück, wenn immer möglich ohne Kleider und nach Entleerung von Blase und Darm.

Eine Tabelle für Körpergröße, Gewicht (ohne Kleider) findet sich in Wiss. Tab. Geigy 1955 (Basel). Im allgemeinen müssen ca. 2,5 kg abgezogen werden, wenn man Hauskleider in Abrechnung bringen will. Für den praktischen Gebrauch hat sich die nachfolgende Tabelle jedoch gut bewährt (Tab. 27).

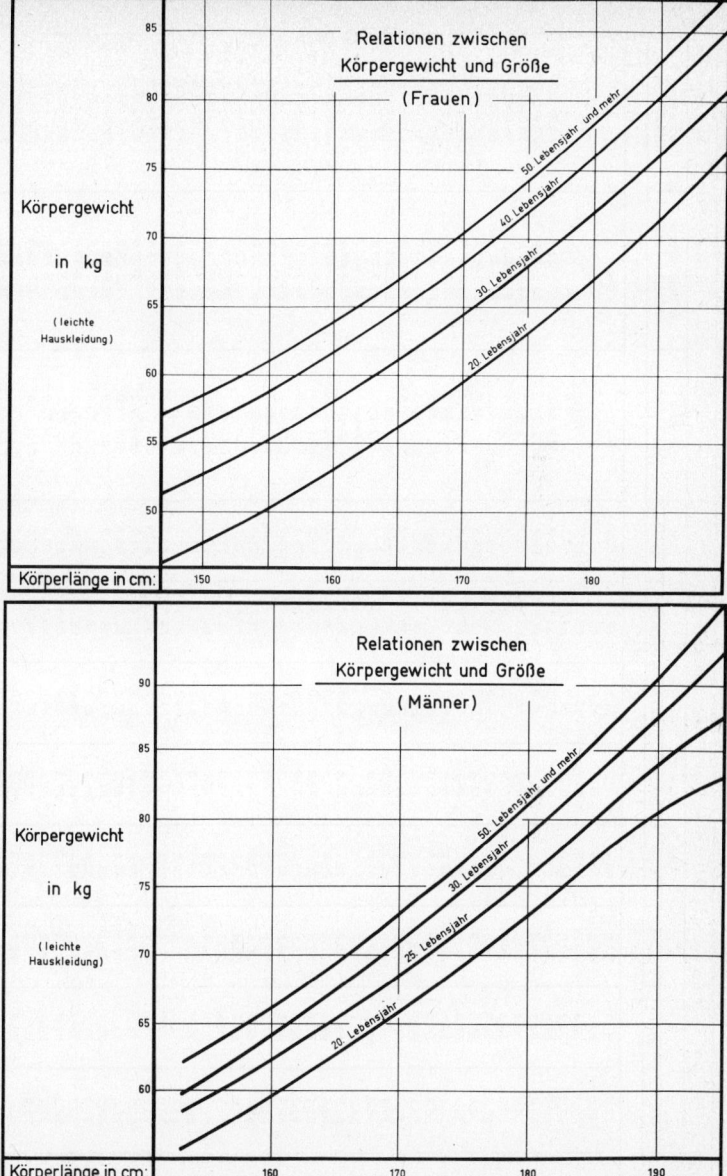

Abb. 21 und 22. Grob schematische Darstellung der Relationen zwischen Körperlänge und Gewicht in Hauskleidern. Ausführliche Angaben siehe in Tabelle 27.

Tabelle 27. *Durchschnitts- und Idealgewicht Erwachsener*

Größe (in Schuhen) cm	Durchschnittsgewicht[1] in Kilogramm (in Hauskleidern)								Idealgewicht[2] in Kilogramm (in Hauskleidern), 25 Jahre und älter		
	Alter in Jahren								leichter Knochenbau	mittelschwerer Knochenbau	schwerer Knochenbau
	15–16	17–19	20–24	25–29	30–39	40–49	50–59	60–69			
						Männer					
153	44,9	51,7	55,7	58,4	59,7	61,1	62,0	60,7			
154	45,6	52,1	56,2	58,9	60,3	61,6	62,5	61,2			
155	46,3	52,6	56,7	59,5	60,8	62,2	63,1	61,7			
156	47,2	53,2	57,2	60,0	61,3	62,7	63,6	62,2			
157	48,1	53,7	57,8	60,5	61,9	63,2	64,1	62,8	50,5–54,2	53,3–58,2	56,9–63,7
158	49,0	54,3	58,4	61,2	62,5	63,9	64,7	63,3	51,1–54,7	53,8–58,9	57,4–64,2
159	49,9	55,1	59,1	61,9	63,2	64,6	65,2	63,9	51,6–55,2	54,3–59,6	58,0–64,8
160	50,8	55,8	59,9	62,6	63,9	65,3	65,8	64,4	52,2–55,8	54,9–60,3	58,5–65,3
161	51,7	56,5	60,6	63,1	64,7	66,0	66,5	65,1	52,7–56,3	55,4–60,9	59,0–66,0
162	52,6	57,2	61,3	63,7	65,4	66,7	67,2	65,8	53,2–56,9	55,9–61,4	59,6–66,7
163	53,5	58,0	61,9	64,2	66,1	67,5	67,9	66,6	53,8–57,4	56,5–61,9	60,1–67,5
164	54,4	58,7	62,5	64,8	66,8	68,2	68,6	67,3	54,3–57,9	57,0–62,5	60,7–68,2
165	55,3	59,4	63,0	65,3	67,5	68,9	69,4	68,0	54,9–58,5	57,6–63,0	61,2–68,9
166	56,1	60,1	63,5	66,0	68,2	69,6	70,0	68,7	55,4–59,2	58,1–63,7	61,7–69,6
167	57,0	60,8	64,1	66,7	68,9	70,3	70,8	69,4	55,9–59,9	58,6–64,4	62,3–70,3
168	57,9	61,6	64,6	67,3	69,7	71,1	71,5	70,2	56,5–60,6	59,2–65,1	62,9–71,1
169	58,8	62,2	65,1	67,9	70,4	72,0	72,4	71,1	56,9–60,9	59,9–65,8	63,6–72,0
170	59,7	62,9	65,7	68,4	71,1	72,9	73,3	72,0	57,2–61,3	60,7–66,6	64,3–72,9
171	60,6	63,6	66,4	69,1	71,8	73,6	74,1	72,7	57,9–62,3	61,4–67,4	65,1–73,8
172	61,5	64,3	67,1	69,8	72,5	74,3	74,8	73,4	58,6–62,7	62,1–68,3	66,0–74,7
173	62,4	65,1	67,8	70,5	73,2	75,0	75,5	74,2	59,4–63,4	62,8–69,1	66,9–75,5
174	63,3	65,8	68,5	71,2	73,9	75,8	76,2	75,1	60,1–64,2	63,5–69,9	67,6–76,2
175	64,2	66,5	69,2	71,9	74,7	76,5	76,9	76,0	60,8–64,9	64,2–70,6	68,3–76,9
176	64,9	67,2	69,9	72,6	75,5	77,3	77,8	76,9	61,5–65,6	64,9–71,3	69,0–77,6
177	65,7	67,9	70,6	73,4	76,4	78,2	78,7	77,8	62,9–67,3	65,7–72,0	69,7–78,4
178	66,4	68,6	71,4	74,1	77,3	79,1	79,6	78,7	63,0–68,2	66,4–72,8	70,4–79,1
179	67,1	69,3	72,1	74,8	78,0	79,8	80,5	79,5	64,4–68,9	67,1–73,6	71,2–80,0
180	67,8	70,1	72,8	75,5	78,7	80,5	81,3	80,4	65,1–69,6	67,8–74,5	71,9–80,9
181	68,5	70,9	73,6	76,3	79,5	81,3	82,2	81,3	65,8–70,3	68,5–75,4	72,7–81,8
182	69,2	71,8	74,5	77,2	80,4	82,2	83,1	82,2	66,5–71,0	69,2–76,3	73,6–82,7
183	70,0	72,7	75,4	78,1	81,3	83,1	84,0	83,1	67,2–71,8	69,9–77,2	74,5–83,6
184	70,9	73,4	76,1	79,0	82,0	83,8	84,7	84,0	67,9–72,5	70,7–78,1	75,2–84,5
185	71,7	74,1	76,8	79,9	82,7	84,5	85,4	84,9	68,5–73,2	71,4–79,0	75,9–85,4
186	72,6	74,8	77,5	80,8	83,5	85,3	86,2	85,8	69,4–74,0	72,1–79,9	76,7–86,2
187	73,5	75,5	78,2	81,7	84,4	86,2	87,1	86,7	70,1–74,9	72,8–80,8	77,6–87,1
188	74,4	76,2	79,0	82,6	85,3	87,1	88,0	87,6	70,8–75,8	73,5–81,7	78,5–88,0
189	75,3	76,9	79,7	83,3	86,2	88,0	88,9	88,5	71,5–76,5	74,4–82,6	79,4–88,9
190	76,2	77,7	80,4	84,0	87,1	88,9	89,8	89,4	72,2–77,2	75,3–83,5	80,3–89,8
191	77,1	78,4	81,0	84,7	88,1	89,9	90,8	90,3	72,9–77,9	76,2–84,4	81,1–90,7
192	78,0	79,1	81,5	85,4	89,2	91,0	91,9	91,4	73,6–78,6	77,1–85,3	81,8–91,6
193	—	79,8	82,1	86,2	90,2	92,0	92,9	92,5	74,4–79,3	78,0–86,1	82,5–92,5
194	—	80,5	82,6	86,9	91,3	93,1	94,0	93,6	75,1–80,1	78,9–87,0	83,2–93,4
195		81,2	83,2	87,6	92,4	94,2	95,1	94,6	75,8–80,8	79,8–87,9	84,0–94,3

Frauen

cm									
148	44,4	45,3	46,6	48,9	52,4	55,6	56,9	57,8	42,0–44,8	43,8–48,9	47,4–54,3
149	44,9	45,8	47,2	49,4	52,8	55,9	57,3	58,2	42,3–45,4	44,1–49,4	47,8–54,9
150	45,4	46,3	47,7	50,0	53,1	56,3	57,7	58,6	42,7–45,9	44,5–50,0	48,2–55,4
151	46,0	46,9	48,2	50,5	53,6	56,9	58,2	58,9	43,0–46,4	45,1–50,5	48,7–55,9
152	46,5	47,4	48,8	51,0	54,2	57,4	58,8	59,3	43,4–47,0	45,6–51,0	49,2–56,5
153	47,1	48,1	49,4	51,6	54,7	57,9	59,3	59,8	43,9–47,5	46,1–51,6	49,8–57,0
154	47,9	48,8	50,1	52,1	55,3	58,5	59,8	60,3	44,4–48,0	46,7–52,1	50,3–57,6
155	48,6	49,5	50,8	52,6	55,8	59,0	60,4	60,8	44,9–48,6	47,2–52,6	50,8–58,1
156	49,3	50,2	51,3	53,2	56,3	59,5	60,9	61,3	45,4–49,1	47,7–53,2	51,3–58,6
157	50,0	50,9	51,9	53,7	56,9	60,0	61,4	61,9	46,0–49,6	48,2–53,7	51,9–59,1
158	50,6	51,5	52,4	54,3	57,4	60,6	62,1	62,5	46,5–50,2	48,8–54,3	52,4–59,7
159	51,1	52,1	53,0	54,8	58,0	61,1	62,8	63,2	47,1–50,7	49,3–54,8	53,0–60,2
160	51,7	52,6	53,5	55,3	58,5	61,7	**63,5**	63,9	47,6–51,2	49,9–55,3	53,5–60,8
161	**52,2**	53,3	54,0	55,9	59,0	62,4	**64,2**	64,7	48,2–51,8	50,4–56,0	54,0–61,5
162	52,8	54,0	54,6	56,5	59,6	63,1	64,9	65,4	48,7–52,3	51,0–56,8	54,6–62,2
163	53,4	54,8	55,2	57,0	60,1	63,8	65,7	66,1	49,2–52,9	51,5–57,5	55,2–62,9
164	54,1	55,5	55,9	57,7	60,7	64,3	66,4	66,8	49,8–53,4	52,0–58,2	55,9–63,7
165	54,8	56,2	56,6	58,5	61,2	64,8	67,1	67,5	50,3–53,9	52,6–58,9	56,7–64,4
166	55,5	56,7	57,3	59,2	61,9	65,5	67,8	**68,2**	50,8–54,6	53,3–59,**8**	57,3–65,1
167	56,2	57,3	58,1	59,9	62,6	66,2	68,5	68,9	51,4–55,3	54,0–60,7	58,1–65,**8**
168	56,9	57,8	58,7	60,5	63,2	66,9	69,2	69,7	52,0–56,0	54,7–61,5	58,8–66,5
169	57,4	58,3	59,2	61,1	63,8	67,6	69,9	70,4	52,7–56,8	55,4–62,2	59,5–67,2
170	58,0	58,9	59,8	61,6	64,3	68,4	70,6	71,1	53,3–57,5	56,1–62,9	60,2–67,9
171	58,6	59,6	60,5	62,3	65,0	69,1	71,3	71,8	54,1–58,2	56,8–63,6	60,9–68,6
172	59,4	60,3	61,2	62,9	65,7	69,8	72,1	72,5	54,8–58,9	57,5–64,3	61,6–69,3
173	60,1	61,0	61,9	63,7	66,4	70,5	72,8	73,2	55,5–59,6	58,3–65,1	62,3–70,1
174	60,8	61,7	62,6	64,4	67,1	71,2	73,5	73,9	56,3–60,3	59,0–65,8	63,1–70,8
175	61,5	62,4	63,3	65,1	67,9	71,9	74,2	74,7	57,0–61,0	59,7–66,5	63,8–71,5
176	62,2	63,1	64,0	65,8	68,6	72,8	75,1	75,4	57,7–61,9	60,4–67,2	64,5–72,3
177	62,9	63,8	64,7	66,6	69,3	73,7	75,9	76,1	58,4–62,8	61,1–67,8	65,2–73,2
178	63,6	64,6	65,5	67,3	70,0	74,6	76,8	76,8	59,1–63,6	61,8–68,6	65,9–74,1
179	–	65,5	66,4	68,2	70,9	75,5	77,7	–	59,8–64,4	62,5–69,3	66,6–75,0
180	–	66,4	67,3	69,1	71,8	76,4	78,6	–	60,5–65,1	63,3–70,1	67,3–75,9
181	–	67,3	68,2	70,0	72,7	77,2	79,6	–	61,3–65,8	64,0–70,8	68,1–76,8
182	–	68,2	69,1	70,9	73,6	78,1	80,7	–	62,0–66,5	64,7–71,5	68,8–77,7
183	–	69,1	70,0	71,8	74,5	79,0	**81,8**	–	62,7–67,2	65,4–72,2	69,5–78,6
184	–	70,0	70,9	72,7	75,4	79,9	82,9	–	63,4–67,9	66,1–72,9	70,2–79,5
185	–	70,9	71,8	73,6	76,3	80,8	83,9	–	64,1–68,6	66,8–73,6	70,8–80,4

[2] Nach Metropolitan Life Insurance Company, *Statistical Bulletin*, Bd. 40 (1959). Auf metrische Maße umgerechnet. – Idealgewicht: Gewicht mit der höchsten Lebenserwartung.

[1] Nach Society of Actuaries (Hrsg.) *Build and Blood Pressure Study*, Bd. 1, Chicago (1959), S. 16. Auf metrische Maße umgerechnet.
Tabelle aus Wissenschaftliche Tabellen Geigy, 6. Auflage (1960), Basel.

DIE DURCHFÜHRUNG DER ABMAGERUNGSKUR

Prophylaxe

Prophylaktische Maßnahmen Übergewicht zu vermeiden sind sehr wichtig. Richtlinien für eine gesunde Ernährung s. S. 39. Tägliche Arbeit, ausreichende Zeit zur Entspannung und körperlicher Bewegung, *vor allem aber eine magere Kost* und Maßhalten in allem bilden die Geheimnisse eines langen Lebens.

Viele Patienten mit Fettsucht suchen den Arzt erst mit Beschwerden auf. Deshalb ist wichtig, Gesunde und Übergewichtige frühzeitig vor Gefahren zu warnen und brauchbare Diätanweisungen zu empfehlen, ohne daß dadurch Leistungskraft und Wohlbefinden schwinden. Die hohen Sterblichkeitsziffern der ernährungsabhängigen Erkrankungen lassen sich ausschließlich durch prophylaktische Maßnahmen bekämpfen. Bei den meisten Erkrankungen handelt es sich ja um langsam auftretende degenerative Veränderungen, welche durch *jahrelange Fehlernährung* gesteuert werden und nur noch schwierig zu beeinflussen sind, wenn es zu spät ist.

Kalorienbedarf bei Abmagerungskur

Abnahme von Körpergewicht bei Fettleibigen läßt sich theoretisch auf 2 Arten erreichen:

1. *Erhöhung des Energieverbrauchs durch körperliche Arbeit*
   (ohne Erhöhung der Kalorienzufuhr)

2. *Verminderung der Nahrungszufuhr*
   (bzw. Reduzierung der Kalorienzufuhr)

Die Erfahrung zeigt, daß Übergewichtige durch körperliche Mehrarbeit nur in beschränktem Maße zu behandeln sind. Einmal erschwert dies ihre Konstitution, zum andern steht den am meisten befallenen, nicht körperlich arbeitenden Berufen hierfür keine ausreichende Zeit zur Verfügung, denn um 400 Kalorien zu verbrennen, ist es erforderlich, 1 Std. Holz zu sägen oder 2 Std. zu schwimmen, um 2 Paranüsse von 80 Kalorien durch Bewegung zu verbrauchen, ist ein Spaziergang von 45 Min. durchzuführen. Somit können diese Momente nur als Hilfsmaßnahmen gelten. Körperlich streng arbeitende Berufe weisen selten Fettsucht auf (s. Bewegungsbehandlung auf S. 36).

Um *1 kg Fettgewebe* des Körpers bei einer Abmagerungskur *abzubauen* werden *6000 Kalorien benötigt*. Hierfür müßten 18 Stunden (ohne zu essen) Foxtrott getanzt oder Holz gehackt werden. Diese genaue Berechnung zeigt, daß eine Abmagerungskur nicht durch Bewegungsbehandlung zum Ziel führen kann.

Man kann Fettleibige also ohne gewisse Unterernährung nicht entfetten. Um ½–1 kg wöchentlich abzunehmen (also 5–10 kg in 10 Wochen) muß die Nahrungszufuhr um wenigstens ca. *1000 Kalorien reduziert werden*. Der Bedarf läßt sich für jede Berufsgruppe nach Tab. 17 ermitteln. Bei einem Bedarf von *3600 Kalorien* täglich würden bereits 2600 und bei einem Bedarf von *2600 Kalorien*, 1600 Kalorien zur Gewichtsabnahme führen. Die Erfahrung zeigt, daß die letztere Berufsgruppe (um 2500 Kalorien Tagesbedarf) die meisten Übergewichtigen stellt. Deshalb *beginnt für sie eine wirksame Abnahme* des Körpergewichtes *erst ab 1500 Kalorien* täglich, besser und schneller aber bei 1000 oder 800 Kalorien. Bei Fehlen besonderer Anstrengungen würde ein täglicher Gewichtsverlust von ca. 40 g bei einer Kost von 1500 Kalorien eintreten, bei gleichzeitig intensiver körperlicher Bewegung bis ca. 100 g täglich (oder 1 kg in 10 Tagen). Verläßliche Zahlen lassen sich natürlich nicht vermitteln, sondern nur Erfahrungswerte.

Gewisse Probleme bestehen bei *extrem Fettsüchtigen*. Der hohe Umsatz an Nahrung und Stoffwechsel sollte *vorsichtig gedämpft werden*. Hier empfehlen wir, zunächst die Tageskarten mit 1900 Kalorien anzuwenden, nach einer Woche 1500 Kalorien usw.

Die von uns seit Jahren klinisch erprobte *stufenweise Kalorieneinschränkung* mit Hilfe der im Anhang befindlichen Tagesmenükarten für (1900) 1500, 1000 und 800 Kalorien täglich, ermöglicht eine physiologische Umstellung des Organismus bei weitgehender Minderung subjektiver und objektiver Beschwerden, die sich am häufigsten in Form von Kreislaufbeschwerden, Nervosität usw. äußern. Von stärkerer Gewichtsabnahme als 1 kg, besonders bei stark Übergewichtigen, wöchentlich wird abgeraten.

Der *beste Effekt bei Abmagerungskur* wird (s. Eiweiß auf S. 39) durch *eine relativ eiweißreiche* (Abb. 23) *Kost* erzielt (Abb. 17). Eiweiß macht satt, dynamisch und *beugt einem Auftreten von Blutdruckabfall vor*. Ausgangspunkt des Noradrenalinstoffwechsels (blutdrucksteigerndes Hormon) ist die essentielle Aminosäure *Phenylalanin*, welche exogen zugeführt wird und nicht selber im Organismus gebildet werden kann. Phenylalanin, einer der wichtigsten Eiweißbestandteile, führt bei mangelhafter Zufuhr an Mensch und Tier nach gewisser Zeit zum Blutdruckabfall, Beeinträchtigung der Nebennierenrindenhormontätigkeit usw. Patienten, die zu niedrigem Blutdruck neigen, wird deshalb hohe Eiweißzufuhr empfohlen. Da die Abmagerungskur sich über lange Zeit erstreckt, muß der Eiweißanteil relativ hoch sein.

Gesunde (Normalgewichtige), welche gute „Futterverwerter" sind und gerne essen, sollten ihre Kost *eiweißreicher* (mehr mageres Fleisch, mehr Quark) gestalten, *wenn sie allzu leicht zunehmen* und dafür hochkalorische Kohlenhydrate (wie Kartoffeln, Teigwaren, Reis, Brot) und Fett reduzieren. 200 g Quark am Morgen (mit Wasser und Süßstoff bereitet) sättigen ungemein, ebenso eine große Portion Tartar. Die eiweißreichen Karten (S. 181ff.) bieten für sättigende, nicht dick machende Gerichte große Auswahl. Patienten, welche sich bei der Abmagerungskur mit den Tageskarten zu 1900–800 Kalorien (S. 125 und S. 195) zwischenzeitlich einmal kräftig *satt essen möchten*, greifen am besten zu den eiweißreichen Gerichten (S. 181–188), auch als „Schlemmerkarten" bezeichnet.

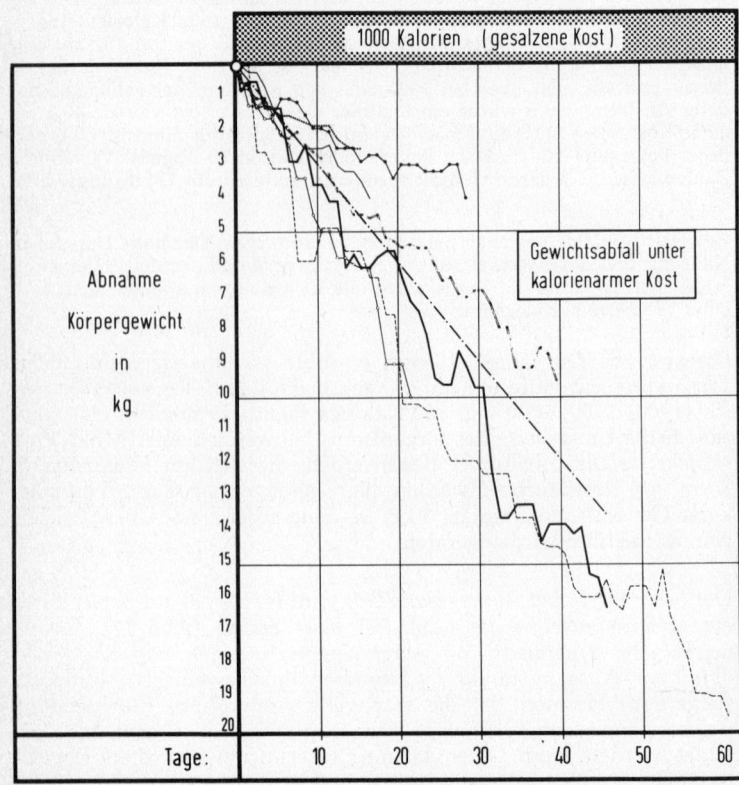

Abb. 23 zeigt den erfreulichen *Gewichtsabfall* bei Patienten unter einer *kalorienarmen Kost von 1000 Kalorien*. Es sei bemerkt, daß der Gewichtsabfall nicht linear weiter abfällt, sondern die Gewichtsabnahme *später langsamer* und schwieriger wird. Im allgemeinen hat sich zur Abmagerung heute eine *Kalorieneinschränkung auf 800–1000 Kal.*/Tag bewährt.

„Die Punktdiät" (= Diät, um Herzinfarkt zu bekommen)

Diese z. Z. modische Diätform beruht auf dem psychologisch wirksamen Prinzip, dem Laien alle Nahrungsgenüsse (vom Cognac und Sekt bis zu Mayonnaise, Aal, Schweineschmalz) zu empfehlen ohne Rücksicht auf alle modernen wissenschaftlichen Erkenntnisse, welche als Richtlinien einer gesunden Ernährung gelten (s. S. 39). Die Berechnung einer als typisch angepriesenen *Tageskarte* ergibt: *171,53 g Fett* (62,3 %) 132,56 g Eiweiß (21,23 %), 102,84 g Kohlenhydrate (16,47 %) *2660 Kalorien.* Eine wirksame Abmagerungskur kann erst unter dem Grundumsatzbereich von 1500 Kalorien beginnen. Nur Dicke, die täglich 4000–5000 Kalorien essen, würden natürlich mit 2600 Kalorien weniger Speck als mit 5000 Kalorien ansetzen. Ernährungsphysiologisch ist der *hohe Fettanteil* wegen der *Gefahren für Blutgefäßveränderungen* und das gehäufte Auftreten von *Herzinfarkt, Schlaganfällen* usw. (Förderung der Arteriosklerose) in den westlichen Industrienationen, deren Menschen kaum mehr einen übermäßigen Energieumsatz infolge geringer körperlicher Arbeit haben, geradezu lebensgefährdend. Die Verfasserin *Erna Carise* der Punkt-Diät ist ehemalige Tänzerin.

Sog. „Schlankheitsprodukte" der Nahrungsmittelindustrie

Zum Nachteil *seriöser* Firmen, die mit einem großen Aufwand an finanziellen Mitteln Produkte herstellen, die sich für Gewichtsabnahmen eignen, wird der Markt mit „Schlankprodukten" überschwemmt, die gleichviel oder sogar mehr an Kalorien als das ursprüngliche Produkt aufweisen. Zahllose *„Schlankbrote"* ersetzen einen Teil der Kohlenhydrate durch Eiweiß ohne den Kaloriengehalt zu ändern ebenso wie viele „Schlank-Mehlsorten". Viele sogenannte *„kalorienarme Mahlzeiten"* (als Suppen registriert) haben mehr Kalorien als handelsübliche Suppen. Ähnliches gilt für zahlreiche *„Schlank-Biere".* Das Ausmaß der Reklame und die Überflutung mit derartigen Produkten ist besorgniserregend.

Anwendung von Medikamenten

Es befinden sich *Medikamente zur Minderung von Appetit und Förderung des Stoffwechsels* auf dem Markt, um eine beschleunigte Abmagerung zu erwirken. Ihre Anwendung bedarf stets ärztlicher Verordnung und Beratung, da der Laie keine genügenden Vorstellungen über Dosierung und Gefahren besitzt. Bekanntlich können bei älteren Leuten Gaben von Schilddrüsenhormonen zu Beschwerden von seiten der Herzkranzgefäße, zu Herzkrämpfen und Herztod durch Herzinfarkt führen.

Die Anwendung von Schilddrüsenhormonen* bedarf zuvor einer genauen ärztlichen Untersuchung zum Ausschluß anderer Erkrankungen sowie vorsichtiger Dosierung. Wir verwenden zur Unterstützung der Abmagerungsdiät (sofern kein Verdacht auf Veränderung der Herzkranzgefäße oder stärkere Arteriosklerose vorliegt) *standardisierte Schilddrüsenhormone*. *Unter ärztlicher Aufsicht* können diese durchaus über längere Zeit verabreicht werden. Sie erhöhen den Stoffwechsel und beschleunigen das Abmagern. Man beginnt in der 1. Woche mit täglich 1 Dragee „Thyreoidin"** Merck a 0,1 g, steigert in der 2. und 3. Woche auf 2 x 1 Dragee a 0,1 g (a 0,1 g Trockensubstanz = 0,5 g frische Substanz = 40 Ax. E.). Sofort aufhören, wenn Herzbeschwerden auftreten! Nicht höher dosieren. Dauer einige Wochen nach ärztlicher Empfehlung. Schilddrüsenhormone ohne diätetische Behandlung reichen zur Abmagerungskur nicht aus. Vorsicht ab 50. Lebensjahr. Anwendung bei Herzbeschwerden und Herzleiden untersagt.

In Apotheken werden *Medikamente zur Minderung des Appetits* angeboten. Die kritische Prüfung zeigt, daß nahezu alle auf dem Markt befindlichen Substanzen unangenehme Nebenwirkungen auf das Wohlbefinden aufweisen, wie Trockenheit der Schleimhäute, Nervosität, **Störungen der Darmfunktionen und neuerdings Gefahr der Mißbildungen** usw. Dagegen ist die *Förderung der Verdauung* durch Verabreichung harmloser pflanzlicher Stuhlmittel zu empfehlen, weil regelmäßige Entleerung die diätetischen Maßnahmen sinnvoll unterstützen.

Bei Abmagerungskuren treten gelegentlich Kreislaufbeschwerden auf, welche Herzbehandlung und Verabreichung peripher wirkender *Kreislaufmittel* erfordern. Weil auch in diesen Fällen Kenntnis geeigneter Kreislaufmedikamente nicht vorausgesetzt werden kann, empfehlen wir Rücksprache mit dem behandelnden Arzt.

Diuretika (wassertreibende Medikamente) gehören nur in Ausnahmefällen und nur unter strenger ärztlicher Kontrolle zur Abmagerungskur, da unangenehme Nebenwirkungen durch Verluste von Mineralien wie Kalium, welches mit Muskelschwächen, Rhythmusstörungen des Herzens oder Gicht, Auslösen oder Verschlechterung von Zuckerkrankheit eintreten können. Gewichtsabnahmen infolge Anwendung dieser Medikamente beruhen ausschließlich auf Wasserverlusten, welche in kurzer Zeit vom gesunden Organismus wieder aufgeholt werden, ohne daß eigentliche Körpersubstanz verloren geht. (Nebenwirkungen wassertreibender Medikamente s. auf S. 56 und 57.)

> *Keine Abmagerungskur ohne medikamentöse Vitaminzufuhr!*

Die *Zufuhr von Vitaminen durch Medikamente empfiehlt sich grundsätzlich* bei Kalorienzufuhr unter 1900 täglich *in Form von Tabletten*, Dragees usw. auch bei Anwendung unserer Tageskarten. Leider ist es *nicht möglich*, selbst im Sommer und Herbst *die lebensnotwendige Vitaminzufuhr bei eingeschränkter Nahrungszufuhr ohne einseitige*

---

* Anwendung von Schilddrüsenhormonen bei Fettsucht s. in „Fettsucht", Lehmann Verlag, München 1968, Seite 127/128 (K. Schwarz, Fettsucht und Endokrinologie).

** Fa. Merck AG, Darmstadt.

Ernährung zu *ermöglichen*, ohne die ideale Zusammensetzung der Abmagerungsdiät an Nährwertträgern nachteilig zu verändern. Wir empfehlen deshalb allen Patienten, welche eine Abmagerungskur durchführen, die Verabreichung von Multivitaminpräparaten, welche möglichst alle Vitamine und Mineralien in ausreichender Form enthalten. Die Verabreichung von Vitaminen in Medikamentenform ist gesundheitlich unschädlich (Vitamintabelle 16 befindet sich auf S. 59).

Formuladiät

Zur Behandlung von Übergewicht sind Nährpulver* käuflich erhältlich, welche bei Tagesrationen mit 900 Kalorien alle sonst erforderlichen Nährstoffe, Mineralien usw. enthalten. Zusätzliche Verabreichung von Salaten oder zellulosereichen, kalorienarmen Gemüsen als Ballaststoffe ist erforderlich, um Verstopfungen vorzubeugen, welche durch geringe Darmfüllung bei ausschließlich flüssiger Ernärung entstehen können. Das Präparat *Minvitine*®* wurde von uns an zahlreichen Patienten mit Erfolg getestet und eignet sich auch ausgezeichnet als flüssige Nahrung (auch durch Magenschlauch) bei Kranken zur Sondenernährung.

Cholesterinarme Diät

Es besteht Einigkeit, daß ein erhöhtes *Serumcholesterin* ein gefährlicher *Risikofaktor* für das Auftreten von *Herzinfarkten* bedeutet. *Stamler* zeigte nach 8jähriger Beobachtung, daß die *Gruppe mit Cholesterinwerten über 260 mg%* siebenmal häufiger an Herzinfarkt als gleichaltrige *Männer* mit einem Spiegel *unter 220 mg%* erkranken. Treten noch weitere Risikofaktoren dazu wie Zigarettenrauchen, Bluthochdruck erhöht sich das Herzinfarktrisiko auf 11 : 1. Da im Stoffwechsel des Menschen Cholesterin gebildet wird, müssen vor allem *indirekte Maßnahmen* zur Senkung, wie Gewichtsabnahme (10 % Untergewicht), Zufuhr hochungesättigter Fettsäuren, hohe Eiweißzufuhr usw. gewählt werden. Gerade im Hinblick auf diese Erkenntnisse ist die Propagierung der modischen „Punkt-Diät" geradezu sträflich (s. S. 45, 46). Die durchschnittliche Cholesterinmenge unserer Nahrung liegt nach *Brech und Schettler* gegenwärtig bei 700 mg Cholesterin und sollte auf weniger als 300 mg/Tag reduziert werden, wenn die oben genannten Maßnahmen nicht eine Senkung des Cholesterinspiegels unter 240 mg% im Serum bewirken. Werden unsere eingangs empfohlenen Richtlinien für eine gesunde, karge Ernährung beachtet, dürfte es nur in Ausnahmefällen zu einem Anstieg des Cholesterins kommen. Nach *Brech und Schettler* (1969) widerspricht ebenfalls ein hoher Fettgehalt einer Abmagerungsdiät allen wissenschaftlichen Erkenntnissen (Vorsicht vor „Punkt-Diät"). Über die Bedeutung der *Triglyzeride* besteht im Hinblick auf die Häufung des Herzinfarktes z. Z. noch keine Klarheit.

Literatur: Brech, W. J., und *G. Schettler:* Ernährungsumschau, 2 (1969) 39.
Stamler, J.: Conn. Med. 28 (1964) 675.

Dawber, T. R: Coronary heart disease Bibl. cardiol. (Basel) 13 (1963) 9.

* Minvitine® (Dr. A. Wander AG).

Kalorienarm
100 Kalorien sind enthalten in: Tabelle 28

500 g	300 g	200 g	150 g
Salat Brunnenkresse Chicorée Endivien Eskariol Feldsalat Gurkensalat Kopfsalat Sauerampfer **Gemüse** (frisch) Buschbohnen Gurken Mangold Radieschen Rhabarber Rotkohl Sauerkraut Spargel Spinat Tomaten Weißkohl Zuckerrüben **Getränke** Zitronensaft	**Gemüse** (frisch) Blumenkohl Champignons Karotten Kohlrabi Kohlrüben Kürbis Lauch Melone Paprika Pfifferlinge Rote Rüben Stangenbohnen Wirsing **Getränke** Buttermilch Magermilch	**Obst** (frisch) Ananas Aprikosen Apelsinen Äpfel Birnen Brombeeren Erdbeeren Grape-fruit Heidelbeeren Himbeeren Holunderbeeren Johannisbeeren Kirschen, sauer Mandarinen Pfirsiche Preiselbeeren Quitten Stachelbeeren Zitrone **Getränke** Ananassaft Apfelsaft Apfelsinensaft Birnensaft Coca-Cola Grape-fruit-Saft Limonade i. D. Tomatensaft **Küchenkräuter** Petersilie	**Gemüse** (frisch) Artischocken Fenchel Gartenpuff- bohnen Gelbe Rüben Grünkohl Nessel Rettich Rosenkohl Schwarzwurzeln Sellerie Teltower Rübchen Zwiebeln **Obst** (frisch) Kirschen, süß Mirabellen Pflaumen Reineclauden **Getränke** Bier i. D. Obstweine i. D. Rotwein i. D. Sekt Südweine i. D. Traubensaft Weißwein i. D. **Verschiedenes** Dickmilch Eiweiß Joghurt Kuhmilch Suppe, gebund. i. D. **Küchenkräuter** Schnittlauch

KALORIENBEDARF: Normalverbraucher 2–2500 Kalorien

Tabelle 28

Kalorienreicher
100 Kalorien sind

100 g	80 g	60 g	50 g
Fisch (frisch) Dorsch Flunder Flußbarsch Hecht Heilbutt Schleie Seeforelle Schellfisch Scholle Seezunge **Kaltblüter** (frisch) Austern, Fleisch Garneele Hummer, Fleisch Krabbe, Fleisch Krebs, Fleisch Weinbergschnecke **Geflügel** (frisch) Huhn, mager Taube **Gemüse** (frisch) Erbsen, grün Kartoffeln, ohne Schale Mais, süß Meerrettich **Verschiedenes** Quark Quark, (mager 0,1% Fett) Pudding (fertig) Preßhefe (Bäckerhefe) **Obst** (frisch) Banane Weintrauben	**Fisch** (frisch) Bachforelle Hering Karpfen Lachs Makrele Sprotten Thunfisch **Fleisch** (frisch) Kalbfleisch, mager Kalbshirn Kalbsleber Niere Rindfleisch, mager Rindsleber Roastbeef **Wild** (frisch) Fasan Hase Reh **Geflügel** (frisch) Ente	**Fleisch** (frisch) Hammelfleisch, mager Schweinefleisch, mager **Verschiedenes** Hühnerei, ohne Schale Backpulver Kondensmilch (ohne Zucker) Liköre i. D.	**Fleisch** Hasenbraten Huhn, gebraten Kalbsbraten Lachsschinken Schinken, mager (roh) Schweinebraten Zunge (roh) **Fisch** Aal (frisch) Fischfilet, gebraten **Käse** Harzer Mainzer Thüringer Schichtkäse, 10% Fett

FREI (praktisch ohne Kalorien)

Getränke	Verschiedenes
Kaffee (ohne Milch u. Zucker) Mineralwasser (bis 1 Liter/Tag) Tee (ohne Milch und Zucker)	Aromastoffe Kochsalz (wenn ärztlich erlaubt) Küchenkräuter Nestargel®- Nestle (anstelle von Mondamin), Saccharin (Süßstoff) z. B. Sachillen® (Bayerwerke) anst. v. Zucker

Bei Abmagerungsdiät stufenweise reduzieren

Kalorienreich
enthalten in:

Tabelle 28

40 g	30 g	20 g	10 g
Brot Brötchen Kommißbrot Maisbrot Pumpernickel Roggenbrot Weißbrot Weizenmischbrot Weizenschrotbrot **Marmelade** Pflaumenmus Quittengelee **Verschiedenes** Bouillonwürfel	**Wurstwaren** Corned-Beef Blutwurst Bratwurst Brühwurst Jagdwurst Leberwurst Sülzwurst **Fisch** Aal, geräuchert **Käse** Dreiviertelfettkäse (30%) Limburger Schmelzkäse (20%) **Honig** Kunsthonig Tannenhonig **Geflügel** Entenbraten Gänsebraten **Verschiedenes** Branntwein Eigelb Gelatine (trocken) Gelee i. D. Hefe (getrocknet, Bierhefe) Hülsenfrüchte Ingwer Marmelade Molico (entf. Milch-Nestle) Rum Schlagrahm (30%) Whisky **Südfrüchte** (getr.) Datteln Feigen Rosinen	**Nährmittel** Corn-Flakes Grieß Hafer Mehl Mondamin Reis Stärkemehl Teigwaren Eipulver Milchpulver **Honig** Blütenhonig **Käse** Butterkäse Briekäse Camembert Emmentaler Gervais Münster Roquefort Schweizer **Wurstwaren** Schinken, gek. Salami **Brot und Backwaren** Bisquit Kekse Knäckebrot Zwieback **Süßigkeiten** Kakao Marzipan Pralinen Schokolade Zucker Mandeln Nüsse i. D. **Geflügel** (frisch) Gans, fett	**Fette** Butter Erdnußbutter Kokosfett Margarine Öle Schmalz Speck **Verschiedenes** Lebertran Mayonnaise

1500–1000 Kalorien   1000–800 Kalorien

Die Abmagerungskur

Dem Übergewichtigen bietet dieses Buch zwei Möglichkeiten abzunehmen.

1. *Eigene Berechnung des täglichen Nahrungsbedarfs* mit Hilfe der Nährwerttabelle (im Tabellenanhang Tab. 30) mit Angaben von Kalorien, Eiweiß, Fett, Kohlenhydrate für jedes Nahrungsmittel.

2. Einfacher ist der *Gebrauch der von uns berechneten Tagesmenükarten* (im Tabellenanhang S. 125 ff. und 195 ff.), welche alle wichtigen ernährungsphysiologischen, medizinischen und kochtechnischen Gesichtspunkte berücksichtigen. Die Kochrezepte sind für jeden verständlich, ihre Anwendung *führt unbedingt zum Erfolg.*

Für Arzt und interessierten Leser enthält jede Tageskarte einen kurzen Hinweis über die Zusammensetzung der Nahrung.

Es wurde bewußt eine *Unterteilung* in sog. *„Vollkosttagesmenükarten"* und *„Schonkosttagesmenükarten"* vorgenommen. Der Gesunde kann selbstverständlich alle Tagesmenükarten, auch die Schonkostkarten, verwenden. *Schonkosttagesmenükarten* wurden für Übergewichtige entwickelt, *welche zugleich an Magen-, Darm-, Leber-, Galle- und Herzerkrankung oder an Zuckerkrankheit leiden,* um auch ihnen die Möglichkeit zu geben, fachgerecht abzumagern (ab S. 195 bis 236).

Der Zuckerkranke kann sich an Hand von Kohlenhydratangaben in jeder Tageskarte über erforderliche Insulinmengen usw. informieren. Der Herzkranke mit Wassersucht wird alle Tageskarten ohne Kochsalz verwenden. Entsprechende Hinweise sind überall gegeben.

Mit welchen Tagesmenükarten beginnt die Kur

Die Frage, mit welcher täglichen Kalorienzahl die Abmagerungskur beginnt, bitten wir jeden selber nach den ausführlichen Angaben auf S. 62 und S. 90 zu errechnen. Die erforderliche Kalorienzahl hängt individuell von der körperlichen Tätigkeit in einer Berufsgruppe ab (s. Tab. 17). In der Regel wird man aber zuerst die Gruppe der Tageskarten mit 1500 Kalorien wählen. Erfahrungsgemäß werden dann die Tageskarten mit 1000—800 Kalorien für eine Dauerkur bevorzugt, da sie rascher zum Erfolg führen.

Von ärztlicher Seite wird die *stufenweise Diätkur* nach folgendem Schema *befürwortet*:

5 Tage Tagesmenükarten für 1900 Kalorien auf S. 125 und 195 (nur bei stark Fettsüchtigen über 120 kg, sonst beginnt man sofort mit 1500 Kalorien, S. 139 und 209),

5–10 Tage Tagesmenükarten für 1500 Kalorien (s. auch teuere eiweißreiche Tageskarten [= Schlemmerkarten zu 1500 und 1000 Kalorien auf S. 181 und 188]).

Zur fortlaufenden Kur werden meistens 1000–800 Kalorien nach Wohlbefinden im Wechsel verwendet, bis die erwünschte Gewichtsabnahme erzielt ist. Danach empfiehlt sich langsame Umgewöhnung zu einer reichhaltigeren Kost durch stufenweisen Aufbau in umgekehrter Reihenfolge wie beim Abmagern. Stets Vitamintabletten während der Abmagerungskur nehmen (Tab. 16 auf S. 59).

Anweisungen zum Gebrauch von „Schlemmerkarten"

Das Buch enthält *„Schlemmerkarten"* für 1500 Kalorien (S. 181) und 1000 Kalorien (S. 188). Wie der Ausdruck bereits sagt, handelt es sich um *teure* Menüvorschläge. Der hohe Eiweißgehalt von Fleisch, Fisch usw. bedingt den hohen Preis. Diese Tageskarten können zur Abwechslung der Vollkosttageskarten (S. 139) mit 1500, 1000 und 800 Kalorien (S. 167) dienen oder (wie vorgeschlagen) über längere Zeit alleine verwendet werden. Die Vorschläge eignen sich auch für Festlichkeiten, anspruchsvolle Hotelküchen usw.

Die Vorteile der *„Schlemmerkarten"* sind hoher *Sättigungsgrad,* raschere *Gewichtsabnahme* und *Energiesteigerung.* Subjektiv ist diese Kur ohne Hungergefühl und Abgeschlagenheit leichter durchführbar und wird viele Anhänger finden.

Schlemmerkarten für 1500 und 1000 Kalorien sind *Vollkost*-Tageskarten. Es wurde darauf geachtet, daß keine schwerverdauliche Nahrung verwendet wurde. Infolge hoher Eiweißzufuhr und damit verbundener einseitiger Ernährungsweise eignen sich diese Karten nicht als Schonkost (S. 195), sondern nur für Gesunde. Übergewichtige mit Gicht und Nierenerkrankungen usw. müssen diese Karten meiden. Im Zweifelsfall soll der Arzt entscheiden. Bei Gebrauch der Schlemmerkarten empfehlen wir zusätzlich Gabe von Vitaminen (s. S. 60 und 61), z. B. *Eunova*® usw.

Anweisungen für Herzkranke

Übergewicht bei Herzerkrankungen stellt eine gefährliche Komplikation dar. Es gibt viele Formen von Herzerkrankungen, so daß nur der Arzt entscheiden kann, in welcher Weise und zu welchem Zeitpunkt Gewichtsabnahme empfehlenswert ist.

Gegenwärtig ist der sog. *„Herzinfarkt"*, d. h. Verschluß der Herzkranzgefäße, außerordentlich verbreitet. Übergewicht und Bluthochdruck sind die häufigsten Ursachen. Umfangreiche Untersuchungen in Amerika haben bewiesen, daß die Mehrzahl von Patienten, welche einmal einen Herzinfarkt hatten, einen zweiten bekamen (der meist tödlich wirkte), wenn das Körpergewicht zwischenzeitlich nicht reduziert wurde. Diejenige Gruppe von Patienten, welche ihr Übergewicht erfolgreich bekämpfte, bekam nur noch in einem geringen Prozentsatz erneut Herzinfarkt. Diese Warnung kann nicht ernst genug genommen werden. Besonders ist das männliche Geschlecht betroffen (Abb. 6). *Nach* erfolgreicher *Abmagerungskur* sind die Anweisungen für eine *gesunde Ernährung* (s. eingangs S. 39) zu beachten [*1].

Patienten mit Übergewicht, welche zugleich herzkrank sind oder eine Herzerkrankung überstanden haben, können *Vollkosttageskarten* und *Schonkosttageskarten* verwenden. Die Wahl der Kost hängt von der Art der Erkrankung ab. Patienten mit oder nach Herzinfarkten, krampfartigen Zuständen der Herzkranzgefäße, Herzmuskelversagen mit Wassersucht usw. benötigen in der Regel Schonkosttageskarten.

Die Tageskarten ermöglichen nicht nur stufenweise Abmagerung, welche allen Patienten empfohlen wird, sondern auch Reduzierung des *Kochsalzgehaltes*. Die meisten Tageskarten sind ohne zusätzliche Verwendung von Kochsalz „kochsalzarm". Diejenigen Patienten, welche Kochsalz nicht einschränken müssen, können Speisen zusätzlich salzen. Es empfiehlt sich, Kochsalz erst unmittelbar vor dem Essen auf die fertigen Speisen zu streuen. Auf diese Weise wird wesentlich weniger Kochsalz verwendet und eine ausgezeichnete geschmackliche Verbesserung erzielt. Die größte Menge Kochsalz wird erfahrungsgemäß während des Kochens verbraucht, weil es in die Speisen einzieht. Herzkranke sollten zusätzlich Vitamine zu sich nehmen (siehe S. 60 und 61). Alle „kochsalzarmen" Tageskarten sind selbstverständlich zugleich auch „natriumarm", denn eine kochsalzarme Diät (NaCl-arm) ist immer zugleich auch Na-arm [2].

[1*] Diätbücher über kochsalzarme Kost: H.-J. Holtmeier: *„Kochsalzarme Voll- und Schonkost"*, 2. Aufl., Thieme, Stuttgart 1969, und *„Kochsalzarme Kost"*, Goldmann Verlag, München 1965.

Anweisungen für Zuckerkranke

Zuckerkranke können eine Abmagerungskur[3] ebenfalls nach den vorliegenden Tageskarten (unter ärztlicher Kontrolle) durchführen. Die Behandlung der Übergewichtigkeit bei Zuckerkrankheit bedeutet einen *Eingriff in Stoffwechsellage* und Einstellung auf bisherige Diätformen, Insulindosierung, Gabe blutzuckersenkender Medikamente usw. Übergewichtigkeit wird häufig bei Zuckerkrankheit festgestellt. Bei keiner anderen Erkrankung wirkt sich Fettsucht so nachteilig aus, als bei Diabetikern. Die Folge sind Bluthochdruck, schwere Schädigung der Herzkranzgefäße aber auch der Durchblutung von Armen und Beinen oder des Gehirns. Der Prozentsatz, welcher an Herzinfarkt, Schlaganfall stirbt oder wegen Beinfäulnis amputiert werden muß, ist groß (s. auch Ausführungen auf S. 17).

Um so *wichtiger* ist eine *frühzeitige* fachgerechte *Reduzierung* des Körpergewichtes. Besonders Zuckerkranke müssen später die Richtlinien für eine *gesunde* Ernährung beachten und dürfen nicht im Übermaß Fett verwenden. Die Ernährungswissenschaften haben bewiesen, daß die Lebenserwartungen des Diabetikers nicht allein von der Berechnung des Kohlenhydratgehaltes der Nahrung abhängt, sondern auch Berücksichtigung der Fett- und Eiweißzufuhr. Der Arzt muß bei Kalorienbeschränkung in niedrigen Bereichen um 1000 und 800 Kalorien auf das Auftreten einer Acidose bzw. Acetonurie achten. Für den Diabetiker ist die stufenweise Abmagerungskur – beginnend mit 1500, dann 1000 Kalorien usw. – unerläßlich. *Abrupte Maßnahmen* führen zur *Entgleisung* des Zuckerstoffwechsels.

Zuckerkranke können *Vollkost*- und *Schonkostkarten* für 1900, 1500, 1000 und 800 Kalorien verwenden. Sollte zugleich eine andere Erkrankung vorliegen (Magen-, Darm-, Leber-, Gallenleiden), empfehlen sich jedoch die Schonkostkarten. Da die Kohlenhydratzufuhr um so *niedriger* wird, je strenger die Abmagerungsdiät ist, sind Medikamente zur Blutzuckersenkung ärztlicherseits entsprechend zu reduzieren bzw. ganz abzusetzen. Die Entscheidung hierüber kann allein der Arzt treffen. Das Verhältnis der Nährwertträger (Kohlenhydrate,

---

[*1] *Literatur:* H.-J. Holtmeier: Kochsalzarme Voll- und Schonkost, 2. Aufl., Thieme, Stuttgart 1969. (Diätanweisungen auch für Magen-, Darm-, Leber-, Galle-, Zucker- und Nierenkranke, welche salzarm essen müssen.)

[2] Man versteht unter:
„*streng kochsalzarmer Kost*" = Tageszufuhr an Na^+ und Cl^- (aller Mahlzeiten) bis 17 mäq Na^+ und 17 mäq Cl^-, (s. Anmerkungen hinter den Tageskarten) = $\sim$ 1 g „Salz", „streng Na-arm" bis 17 mäq Na^+/Tag.

„*kochsalzarmer Kost*" = Tageszufuhr bis 51 mäq Na^+ und 51 mäq Cl^- = $\sim$ 3 g „Salz.", „Na-arm" bis 51 mäq Na^+/Tag.

[3] s. auch Holtmeier, H.-J., Diät des übergewichtigen Zuckerkranken, Thieme, Stuttgart 1969.

Fett, Eiweiß und Kalorien zueinander) entspricht hinsichtlich der Behandlung der Übergewichtigkeit von Zuckerkranken den neuesten wissenschaftlichen Erkenntnissen. Dieses Verhältnis spielt bei Zuckerkrankheit, wie bereits gesagt, zur Vorbeugung von Gefäßleiden eine große Rolle. Die nachfolgende *Tabelle* gibt eine Übersicht über unsere

Tabelle 29

Vollkosttageskarten
(s. S. 123)

Kalorien	Eiweiß g	%	Fett g	%	Kohlenhydrate g	%	Broteinheiten (= BE)
800	63	32	18	21	93	47	8 BE
1000	69	28	25	23	118	49	10 BE
1500	89	24	43	27	177	49	15 BE
1900	91	20	60	30	230	50	19 BE

Schonkosttageskarten
(s. S. 195)

Kalorien	Eiweiß g	%	Fett g	%	Kohlenhydrate g	%	Broteinheiten (= BE)
800	56	29	22	25	89	46	7 BE
1000	67	28	29	27	107	45	9 BE
1500	83	23	49	31	165	46	14 BE
1900	95	21	64	32	215	47	18 BE

Nährwertrelationen, sowie die für den Diabetiker wichtigen Angaben der durchschnittlichen Kohlenhydratmengen (in Gramm) bzw. *Broteinheiten* (BE)[1]. Geringe Schwankungen des Kohlenhydratgehaltes einzelner Tageskarten sind ohne Bedeutung, da die Gesamtmenge in so niedrigem Bereich liegt, daß störende Auswirkungen nicht auftreten. Patienten, welche ausschließlich nach *Broteinheiten* (BE)[1] rechnen, finden entsprechende Anmerkungen unter den jeweiligen Tageskarten. Auch Diabetiker sollten zusätzlich Vitamine (s. S. 59 und 60) zu sich nehmen.

Ist die gewünschte Gewichtsabnahme erreicht, wird dem Diabetiker empfohlen, mit Hilfe der Tageskarten die Diät langsam wieder aufzubauen, um unerwünschte Stoffwechselreaktionen zu vermeiden. Man wird also bei Gebrauch der Tageskarten mit 1000 Kalorien zunächst einige Tage 1500, dann 1900 Kalorien usw. zu sich nehmen. Später empfehlen wir die Anschaffung eines Diätbüchleins für Diabetiker, da die Diätvorschriften sich nicht allein durch ein kurzes Übersichtsschema hinreichend wiedergeben lassen.

---

[1] 1 BE = 12 g Kohlenhydrate.

Anweisungen für Magen-, Darm-, Galle- und Leberkranke

Alle Patienten mit Übergewicht, welche gleichzeitig an einer der genannten Erkrankungen leiden, dürfen nur *Schonkostkarten* verwenden (s. S. 195 ff.). Bekanntlich ist Übergewicht *häufige Ursache* von *Gallenleiden*, die sich bessern, wenn die Fettsucht erfolgreich behandelt wird. Besondere Vorsicht ist bei *Leberkranken* erforderlich. Plötzliche und zu rasche Gewichtsabnahme kann zu lebensgefährlichen Stoffwechselstörungen führen. Fettsüchtige haben in einem großen Prozentsatz eine Fettleber, die Vorstufe schwerer Leberleiden, welche zum Tode führen können. Um so wichtiger ist frühzeitige Behandlung der Übergewichtigkeit und später gesunde Ernährung, deren Richtlinien auf S. 39 eingehend dargestellt sind.

Es ist uns gelungen, für die obengenannten Krankheiten eine einheitliche Schonkost zu entwickeln. Eine solche Lösung war möglich, da zur Behandlung von Übergewichtigkeit in der Regel nur Patienten infrage kommen, welche nicht akut erkrankt sind. Auch hier muß der Arzt entscheiden, in welcher Form und zu welchem Zeitpunkt die Kur ablaufen soll. Wir empfehlen stets stufenweise Abmagerung beginnend mit 1900, dann 1500, 1000 Kalorien usw. Es wird abgeraten, Abmagerungskuren noch strenger zu gestalten, wenn bereits die gewünschte Gewichtsabnahme stattfindet. Auch die Schonkostkarten sind so berechnet, daß das Verhältnis der *Nährwertträger* (Kohlenhydrate zu Eiweiß und Fett) den neuesten wissenschaftlichen Erkenntnissen entspricht. Auch Magen- und Darmkranke sollen vorsichtig abmagern und später unsere Richtlinien für gesunde Ernährung oder ein Diätbuch [1] beachten.

---

[1] *Literatur:* W. Brühl: ABC für Leberkranke, 8. Auflage, Thieme, Stuttgart 1969.

H.-J. Holtmeier: Kochsalzarme Schonkost, Thieme, Stuttgart 1960 (Diätanweisungen für Magen-, Darm-, Galle-, Leberkranke, welche salzarm essen müssen).

Die Abmagerungskur

Wichtiges in Schlagzeilen

1. *Körpersubstanz und Körpergewicht* werden *ausschließlich durch Nahrungszufuhr aufrecht erhalten.* Drosselung der Nahrungszufuhr nach vernünftigen Gesichtspunkten führt deshalb immer zur Gewichtsabnahme.

2. Ebenso wie man ohne Nahrung verhungert, *nimmt man bei Unterernährung* (= Abmagerungskur) bestimmt *ab*.

3. Die Abmagerungskur *steht und fällt mit Kalorien* und dem *guten Willen, abnehmen zu wollen*. Kalorie ist jedoch nicht Kalorie. Es ist entscheidend, wer sie liefert. *Eiweißhaltige Nahrungsmittel haben bei Abmagerungsdiät große Vorteile.*

4. *Fettsüchtige*, die *nicht abnehmen* und beteuern, daß sie wenig essen, haben meistens recht; *aber sie essen falsch*, weil sie sich *nicht im Kaloriengehalt* von Nahrungsmitteln *genau auskennen*. (1 Paranuß hat genauso viele Kalorien wie ca. 500 g Gemüse.)

5. Um *1 kg abzumagern* benötige ich 6000 Kalorien an Energieaufwand = *18 Stunden Foxtanz* oder Holzhacken. Durch körperliche Bewegung allein kann man also nicht abmagern, es sei denn, man wird Schwerarbeiter. Aber Schwer- und Schwerstarbeiter haben fast niemals Fettsucht.

6. Die Bedeutung von *körperlicher Bewegung* als „Kreislauftraining" zur Vorbeugung von Infarkten des Herzens usw. bleibt unverändert groß („Schreibtischherz").

7. *Alkohol ist Nahrungs- und Genußmittel und enthält nach Fett die meisten Kalorien* (1 g = 7,1 Kalorien). Er wird vom Magen direkt aufgenommen. Obwohl Alkohol nicht zu Fett umgewandelt und direkt verbrannt wird, hindert er durch rasche Energiebildung andere Nahrungsmittel in Wärmeenergie umgewandelt zu werden und veranlaßt sie zur Fettbildung.
Patienten, welche abends Neigung zum Alkoholgenuß haben und nicht widerstehen können, sollen bis zur Beendigung der Abmagerungskur frühzeitig ein wirksames barbitursäurefreies *Schlafmittel** nehmen, um depressive Stimmungslagen zu betäuben. Diese Methode hat sich gut bewährt. Schlafmittel dämpfen rasch Gelüste und vermitteln ruhigen Schlaf.

---

* z. B. Doroma®, Bayerwerke AG, Leverkusen.

8. Die *Waage* warnt den Gesunden und ist dem Übergewichtigen wichtiges Handwerkszeug bei einer Abmagerungskur. Nimmt man bei einer ausgewählten Diät nicht ab, muß der Speisezettel um weitere 100 bis 200 Kalorien gekürzt werden, oder die nächst niedrige Tagesmenükarte gewählt werden. Nur nicht verzagen!

9. *Appetit* ist oft Gewohnheitssache. Warum noch essen, wenn man satt ist. Anstelle von Zucker Süßstoff (Sachillen® Fa. Bayer, Natreen® Drugofa Köln) benützen.

10. Da jede Art von Abmagerungsdiät eine Form „Unterernährung" und „Vitaminmangelernährung" darstellt, sind stets Gaben von *Vitamintabletten* erforderlich (S. 59 und 60, z. B. *Eunova*®, *Edinol*® usw.).

11. Fisch- und Fleischgerichte kochen, dämpfen, grillen, im Ofen backen, aber selten braten. Dampfkochtöpfe und Pfannen mit Kunststoffbelag sind zu empfehlen! Die Sättigung erfolgt in der Reihenfolge *Fleisch, Milch, Fisch, Eier, grünes Gemüse, Brot*. (Fett sättigt sehr, ist aber nicht für Abmagerungskuren geeignet.) Iß ausreichend zum Frühstück und hungere nicht. Iß ein großes Stück mageres Fleisch oder Quark, um Hunger rasch zu stillen (s. Tageskarten S. 181 bis 188). Eß so oft Du magst, aber keine verbotenen Dinge. Zähle immer Kalorien. Tüchtiges Kauen sättigt auch. Vermeide Süßigkeiten und Aperitifs (1 Whisky = 100 Kalorien).

12. Butter, Margarine, Rahm, Fett und Öle beim Kochen äußerst sparsam verwenden. (Sollen reich an hochungesättigten Fettsäuren sein.) Fett nicht überhitzen!

13. *Wer auswärts ißt soll beachten:*

Als *Vorspeisen* nur Tomatensaft, Grape-fruit oder Muscheln. Gebundene Suppen meiden, nur klare Bouillon und Gemüsesuppen. Das Wichtigste am *Hauptgang* ist ein mageres, großes Stück Fleisch, alles Fett abschneiden, nur grilliert oder gedünstet bestellen. Erlaubt sind auch Geflügel und Fisch, fettarme grüne Gemüse, nur gedämpft, z. B. Karotten, Bohnen, Kohl usw. Gemüse enthalten wenig Kalorien. 1/2 bis 1 Kartoffel erlaubt. Meide alle Soßen, Teigwaren und Reis.

Zum *Nachtisch* frisches Obst. Vermeide Süßigkeiten und Alkoholien.

13. Denke an ausreichend *Bewegung,* Sport und Entspannung, um einer Herzverkleinerung und mangelnden Herzkranzgefäßdurchblutung sowie Auftreten von Herzinfarkt vorzubeugen.

14. Vergiß niemals:

    Fettsucht ist heute gefährlichste Volksseuche.
    Bei 10% Übergewicht sind die Lebenserwartungen um 15%, bei 20% um fast 40% verkürzt.

Tabelle 30

Nährwerttabelle

100 g Nahrungsmittel * enthalten	Kalorien	Eiweiß g	Fett g	Kohlenhydrate g
Fleisch				
Rindfleisch (ohne Fett)	98	21,5	0,9	0,5
Rindfleisch (mager)	123	20,6	3,5	0,6
Rindfleisch (fett)	307	18,9	24,5	0,3
Rindfleisch (mager, gekocht)	182	34,6	4,3	–
Rindfleisch (fett, gekocht)	339	24,1	25,7	0,2
Schmorbraten	197	30,7	7,6	–
Roastbeef gebraten	131	25,5	2,8	–
Kalbfleisch (ohne Fett)	88	19,2	0,8	0,5
Kalbfleisch (mager)	120	21,7	3,1	0,5
Kalbfleisch (fett)	179	19,5	10,5	0,4
Kalbfleisch (mager, gekocht)	161	28,9	4,4	0,5
Kalbfleisch (gedämpft)	106	23,7	1,0	–
Kalbsschnitzel natur	160	22,3	6,0	3,2
Kalbskotelette	123	29,0	11,9	0,3
Kalbsbraten (mager, leicht gebraten)	103	22,8	1,0	–
Schweinefleisch (mager)	143	20,1	6,3	0,4
Schweinefleisch (fett)	389	15,1	35,0	0,3
Schweinefleisch (gekocht)	216	28,5	10,6	0,1
Schweinefleisch (mager, leicht gebraten)	158	25,5	5,7	–

* Nach H. *Schall*, Nahrungsmitteltabelle, J. Ambrosius Barth, Leipzig 1962, Wiss. Tab. *Geigy* A. G., Basel 1960, und eigene Angaben.
„–" bedeutet ohne Gehalt.

100 g Nahrungsmittel enthalten	Kalorien	Eiweiß g	Fett g	Kohlen-hydrate g
Schweinekotelette	250	21,5	16,7	2,1
Schaffleisch (mager)	143	19,9	6,4	0,4
Hammelfleisch (fett)	335	17,0	28,4	0,3
Hammelfleisch (gekocht)	335	25,8	24,4	0,5
Hammelbraten (mager)	145	26,1	4,1	–
Hammelbraten (fett)	280	17,0	22,6	–
Hammelkotelett	187	19,2	11,6	0,8

Innere Organe

Herz vom Rind oder Kalb	167	17,6	10,1	0,3
Hirn vom Kalb	117	9,0	8,6	–
Leber vom Kalb oder Rind	130	19,9	3,7	3,3
Lunge vom Kalb oder Rind	88	15,2	2,5	0,6
Niere vom Kalb oder Rind	119	18,4	4,5	0,4
Zunge vom Kalb oder Rind	229	15,7	17,6	0,1
Kalbshirn (gekocht)	138	10,4	10,2	–
Zunge (geräuchert und gekocht)	239	25,5	14,5	–
Kalbsleber (gebraten)	178	20,1	7,5	6,2
Zunge (gekocht und gebraten)	263	28,2	15,8	–
Ochsenzunge geräuchert und gesalzen	394	24,3	31,6	–

Wild

Fasan i. D.	111	22,3	1,9	0,5
Hase (roh)	107	23,0	1,1	0,5
Hasenbraten	208	47,5	1,4	0,2
Hirsch (roh)	124	20,7	3,9	0,6
Reh (roh)	105	20,8	1,9	0,4
Rehbraten	150	28,2	2,8	2,0
Wildschwein	113	21,6	2,4	0,4

Geflügel

Ente (roh)	128	20,8	4,6	0,4
Ente (gebraten)	312	22,8	23,6	–
Gans (fett)	490	15,9	45,6	0,2
Gans (gebraten, mittelfett)	391	16,0	35,0	–
Huhn i. D. (roh)	125	20,0	4,5	–
Hahnenbraten (mager)	206	38,1	4,9	1,1
Poulet (gebraten)	222	27,0	12,0	..

100 g Nahrungsmittel enthalten	Kalorien	Eiweiß g	Fett g	Kohlen-hydrate g
Backhuhn	109	21,0	2,5	–
Taube (roh)	102	22,1	1,0	0,5
Taube (gebraten)	155	27,4	4,1	1,2
Truthahn (roh)	178	23,7	8,5	0,5
Truthahn (gebraten)	291	21,0	22,0	–
Bratensaft, mager	25	0,7	2,4	–
Bratensaft, fett	178	5,0	16,9	–

Fleischdauerwaren

Schweinefleisch (gesalzen)	173	22,5	8,8	–
Schinken i. D.	335	25,0	25,0	–
Schinken geräuchert u. gesalzen, gekocht	428	25,0	35,0	–
Lachsschinken	140	25,0	4,0	–
Speck durchwachsen	532	14,0	51,0	–

Wurst

Blutwurst	463	13,9	43,6	0,2
Salamiwurst	552	27,2	47,4	–
Bratwurst (mager) u. Wiener Würstchen	177	12,4	13,6	–
Mettwurst	478	19,4	42,8	–
Leberwurst ✗	211	6,9	19,5	0,3
Schinkenwurst	375	12,6	33,7	2,5
Sülzwurst	300	22,6	22,3	–
Jagdwurst	302	15,2	25,8	–

Fische (Fischfleisch)

Flunder (roh)	80– 90	16–18	1–2	–
Flußaal (roh)	180–280	15–20	10–20	–
Flußaal (gekocht)	245	16,7	17,4	3,5
Forelle (roh)	90–120	19–21	1–3	–
Forelle (gekocht)	98	18,5	2,4	–
Hecht (roh)	80–100	17–19	1–2	–
Hecht (gekocht)	86	19,6	0,6	–
Heilbutt (roh)	80–130	19–22	1–4	–
Heilbutt (gekocht)	122	20,5	4,1	–
Hering (roh)	120–260	17–19	5–20	–
Kabeljau (roh)	70 –90	16–18	0–1	–

100 g Nahrungsmittel enthalten	Kalorien	Eiweiß g	Fett g	Kohlenhydrate g
Kabeljau (gekocht)	94	21,8	0,5	–
Kabeljau (gebacken)	215	26,4	10,0	3,3
Karpfen (roh)	80–180	17–19	1–10	–
Karpfen (gekocht)	78	17,2	0,8	–
Makrele (roh)	120–220	17–19	5–25	–
Makrele (gekocht)	149	16,8	6,9	3,8
Schellfisch (roh)	70–90	16–18	0–1	–
Schellfisch (gekocht)	91	21,2	0,4	–
Schellfisch (gebacken)	170	21,3	8,5	–
Schleie (roh)	78	18,0	1,0	–
Schleie (gekocht)	79	17,7	0,7	–
Seezunge (roh)	65	14,6	0,5	–
Seezunge (gekocht)	88	18,1	0,4	2,5
Scholle (roh)	82	16,5	1,5	–
Scholle (gekocht)	90	15,1	2,0	2,3
Scholle (gebraten)	163	17,4	9,1	1,8
Scholle (gebacken)	228	20,1	14,2	3,4
Thunfisch (roh)	111	25,8	0,6	–

Kaltblüter

Austern (Fleisch)	82	9,0	2,0	6,5
Garneele	78	14,9	0,8	2,2
Hummer (Fleisch)	77	14,5	1,8	0,1
Hummer (mit Schale)	30	5,6	0,7	–
Krabbe (Fleisch)	87	15,8	1,3	2,4
Krabbe (mit Schale)	41	7,5	0,6	1,1
Krebs	74	16,0	0,5	1,0
Weinbergschnecke	82	16,3	1,4	0,5

Fischdauerwaren

Aal in Gelee (Fleisch)	236	18,0	17,2	0,5
Aal geräuchert	338	18,7	27,7	1,0
Brathering in Essig (Fleisch)	196	21,8	11,1	0,7
Brathering in Essig (ganzer Fisch)	121	13,5	6,9	0,4
Bismackhering (ganzer Fisch)	133	12,6	8,4	0,8
Bückling (ganzer Fisch)	109	13,0	6,0	–
Hering in Gelee (Fleisch)	224	18,7	15,6	0,7
Hering in Gelee (ganzer Fisch)	124	10,2	8,7	0,4

100 g Nahrungsmittel enthalten	Kalorien	Eiweiß g	Fett g	Kohlen-hydrate g
Kaviar (Dorsch)	106	16,3	2,9	3,0
Kieler Sprotten (Fleisch)	180–300	20,0	7–20	0,8
Lachs (Salm) geräuchert (Fleisch)	195	23,3	10,6	0,2
Matjeshering (ganzer Fisch)	134	15,8	7,4	–
Matjesfilet	166	19,5	9,2	–
Ölsardinen (Fleisch)	237	23,9	14,4	1,3
Ölsardinen (ganzer Fisch)	185	18,8	11,2	1,0
Sardellen (Fleisch)	142	26,5	3,3	0,7
Sardellen (ganzer Fisch)	116	21,6	2,7	0,6
Salzhering	230	21,0	11,3	9,5
Thunfisch (in Öl, Fleisch)	274	27,2	17,3	0,3

Eier, Eierspeisen

1 Hühnerei (i. D. 57 g)	87	7,0	6,1	0,3
1 Eiweiß (i. D. 30,6 g)	17	3,9	0,1	0,2
1 Eigelb (i. D. 19,1 g)	70	3,1	6,1	0,1
Hühnerei (100 g) (ohne Schale)	175	14,1	12,3	0,6
Eigelb (100 g)	362	16,1	31,7	0,3
Eiweiß (100 g)	58	12,8	0,3	0,7
Spiegeleier	213	13,8	16,8	–
Rührei (Ei, Fett)	198	9,8	16,7	0,5
Omelette (Ei, Fett)	256	11,0	21,0	3,7

Milch und Milchprodukte

Kuhmilch (Molkerei)	61	3,4	3,0	4,8
Magermilch (Zentrifuge)	37	3,7	0,2	4,8
Buttermilch	35	3,7	0,5	3,7
Sauermilch, Dickmilch	64	3,3	3,3	4,2
Schlagrahm (30%/o Fett)	302	2,7	30,0	3,0
Kaffeerahm (10%/o Fett)	124	3,5	10,0	4,0
Rahm, sauer	216	3,5	20,0	3,1
Joghurt, einfach	56	3,3	2,8	3,9
Quark (0,8%/o Fett)	98	17,2	1,2	4,0
Quark (0,1%/o Fett)	90	17,6	0,1	4,1
Kondensierte Milch, ohne Zucker	164	8,0	9,3	10,9

Käse

Briekäse 50%/o F. i. T.	405	24,3	32,0	1,0
Camembertkäse 45%/o F. i. T.	285	23,0	20,3	2,2

100 g Nahrungsmittel enthalten	Kalorien	Eiweiß g	Fett g	Kohlen-hydrate g
Emmentaler 45% F. i. T.	384	27,5	28,3	2,2
Gervais 60% F. i. T.	438	19,6	37,8	1,4
Limburger 20% F. i. T.	200	27,0	7,5	3,1
Parmesan	400	36,3	27,4	2,0
Schweizerkäse 45% F. i. T.	384	27,5	28,3	2,2
Roquefort	390	21,7	33,2	1,0
Harzer u. Mainzer 10% F. i. T.	201	39,0	2,7	4,0

Fette und Öle

Butter (Süßrahm)	750	0,7	80,0	0,8
Butterschmalz	903	0,1	97,0	0,1
Gänseschmalz	906	0,5	97,2	–
Margarine	748	0,5	80,0	0,4
Kokosfett, Palmin	928	–	99,8	–
Schweineschmalz	925	0,3	99,5	–
Öl i. D.	917	–	98,6	–

Mehl-, Teig- und Backwaren

Weizenmehl (fein)	354	10,7	1,7	71,7
Roggenmehl i. D. (ohne Backschrot)	349	7,5	1,2	74,9
Haferflocken	392	16,3	5,7	66,3
Reis (poliert)	356	7,9	0,5	77,8
Weizengrieß	352	9,4	0,2	75,9
Kartoffelstärke	335	0,9	0,1	80,7
Weizenstärke	352	1,1	0,2	84,1
Maisstärke	364	0,4	0,1	87,4
Panierbrösel	320	7,2	0,5	69,8
Gelatine	375	91,4	0,1	–
Vollkornbrot, Pumpernickel	251	8,1	0,9	51,0
Roggenmischbrot	251	6,3	0,9	52,9
Weißbrot	243	8,2	1,2	48,0
Brötchen	270	6,8	0,5	57,8
Knäckebrot, Sorte D.	352	10,7	2,3	70,0
Zwieback, Toast	374	9,9	2,6	75,5
Leibnitzkeks	428	7,2	10,4	73,6
Biskuit	381	8,8	4,5	74,0
Makkaroni, Suppeneinlagen	360	9,6	1,0	75,9
Eiernudeln	370	10,6	2,9	73,0
Wassernudeln	341	10,0	0,7	72,2

100 g Nahrungsmittel enthalten	Kalorien	Eiweiß g	Fett g	Kohlenhydrate g
Zucker und Süßigkeiten				
Kochzucker	410	–	–	99,8
1 Würfelzucker (5 g)	20	–	–	5,0
Traubenzucker	405	–	–	99,0
Süßstoff	keinen Nährwert			
Blütenhonig	384	0,4	–	31,0
Marmelade i. D.	274	0,7	–	65,2
Gelee i. D.	312	0,3	–	74,7
Speiseschokolade, süß	548	4,5	29,0	63,1
Milchkaramellen	440	3,0	13,0	78,0
Fruchtbonbons	400	0,3	0,1	96,9
Marzipan	495	9,3	28,5	46,7
Makronen	485	11,1	23,9	53,0
Obst				
Ananas (ganze Frucht)	39	0,3	–	8,8
Ananas (Fruchtfleisch)	62	0,5	–	13,9
Äpfel (ganze Frucht)	58	0,4	–	13,0
Äpfel (Fruchtfleisch)	59	0,4	–	13,3
Aprikosen (ganze Frucht)	50	0,9	–	10,5
Aprikosen (Fruchtfleisch)	54	0,9	–	11,1
Bananen (ganze Frucht)	68	0,9	–	15,5
Bananen (Fruchtfleisch)	100	1,3	–	22,8
Birnen (ganze Frucht)	56	0,4	–	13,0
Birnen (Fruchtfleisch)	59	0,4	–	13,6
Birnen (in Büchsen, gesüßt)	68	0,2	0,1	18,4
Brombeeren (frisch)	56	1,2	1,1	11,9
Brombeeren (gesüßt, in Büchsen)	85	0,7	0,2	19,0
Erdbeeren (frisch)	37	0,8	0,6	8,1
Erdbeeren (in Büchsen, gesüßt)	116	0,5	0,2	28,0
Grape-fruit (ganze Frucht)	36	0,6	–	3,4
Grape-fruit (Fruchtfleisch)	45	0,8	–	4,7
Heidelbeeren (frisch)	56	0,8	–	12,1
Heidelbeeren (in Büchsen, gesüßt)	109	0,4	0,4	26,0
Himbeeren	66	1,1	0,6	14,4
Himbeeren (in Büchsen, gesüßt)	119	0,6	0,5	28,0
Johannisbeeren	58	1,4	0,4	13,9

100 g Nahrungsmittel enthalten	Kalorien	Eiweiß g	Fett g	Kohlen-hydrate g
Kirschen	60	1,1	0,4	14,6
Kirschen (in Büchsen, gesüßt)	88	0,6	0,1	20,8
Mandarinen	44	0,8	0,3	10,9
Orangen (frisch)	45	0,9	0,2	11,3
Pfirsiche (frisch)	47	0,8	0,2	11,8
Pfirsiche (in Büchsen, gesüßt)	68	0,4	0,1	18,2
Pflaumen (frisch)	50	0,7	0,2	12,9
Pflaumen (in Büchsen, gesüßt)	76	0,4	0,1	20,4
Preiselbeeren	45	0,7	0,1	12,0
Quitten	52	0,3	–	14,1
Rosinen	268	2,3	0,5	71,2
Stachelbeeren	35	0,8	0,5	8,3
Trauben	68	0,8	0,4	16,7
Wassermelonen	28	0,5	0,2	6,9
Oliven, mariniert	172	0,7	14,3	8,9

Trockenobst

getrocknetes Obst i. D.	285	2,0	1,0	63,9
Aprikosen (ohne Kerne)	258	3,9	0,4	56,0
Zwetschgen (mit Kernen)	230	1,9	0,5	51,4
Feigen	270	3,3	1,3	58,8
Datteln (mit Kernen)	315	1,9	0,6	72,2

Nüsse

Erdnüsse, geröstet	560	30,6	46,1	18,2
Haselnüsse	671	12,7	60,9	18,0
Mandeln	596	18,6	54,1	19,6
Walnüsse	654	15,0	64,4	15,6

Gemüse und Pilze

Artischocken	40	2,0	0,1	7,5
Blumenkohl	32	2,5	0,3	4,6
Bohnen (Stangen)	38	2,6	0,2	6,4
Buschbohnen	25	1,8	0,2	3,9
Brunnenkresse	11	1,5	0,5	2,9
Champignon	33	4,9	0,2	3,6
Chicorée	19	1,8	0,2	8,5

100 g Nahrungsmittel enthalten	Kalorien	Eiweiß g	Fett g	Kohlenhydrate g
Erbsen frisch, grün	83	6,6	0,5	12,5
Erbsen, konserviert	50	3,6	0,2	8,4
Endivien	25	1,3	0,5	3,6
Feldsalat	23	2,1	0,4	2,7
Fenchel	58	2,6	0,2	11,2
Gelbe Rüben	45	1,2	0,3	9,1
Gurke	8	0,6	0,3	1,4
Kohlrabiknollen	35	2,5	0,1	5,8
Kopfsalat	16	1,4	0,3	2,0
Kürbis	32	1,1	0,1	6,5
Lauch	36	2,4	0,4	5,5
Melone	30	0,8	0,1	6,4
Meerrettich	80	2,7	0,4	15,9
Mangold	26	2,5	0,4	2,8
Paprika (frisch)	38	1,5	1,0	5,4
Pfifferling	30	2,6	0,4	3,8
Rhabarber	16	0,7	0,1	3,0
Rettich	43	1,9	0,1	8,4
Radieschen	22	1,2	0,2	3,8
Rote Beete	34	1,3	0,1	6,8
Rotkohl	29	1,7	0,2	4,8
Rosenkohl	54	5,3	0,5	6,7
Sauerkraut	25	1,4	0,3	4,0
Schwarzwurzeln	69	1,0	0,5	14,8
Sellerie (Knollen)	45	1,4	0,3	8,8
Spargel	19	2,0	0,1	2,4
Spinat	20	2,3	0,3	2,0
Tomate	26	1,0	0,2	4,0
Tomatenpurée (Kons.)	95	5,4	–	14,6
Weißkohl	25	1,5	0,2	4,2
Wirsing	36	2,7	0,5	5,0
Zuckererbsen	33	3,4	0,4	3,7
Zwiebel	45	1,3	0,1	9,4

Hülsenfrüchte

Linsen	341	26,0	1,9	52,8
Erbsen, gelb	330	23,4	1,9	52,7
Puffbohnen, weiß	315	25,7	1,7	47,3
Sojabohne, gelb	428	33,7	19,2	27,1

100 g Nahrungsmittel enthalten	Kalorien	Eiweiß g	Fett g	Kohlen-hydrate g
Kartoffeln und Kartoffelgerichte				
Kartoffeln (geschält)	96	2,0	0,2	20,9
Kartoffeln (mit Schale)	86	1,8	0,2	18,6
Kartoffeln (gedämpft)	166	3,2	4,8	26,2
Kartoffeln (geröstet)	211	2,7	9,7	27,0
Pellkartoffeln (frisch), gepellt	72	1,5	0,2	15,7

GETRÄNKE

	Kalorien	Eiweiß g	Fett g	Kohlen-hydrate g
Obstsäfte				
Ananassaft (in Büchsen)	49	0,3	0,1	13,0
Apfelsaft (frisch) und Süßmost	50	0,1	–	13,0
Grape-fruitsaft (frisch)	36	0,4	0,1	10,0
Himbeersaft (frisch)	45	0,2	–	11,0
Orangensaft (frisch)	49	0,6	0,1	12,9
Traubensaft	67	0,4	–	18,0
Obstweine				
Apfelwein (Most)	43	–	–	0,6
Johannisbeerwein	78	–	–	0,1
Traubenweine				
Weißweine, deutsche i. D.	60	–	–	0,1
Rotweine, deutsche i. D.	65	–	–	0,1
Südweine				
Madeira	118	–	–	3,0
Malaga	163	–	–	18,3
Marsala	102	–	–	3,3
Portwein	141	–	–	6,0
Wermutwein	114	–	–	10,1

100 g Nahrungsmittel enthalten	Kalorien	Eiweiß g	Fett g	Kohlenhydrate g
Sekt				
mittel	93	–	–	4,01
trocken	80	–	–	0,53
süß	110	–	–	10,95
Branntweine				
gewöhnlicher Trinkbranntwein	266	–	–	–
Kirschengeist	336	–	–	–
Kognak	336	–	–	–
Weinbrand	220	–	–	–
Zwetschengeist	294	–	–	–
Rum	371	–	–	–
Whisky	343	–	–	–
Liköre				
Absinth, herb	337	–	–	–
Curaçao	414	–	–	28,5
Kümmel	302	–	–	31,2
Sherry Brandy	258	–	–	19,3
Eierkognak	247	–	–	20,6
Bier				
Schankbier	45	0,8	–	4,3
Exportbier	57	0,7	–	5,0
Bockbier	66	0,7	–	6,9
Weißbier	35	0,3	–	2,4
Nährbier	55	0,6	–	10,3
Coca-Cola	45	–	–	11,3
Limonaden i. D.	48	–	–	12,0
Bohnenkaffee	0	–	–	–
Tee (schwarz, Pfefferminz, Hagebutten usw.)	0	–	–	–

Tabelle 31. *Gewürze*

Frische Kräuter und Suppengrün* erlaubt bei:

Vollkost	Schonkost
Borretsch	Basilikum
Basilikum	Bohnenkraut
Bohnenkraut / Beifuß	Beifuß
Dill / Estragon	Dill
Karotten	Estragon
Knoblauch	Karotten
Liebstöckel	Liebstöckel
Petersilie / Porrée	Petersilie
Rosmarin / Salbei	Rosmarin
Sellerie	Salbei
Schnittlauch	Sellerie
Thymian	Thymian
Zitronenmelisse	Zitronenmelisse
Zwiebel	

Getrocknete in- und ausländische Gewürze* erlaubt bei:

Vollkost	Schonkost
Curry	Curry
Gewürznelken	Gewürznelken
Ingwer, ganz und gemahlen	Ingwer
Knoblauch, Puder	Lorbeerblätter
Kümmel	Majoran
Lorbeerblätter	Muskatnuß, gemahlen
Majoran	Paprika, gemahlen (nur in Spuren)
Muskatnuß, gemahlen	Pfeffer, gemahlen (nur in Spuren)
Paprika, gemahlen	Thymian, gemahlen
Pfeffer, gemahlen und Körner	Vanillestangen
Pfefferschote	Wacholderbeeren
Senf, gemahlen	Zimt (Stange und gemahlen)
Thymian, gemahlen	
Vanillestangen	
Wacholderbeeren	
Zimt (Stange und gemahlen)	
Zwiebelpuder	

Säuerliche Würzmittel, Süßmittel* erlaubt bei:

Vollkost	Schonkost
Kräuteressig	Kräuteressig
Weinessig	Weinessig
Zitrone (Saft und Schale)	Zitrone (Saft und Schale)
Saccharin	Saccharin

* zum Würzen in kleinen Mengen frei verwendbar

ERLÄUTERUNGEN ZUR MASSTABELLE

Der Erfolg einer Abmagerungsdiät hängt davon ab, die tägliche Nahrung *konsequent* einzuschränken. Leider ist dies ohne genaues Abwiegen nicht möglich. (Bereits 1 Teelöffel Öl enthält ca. 20 Kalorien.)

Ohne Fleiß keinen Preis,
Ohne Waage keine Gewichtsabnahme

Wir wissen, wie unangenehm diese Bitte ist. Nach kurzer Zeit gewinnt man erfahrungsgemäß solche Übung, daß die Herstellung der Diät nicht mehr lästig wirkt. *Denken Sie stets daran, wie wichtig der Erfolg dieser Kur für Ihre Gesundheit ist.* Um das Abwiegen so weit wie möglich zu erleichtern, gibt die folgende Tabelle einige praktische, küchentechnische Hinweise. Aber unsere Vergleiche sind ungenau, da weder Teller, Tassen noch Geschirr einheitlich hergestellt sind. Man kann diese Tabelle nur gebrauchen, wenn sich der Betreffende überzeugt hat, ob unsere Angaben mit seiner Geschirrform übereinstimmen. Zur Not empfehlen wir, unsere Tabelle sinngemäß abzuändern.

Tabelle 32 *(Maßtabelle)*

Nahrungsmittel	Menge	entspricht ca.
Bienenhonig	10 g	= 1 Teelöffel
Bohnenkaffee	10 g	= 60 Bohnen oder ca. 2 Teelöffel gemahlen
Gelatine	2 g	= 1 Blatt
	3 g	= 1½ Blatt
Kochsalz	0,25 g	= 1 kleine Prise
	0,50 g	= 1 Prise
	1,00 g	= 1 kleine Messerspitze
	1,50 g	= 1 Messerspitze
Maizena	5 g	= 1 Teelöffel (leicht gehäuft)
Malzkaffee	5 g	= 1 Teelöffel gehäuft
Marmelade	10 g	= 1 Teelöffel
Mehl	2 g	= ¼ Teelöffel gestrichen
	3 g	= ½ Teelöffel gestrichen
	5 g	= 1 Teelöffel gestrichen

Tabelle 32 *(Maßtabelle)*

Nahrungsmittel	Menge	entspricht ca.
Milch	10 g	= 2 Teelöffel
Öl	1 g	= $1/2$ Teelöffel
	2 g	= 1 Teelöffel
	3 g	= $1^{1}/_{2}$ Teelöffel
	4 g	= 2 Teelöffel
	5 g	= $2^{1}/_{2}$ Teelöffel
	7 g	= $3^{1}/_{2}$ Teelöffel
	10 g	= 5 Teelöffel
Rotwein	10 g	= 2 Teelöffel
Sahne	10 g	= 1 Eßlöffel
Salate	30–50 g	= 1 kleiner Glasteller
Tee (schwarz)	1 g	= 1 Teelöffel
Weißwein	10 g	= 2 Teelöffel
Joghurt	180–200 g	= 1 Becher
	150 g	= $3/4$ Becher
	90–100 g	= $1/2$ Becher
Zucker	5 g	= 1 Teelöffel gestrichen
	10 g	= 2 Teelöffel gestrichen

Inhalt eines Suppentellers	ca. 250 g (ccm)
Inhalt einer Tasse	ca. 150 g (ccm)
Inhalt eines Weinglases	ca. 90 g (ccm)
Inhalt eines Wasserglases	ca. 150 g (ccm)
Inhalt eines Teelöffels Milch oder Wasser	ca. 5 g (ccm)
Inhalt eines Eßlöffels Milch oder Wasser	ca. 15 g (ccm)

Erläuterungen zu Maßangaben in den Tageskarten

1 mäq (mval) = Milliäquivalent (Äquivalentgewicht in mg)
1 mg = 1 Milligramm
1 g = 1 Gramm
1 ccm = 1 Kubikzentimeter (= 1 cm^3 = 1 ml)
Na$^+$ (Natrium) 1 mäq = 23   mg
Cl$^-$ (Chlorid)   1 mäq = 35,5 mg
K$^+$ (Kalium)   1 mäq = 39   mg
Ca^{++} (Calcium) 1 mäq = 20   mg
NaCl = Kochsalz (58,5 mg = 1 mäq Na$^+$ + 1 mäq Cl$^-$)
1 g NaCl = 17,11 mäq Na$^+$ und 17,11 mäq Cl$^-$
2 g NaCl = 34,22 mäq Na$^+$ und 34,22 mäq Cl$^-$ usw.
Vitamin A und D wird in I. E. (Internationale Einheiten) berechnet
1 BE = 1 Broteinheit (= 12 g Kohlenhydrate)

Kostanweisungen

Die erwünschten Mahlzeiten lassen sich leicht an Hand des *Sachregisters für Nahrungsmittel* auf Seite 254 ermitteln.

Die Abmagerungskur ist *nur von Erfolg*, wenn die Kostvorschläge konsequent eingehalten werden und keinerlei Nahrung, Süßigkeiten, Alkoholien, *auch kein Obst* zusätzlich verzehrt werden. Die Mahlzeiten der einzelnen Tageskarten lassen sich *nicht untereinander* austauschen, da sonst die gesamten ernährungsphysiologischen Berechnungen hinfällig werden und der Erfolg der Abmagerungskur in Frage gestellt ist.

Schonkost-Tagesmenükarten für Magen-, Darm-, Leber-, Galle-, Herz- und Zuckerkranke beginnen auf Seite 195

Bei Verwendung von *Teflon*-beschichteten *Pfannen* (Gebrauch ohne Fett möglich) kann der Kaloriengehalt der Gerichte noch reduziert werden (s. S. 81)

Vergessen Sie nicht, *täglich* ein *Multivitamin-Mineralpräparat* zu nehmen (s. S. 59).

Wenn Sie anstelle normaler Butter oder Margarine „*fettarme Margarine*" (s. S. 75) als *Brotaufstrich* nehmen, sparen Sie weitere Kalorien (nicht zum Braten oder Backen geeignet).

1900 Kalorien (Vollkost)

Frühstück

50 g Roggenbrot, 50 g Weißbrot, 10 g Butter oder hochwertige Margarine, 10 g Marmelade oder Bienenhonig (ca. 1 Teelöffel), 1 Ei (3–4 Min. kochen), 5 g Malzkaffee (oder 10 g Bohnenkaffee oder 1 g Tee), 100 g Äpfel, frisch (zum I. Frühstück oder II. Frühstück).

Mittagessen

Orangensaft: 100 ccm (frisch oder aus Dosen, ungezuckert.)

Kalbssteak mit Kräuterbutter: 125 g Kalbfleisch, 10 g Butter oder hochwertige Margarine, 2 g Öl (ca. 1 Teelöffel), Gewürze: Pfeffer, Paprika, Schnittlauch, Dill, Petersilie. – Das Schnitzelfleisch klopfen, würzen und mit Öl bestreichen und grillen. Die kalte Butter oder hochwertige Margarine mit den genannten feingehackten Kräutern mischen, formen und vor dem Servieren auf das Steak geben.

Tomatensalat: 200 g Tomaten, 10 g Zwiebeln, 2 g Öl (ca. 1 Teelöffel), Gewürze: Essig, Pfeffer, Schnittlauch. – Tomaten in feine Scheiben schneiden, mit den feingehackten Zwiebeln und den angegebenen Zutaten anmachen, gut durchziehen lassen und mit Schnittlauch bestreuen.

Schwenkkartoffeln: 150 g Kartoffeln, 10 g Butter oder hochwertige Margarine, Petersilie, Pfeffer. – Würfelig geschnittene Kartoffeln garkochen. Butter oder hochwertige Margarine erhitzen und die Kartoffeln darin schwenken. Mit etwas Pfeffer abschmecken und mit Petersilie bestreuen.

Obst: 100 g Weintrauben (im Winter: 150 g Birnenkompott).

Wenn erlaubt: 1 g Kochsalz (1 kleine Messerspitze).

Abendessen

Geflügelsalat: 100 g Huhnfleisch, weiß, 50 g Ananas (Dose, ungezuckert), 2 g Öl (ca. 1 Teelöffel), Gewürze: Zitronensaft, Pfeffer, Petersilie. – Das gekochte, haut- und fettfreie Huhnfleisch in Würfel schneiden, die kleingeschnittene Ananas untermischen und mit Öl, Zitronensaft, Pfeffer und Petersilie abschmecken.

Feldsalat: 50 g Feldsalat, 2 g Öl (ca. 1 Teelöffel), im Winter 4 g Öl (ca. 2 Teelöffel), Gewürze: Essig, Pfeffer. – Den verlesenen, gewaschenen Feldsalat mit Essig, Öl und Pfeffer anmachen.

Weißbrot: 100 g (für Toast).

Butter oder hochwertige Margarine: 10 g.

Käse: 25 g Emmentaler.

Obst: 200 g Erdbeeren, frisch (im Winter 100 g Grape-fruit), 10 g Zucker (ca. 2 Teelöffel, gestrichen), 50 ccm Milch. – Die Erdbeeren zuckern und mit der Milch übergießen.

Wenn erlaubt: 0,5 g Kochsalz (1 Prise).

Bemerkungen für den Arzt: Tageszufuhr ca. an Na = 57,8 mäq, Cl = 54,0 mäq, K = 87,4 mäq, Ca = 36,1 mäq, Eiweiß = 89,1 g, Fett = 60,2 g, Kohlehydrate = 226,7 g, Kalorien = 1890. (Winter: 86 g Eiweiß, 68,9 g Fett, 212,5 g Kh, 1908 Kal.) Der aus dem Na-Gehalt errechnete „Kochsalzgehalt" entspricht ca. 3,4 g Na Cl. Wenn ärztlich erlaubt, können nachträglich 1,5 g Kochsalz auf die fertigen Gerichte gestreut werden. Dann entspricht die Gesamtkochsalzzufuhr ca. 4,9 g Na Cl. *Tageszufuhr an Vitaminen:* A = 6506 I. E., B_1 = 1,14 mg, B_2 = 1,34 mg. C = 263,6 mg. (Winter: A = 6601 I. E., B_1 = 1,08 mg, B_2 = 1,17 mg, C = 184,70 mg).   BE 19

1900 Kalorien (Vollkost)

Frühstück

50 g Knäckebrot, 50 g Roggenbrot, 10 g Butter oder hochwertige Margarine, 10 g Bienenhonig (ca. 1 Teelöffel), 50 g Quark (mit Schnittlauch und [wenn erlaubt] 0,25 g Kochsalz [1 kleine Prise] abgeschmeckt), 1 g Tee (oder 5 g Malz- oder 10 g Bohnenkaffee), 100 g Birnen, frisch.

Mittagessen

Chicoréerohkost: 100 g Chicorée, 10 g Rahm (1 Eßlöffel), Zitronensaft, Petersilie. – Den gewaschenen Chicorée in Streifen schneiden, mit Rahm, Zitronensaft und Petersilie anmachen.

Paprikagoulasch: 125 g Rindfleisch, 5 g Öl (ca. 2½ Teelöffel), 20 g Zwiebeln, 20 g Paprikaschote, frisch, Gewürze: Paprika, Pfeffer, 1 Tropfen Zitronensaft. – Fleisch in Würfel schneiden, mit Paprika und Pfeffer bestreuen und im Öl anbraten. Dünne Zwiebelscheiben und in Streifen geschnittene Paprikaschote zugeben und kurz mitbraten. Mit etwas Flüssigkeit aufgießen und garschmoren lassen. Mit Zitronensaft abschmecken.

Risotto: 50 g Reis, 10 g Butter, 10 g Zwiebeln, Curry. – Reis und Zwiebeln in der erhitzten Butter anschwenken. Mit 200 ccm heißem Wasser aufgießen und in einem gut verschlossenen Topf 16–20 Min. garquellen lassen. Mit Curry abschmecken.

Kopfsalat: 50 g Kopfsalat (1 kleiner Glasteller), 2 g Öl (ca. 1 Teelöffel), Gewürze: versch. Kräuter, Essig, Pfeffer. – Den gewaschenen, zerpflückten Kopfsalat mit den genannten Zutaten anmachen.

Orangensalat: 150 g Orange (ganze Frucht), 10 g Zucker (ca. 2 Teelöffel), Zitronensaft. – Die Orange in feine Scheiben schneiden, mit Zucker bestreuen und etwas Zitronensaft beträufeln.

Wenn erlaubt: 1,5 g Kochsalz (1 Messerspitze).

Abendessen

Kalbshirn, gebacken: 150 g Kalbshirn, ½ Ei, 10 g Butter oder hochwertige Margarine, Gewürze: Petersilie, Lorbeer, Pfefferkörner. – Kalbshirn wässern, enthäuten und mit Lorbeerblatt und Pfefferkörnern blanchieren, in Scheiben schneiden, Hirn kurz in Butter schwenken, ½ Ei dazugeben, stokken lassen und mit Petersilie bestreuen.

Spargel- und Feldsalat: 50 g Spargel, 30 g Feldsalat (1 kleiner Glasteller), 5 g Öl (ca. 2½ Teelöffel), Gewürze: Essig, Pfeffer, Schnittlauch. – Den gekochten Spargel und den verlesenen, gewaschenen Feldsalat mit einer aus den Zutaten hergestellten Salatsoße anmachen.

Petersilienkartoffeln: 150 g Kartoffeln, 10 g Butter oder hochwertige Margarine, Petersilie. – Die gekochten Kartoffeln in Butter oder hochwertiger Margarine schwenken und mit reichlich Petersilie bestreuen.

Aprikosenkompott: 200 g Aprikosen, frisch (im Winter Dunstaprikosen), 20 g Zucker (ca. 4 Teelöffel, gestrichen). – Die entkernten Aprikosen mit dem Zucker in wenig Wasser gardünsten.

Wenn erlaubt: 1 g Kochsalz (1 kleine Messerspitze).

Bemerkungen für den Arzt: Tageszufuhr ca. an Na = 28,1 mäq, Cl = 27,0 mäq, K = 99,1 mäq, Ca = 20,1 mäq, Eiweiß = 77,1 g, Fett = 58,3 g, Kohlehydrate = 251,1 g, Kalorien = 1876. Der aus dem Na-Gehalt errechnete „Kochsalzgehalt" entspricht ca. 1,64 g Na Cl. Wenn ärztlich erlaubt, können nachträglich 2,75 g Kochsalz auf die fertigen Gerichte gestreut werden. Dann entspricht die Gesamtkochsalzzufuhr ca. 4,4 g Na Cl. *Tageszufuhr an Vitaminen:* A = 10 026 I. E., B_1 = 0,95 mg, B_2 = 0,99 mg, C = 180,41 mg.

BE 21

1900 Kalorien (Vollkost)

Frühstück

50 g Weißbrot (für Toast), 50 g Roggenbrot (oder Grau- oder Vollkornbrot), 15 g Butter oder hochwertige Margarine, 10 g Marmelade oder Bienenhonig (ca. 1 Teelöffel), 40 g Kalbsbraten, 5 g Malzkaffee (oder 10 g Bohnenkaffee oder 1 g Tee), 200 g Pfirsich (ganze Frucht) (zum Frühstück oder als Zwischenmahlzeit, im Winter 130 g Dunstpfirsiche).

Mittagessen

Tomatensaft: 100 ccm Tomatensaft (aus Büchsen).

Paprikaschote mit Fleischfüllung: 150 g Paprikaschote, 125 g Rindfleisch (gemahlen), 1/2 Ei, 10 g Zwiebeln, 5 g Öl (ca. 2 1/2 Teelöffel), Gewürze: Pfeffer, Paprika, Curry, Petersilie, Semmelmehl. – Das gemahlene Rindfleisch mit dem 1/2 Ei, die in etwas Öl angeschwitzten Zwiebeln und Petersilie, Semmelmehl und den Gewürzen gut mischen. Das obere Viertel der Paprikaschote abschneiden, Samenkörner entfernen und Schote gut waschen. In die so vorbereitete Schote die Fleischmasse einfüllen und mit dem abgeschnittenen Viertel zudecken. – In Öl anbraten und mit etwas Flüssigkeit zugedeckt gardünsten.

Kartoffelpüree: 150 g Kartoffeln, 50 ccm Milch, 5 g Butter oder hochwertige Margarine, Gewürze: Muskat. – Die gekochten Kartoffeln heiß passieren, mit der heißen Milch durchschlagen, Butter dazugeben und evtl. mit Muskat abschmecken.

Chicoréesalat: 100 g Chicorée, 10 g Rahm (1 Eßlöffel), Gewürze: Zitronensaft, Petersilie. – Chicorée in Streifen schneiden, waschen und mit Rahm, Zitronensaft und Petersilie anmachen.

Apfelkompott: 150 g Äpfel, 10 g Zucker (ca. 2 Teelöffel, gestrichen), Zitronensaft, Zitronenschale. – Die geschälten Apfelstücke mit dem Zucker und Zitronenschale in wenig Wasser gardünsten, mit Zitronensaft abschmecken. Wenn erlaubt: 1 g Kochsalz (1 kleine Messerspitze).

Abendessen

Omelette mit Champignon: 2 Eier, 3 g Öl (ca. 1 1/2 Teelöffel), 200 g Champignon, 5 g Butter oder hochwertige Margarine (im Winter 10 g), Gewürze: Pfeffer, Petersilie. – Die geputzten, in feine Scheiben geschnittenen Champignons mit der Butter gardünsten. Eier verschlagen und im Öl backen. – Mit Petersilie bestreuen und mit den Champignons servieren.

Kopfsalat: 50 g Kopfsalat (1 kleiner Glasteller), 3 g Öl (ca. 1 1/2 Teelöffel), Gewürze: Zitronensaft, Pfeffer, Kräuter. – Den zerpflückten, gewaschenen Kopfsalat mit einer aus den Zutaten hergestellten Salatsoße anmachen.

Petersilienkartoffeln: 150 g Kartoffeln (im Winter 10 g Butter oder hochwertige Margarine), Gewürze: Pfeffer, Petersilie. – Kartoffelstücke garkochen, mit etwas Pfeffer würzen und mit reichlich Petersilie bestreuen..

Obst: 200 g Heidelbeeren (im Winter 150 g Banane mit Schale), 50 ccm Milch, 10 g Zucker (ca. 2 Teelöffel, gestrichen). – Heidelbeeren zuckern und mit Milch übergießen.

Wenn erlaubt: 1 g Kochsalz (1 kleine Messerspitze).

Bemerkungen für den Arzt: Tageszufuhr ca. an Na = 41,6 mäq, Cl = 38,7 mäq, K = 117,8 mäq, Ca = 24,9 mäq, Eiweiß = 91,2 g, Fett = 57,8 g, Kohlehydrate = 245,1 g, Kalorien = 1891. Der aus dem Na-Gehalt errechnete „Kochsalzgehalt" entspricht ca. 2,4 g Na Cl. Wenn ärztlich erlaubt, können nachträglich 2 g Kochsalz auf die fertigen Gerichte gestreut werden. Dann entspricht die Gesamtkochsalzzufuhr ca. 4,4 g Na Cl. *Tageszufuhr an Vitaminen:* A = 11 044 I. E., B_1 = 1,58 mg, B_2 = 1,67 mg, C = 332,7 mg. BE 20,5

1900 Kalorien (Vollkost)

Frühstück

50 g Vollkornbrot (oder Graubrot), 50 g Weißbrot (oder Toast), 15 g Butter oder hochwertige Margarine, 15 g Käse (Streichkäse, 20% F.i.T.), 10 g Bienenhonig oder Marmelade (ca. 1 Teelöffel), 1 g Tee (oder 10 g Bohnen- oder 5 g Malzkaffee), 100 g Himbeeren, frisch (im Winter 100 g Mandarinen).

Mittagessen

Möhrenrohkost: 150 g Möhren, Gewürze: Zitronensaft, Petersilie. – Die geschälten Möhren fein raffeln und mit Zitronensaft abschmecken. Auf einem Salatblatt anrichten und mit Petersilie bestreuen.

Lendensteak, gebraten: 125 g Rindfleisch, 10 g Zwiebeln, 100 ccm Bouillon, 3 g Öl (ca. 1½ Teelöffel), Gewürze: Pfeffer, Paprika. – 125 g von einer gut abgelegenen Ochsenlende abschneiden, mit Pfeffer und Paprika einreiben und in dem erhitzten Öl mit den Zwiebeln gut anbraten. Mit Bouillon aufgießen und in der Röhre garen.

Wirsing: 200 g Wirsing, 10 g Zwiebeln, Gewürze: Muskat, Pfeffer, Kümmel. – Den geputzten Wirsing blanchieren und durch den Fleischwolf drehen. – Die feingehackten oder geriebenen Zwiebeln unter den Wirsing geben, mit etwas Gemüsebrühe aufgießen und mit Pfeffer und Muskat (oder Kümmel) abschmecken.

Schloßkartoffeln: 150 g Kartoffeln, 5 g Öl (ca. 2½ Teelöffel). – Die geschälten und etwas gleichmäßig geschnittenen Kartoffeln halb weichkochen, gut abschütten und anschließend in heißem Öl langsam von allen Seiten garbraten.

Bananenquark: 80 g Quark, 80 g Bananen (Fruchtfleisch), Zitronensaft, etwas Milch, evtl. Saccharin. – Den durchpassierten Quark mit etwas Milch und Zitronensaft verrühren. Die in dünne Scheiben geschnittene Banane untermischen und evtl mit Saccharin abschmecken.

Wenn erlaubt: 1 g Kochsalz (1 kleine Messerspitze).

Abendessen

Kalte Platte: 50 g Lachsschinken, 50 g kalten Braten, 100 g Rettich (entfällt im Winter, dafür 100 g Apfel). – Den in dünne Scheiben geschnittenen Lachsschinken und Kalbsbraten rollen. In die Mitte einer Platte den geraffelten Rettich auf einem Salatblatt anrichten und mit dem Schinken und Bratenröllchen und Petersilie garnieren.

Tomatensalat: 200 g Tomaten, 3 g Öl (ca. 1½ Teelöffel), Gewürze: Essig, Pfeffer, Schnittlauch. – Die gewaschenen Tomaten in dünne Scheiben schneiden, mit Essig und Öl anmachen und mit etwas Pfeffer und Schnittlauch bestreuen.

Weißbrot: 100 g (für Toast).

Butter oder hochwertige Margarine: 20 g.

Tee: 1 g.

Wenn erlaubt: 1 g Kochsalz (1 kleine Messerspitze).

Bemerkungen für den Arzt: Tageszufuhr ca. an Na = 91,9 mäq, Cl = 93,6 mäq, K = 105,5 mäq (Winter: K = 116,5 mäq), Ca = 48,7 mäq, Eiweiß = 111,0 g, Fett = 60,7 g, Kohlehydrate = 210,4 g, Kalorien = 1901. Der aus dem Na-Gehalt errechnete „Kochsalzgehalt" entspricht ca. 5,4 g Na Cl. Wenn ärztlich erlaubt, können nachträglich 2 g Kochsalz auf die fertigen Gerichte gestreut werden. Dann entspricht die Gesamtkochsalzzufuhr ca. 7,4 g Na Cl. *Tageszufuhr an Vitaminen:* A = 9395 I. E., B_1 = 1,67 mg, B_2 = 1,26 mg, C = 237,75 mg. (Winter: A = 9305 I. E., B_1 = 1,64 mg, B_2 = 1,17 mg, C = 198,75 mg.) BE 17,5

1900 Kalorien (Vollkost)

Frühstück

50 g Weißbrot (für Toast), 50 g Roggenbrot (oder Vollkornbrot), 10 g Butter oder hochwertige Margarine, 10 g Marmelade oder Bienenhonig (ca. 1 Teelöffel), 5 g Malzkaffee (oder 10 g Bohnenkaffee oder 1 g Tee), 1 Ei, 200 g Aprikosenkompott (ohne Zucker).

Mittagessen

Grape-fruit-Saft: 100 ccm.

Gedämpftes Heilbuttfilet: 200 g Heilbuttfilet, 10 g Butter oder hochwertige Margarine, Gewürze: Zitronensaft, Petersilie. – Das Heilbuttfilet mit Zitronensaft einreiben, mit Butter oder hochwertiger Margarine im Backofen dämpfen. Vor dem Servieren mit etwas Petersilie bestreuen.

Spargel- und Kopfsalat: 150 g Spargel, 30 g Kopfsalat (1 kleiner Glasteller), 5 g Öl (ca. 2½ Teelöffel), Gewürze: Schnittlauch, Essig, Pfeffer, verschiedene Kräuter. – Spargel schälen, bündeln und garkochen. Mit Essig, Öl und Pfeffer marinieren, gut durchziehen lassen und vor dem Anrichten mit Schnittlauch bestreuen. – Den zerpflückten, gewaschenen Kopfsalat mit Essig, Öl, Pfeffer und versch. gehackten Kräutern anmachen.

Petersilienkartoffeln: 150 g Kartoffeln, Petersilie. – Die gekochten Kartoffelstücke vor dem Anrichten mit Petersilie bestreuen.

Pflaumenkompott: 200 g Pflaumen, frisch (im Winter 150 g Bratapfel), 10 g Zucker (ca. 1 Teelöffel, gestrichen). – Die gewaschenen Pflaumen mit dem Zucker und ein wenig Wasser gardünsten.

Wenn erlaubt: 1 g Kochsalz (1 kleine Messerspitze).

Abendessen

Tatar: 125 g Schabefleisch, 10 g Zwiebeln, 1 Eigelb, Gewürze: Pfeffer, Paprika. – Das gemahlene Schabefleisch mit dem Eigelb und den feingehackten Zwiebeln mischen, pikant abschmecken und auf einem Salatblatt anrichten.

Feldsalat: 50 g Feldsalat (1 kleiner Glasteller), 2 g Öl (ca. 1 Teelöffel), Gewürze: Pfeffer, Essig, Kräuter. – Den verlesenen, gewaschenen Feldsalat mit einer aus den Zutaten zubereiteten Salatsoße anmachen.

Weißbrot: 100 g (für Toast).

Butter oder hochwertige Margarine: 10 g.

Obst: 200 g Heidelbeeren, frisch (im Winter 200 g Orangen), 10 g Zucker (ca. 2 Teelöffel, gestrichen). – Heidelbeeren mit Zucker bestreuen und durchziehen lassen.

Wenn erlaubt: 1 g Kochsalz (1 kleine Messerspitze).

Bemerkungen für den Arzt: Tageszufuhr ca. an Na = 59,0 mäq, Cl = 45,5 mäq, K = 104,7 mäq, Ca = 17,6 mäq, Eiweiß = 104,5 g, Fett = 46,3 g, Kohlehydrate = 246,2 g, Kalorien = 1898. (Winter: Eiweiß = 102,5 g, Fett = 70,3 g, Kh = 197,3 g, Kal. = 1906.) Der aus dem Na-Gehalt errechnete „Kochsalzgehalt" entspricht ca. 3,4 g Na Cl. Wenn ärztlich erlaubt, können nachträglich 2 g Kochsalz auf die fertigen Gerichte gestreut werden. Dann entspricht die Gesamtkochsalzzufuhr ca. 5,4 g Na Cl. *Tageszufuhr an Vitaminen:* A = 8456 I. E., B_1 = 1,36 mg, B_2 = 1,52 mg, C = 188,50 mg. (Winter: A = 7711 I. E., B_1 = 1,27 mg, B_2 = 1,32 mg, C = 259,5 mg.) BE 20,5

1900 Kalorien (Vollkost)

Frühstück

50 g Vollkornbrot, 50 g Weißbrot, 10 g Butter oder hochwertige Margarine, 10 g Bienenhonig (ca. 1 Teelöffel), 50 g Quark (evtl. mit Paprika, Schnittlauch oder Kümmel und [wenn erlaubt] 0,25 g Salz [1 kleine Prise] abgeschmeckt), 1 g Tee (oder 10 g Bohnen- oder 5 g Malzkaffee, evtl. 1 Glas Fruchtsaft), 200 g Äpfel.

Mittagessen

Sellerierohkost: 50 g Sellerie, 20 g Äpfel, Gewürze: Zitronensaft, Petersilie. – Den geschälten Sellerie und Apfel ganz fein raffeln und mit Zitronensaft mischen. Auf einem Salatblatt anrichten und mit geh. Petersilie bestreuen.
Deutsches Beefsteak: 125 g Rindfleisch, 1/2 Ei, 10 g Zwiebeln, 5 g Öl (ca. 2 1/2 Teelöffel), Gewürze: Pfeffer, Paprika, Muskat. – Das gemahlene Fleisch mit dem halben Ei und den in etwas Öl angeschwitzten Zwiebeln gut mischen, mit den Gewürzen pikant abschmecken, aus der Fleischmasse Frikadellen formen und diese in dem restlichen heißen Öl gleichmäßig braun braten.
Spinat: 200 g Spinat, 5 g Butter oder hochwertige Margarine, 2 g Mehl (ca. 1/4 Teelöffel, gestrichen), Gewürze: Muskat. – Den gewaschenen Spinat kurz in kochendem Wasser weichkochen, abgießen und durch die Fleischmaschine geben. Aus Butter oder hochwertiger Margarine, Mehl und etwas Spinatwasser eine helle Schwitze zubereiten, den Spinat darin aufkochen und mit einer Spur Pfeffer und Muskat abschmecken.
Schwenkkartoffeln: 150 g Kartoffeln, 10 g Butter oder hochwertige Margarine. – Kartoffelstücke weichkochen und in der Butter oder hochwertigen Margarine schwenken.
Obstsalat: 30 g Orange, Fruchtfleisch, 30 g Banane, Fruchtfleisch, 20 g Ananas, Fruchtfleisch, 10 g Zucker (ca. 2 Teelöffel, gestrichen), Zitronensaft, Maraschino. – Die geschälten Früchte in Würfel schneiden, mit dem Zucker, etwas Zitronensaft und evtl. einigen Tropfen Maraschino abschmecken.
Wenn erlaubt: 1 g Kochsalz (1 kleine Messerspitze).

Abendessen

Orangensaft: 150 ccm (frisch, oder aus Dosen, ungezuckert).
Rühreier: 2 Eier, 5 g Butter oder hochwertige Margarine, Gewürze: Schnittlauch, Pfeffer. – Eier mit etwas Wasser verquirlen. Butter oder hochwertige Margarine in eine Pfanne geben, heiß werden lassen und die Eier dazugeben, stocken lassen. Mit einer Spur Pfeffer und etwas Schnittlauch bestreuen.
Gedämpfte Tomaten: 200 g Tomaten, 10 g Butter, Petersilie. – Die Tomaten vom Stielansatz befreien, an der Oberfläche kreuzweise einschneiden, mit Petersilie bestreuen und in heißer Butter bei geschlossenem Topf langsam gardünsten (Flüssigkeit nur wenn nötig zugießen).
Kartoffelpüree: 150 g Kartoffeln, 50 ccm Milch, Muskat. – Die gekochten Kartoffeln heiß passieren, mit der heißen Milch gut durchschlagen, evtl. mit Muskat abschmecken.
Obst: 150 g Ananas (aus der Dose, ungezuckert).
Wenn erlaubt: 1 g Kochsalz (1 kleine Messerspitze).

Bemerkungen für den Arzt: Tageszufuhr ca. an Na = 38,0 mäq, Cl = 38,7 mäq, K = 124,9 mäq, Ca = 29,4 mäq, Eiweiß = 78,4 g, Fett = 60,8 g, Kohlehydrate = 238,3 g, Kalorien = 1905. Der aus dem Na-Gehalt errechnete „Kochsalzgehalt" entspricht ca. 2,2 g Na Cl. Wenn ärztlich erlaubt, können nachträglich 2,25 g Kochsalz auf die fertigen Gerichte gestreut werden. Dann entspricht die Gesamtkochsalzzufuhr ca. 4,5 g Na Cl. *Tageszufuhr an Vitaminen:* A = 25 676 I. E., B_1 = 1,39 mg, B_2 = 1,62 mg, C = 362,28 mg.

BE 20

1900 Kalorien (Vollkost)

Frühstück

50 g Weißbrot (für Toast), 50 g Vollkornbrott (oder Graubrott), 20 g Butter oder hochwertige Margarine, 40 g Kalbsbraten, 5 g Malzkaffee (oder 10 g Bohnenkaffee oder 1 g Tee oder 1 Glas Fruchtsaft, ohne Zucker), 10 g Marmelade oder Bienenhonig (ca. 1 Teelöffel), 100 g Bananen (ca. 1 Banane mit Schale) zum I. Frühstück oder als Zwischenmahlzeit (im Winter 100 g Sauerdunstkirchen).

Mittagessen

Orangensaft: 100 ccm Orangensaft (frisch, oder aus Dosen, ungezuckert).

Gegrilltes Hähnchen: 150 g Hähnchen (m. Kn.), 5 g Öl (ca. 2½ Teelöffel), Gewürze: Pfeffer, Paprika. – Das bratfertig zubereitete Hähnchen von innen und außen mit Pfeffer und Paprika einreiben, mit Öl bestreichen und grillen oder im Bratofen schön braun braten (30. Min.).

Blumenkohlgemüse: 200 g Blumenkohl, 10 g Butter oder hochwertige Margarine, 10 g Semmelbrösel, Gewürze: Petersilie, Zitronenscheibe. – Den geputzten, gewaschenen Blumenkohl in kochendes Wasser mit einer Zitronenscheibe geben und weichkochen. – Semmelbrösel und Petersilie mit der Butter oder hochwertigen Margarine bräunen und vor dem Servieren über den Blumenkohl geben.

Pommes carrées: 150 g Kartoffeln, 5 g Öl (ca. 2½ Teelöffel), Petersilie. – Die geschälten und in kleine Würfel geschnittenen Kartoffeln in dem heißen Öl in einem geschlossenen Topf garen.

Obst: 150 g Erdbeeren, frisch.
oder im Winter

Orangenjoghurt: 100 g Joghurt (ca. ½ Becher), 80 g Orange (ohne Schale), Zitronensaft, Saccharin. – Joghurt kräftig verschlagen und die in kleine Würfel geschnittene Orange untermischen. Mit Zitronensaft und evtl. Saccharin abschmecken.

Wenn erlaubt: 1 g Kochsalz (1 kleine Messerspitze).

Abendessen

Krabbensalat: 150 g Krabbenfleisch, Gewürze: Zitronensaft, Petersilie, Tomate. – Die Krabben mit Zitronensaft abschmecken, mit Petersilie bestreuen, auf einem Salatblatt anrichten und mit etwas Tomate garnieren.

Käse: 30 g Emmentaler Käse.

Kopfsalat: 50 g Kopfsalat (1 kleiner Glasteller), 2 g Öl (ca. 1 Teelöffel), Gewürze: Essig, Pfeffer, versch. Kräuter. – Den zerpflückten, gewaschenen Kopfsalat mit einer aus den angegebenen Zutaten zubereiteten Salatsoße anmachen.

Weißbrot: 100 g (für Toast).

Butter oder hochwertige Margarine: 10 g (im Winter 5 g).

Obst: 100 g Kirschen, frisch (im Winter 100 g Grape-fruit).

Bemerkungen für den Arzt: Tageszufuhr ca. an Na = 160,4 mäq, Cl = 163,4 mäq, K = 81,1 mäq, Ca = 53,7 mäq, Eiweiß = 99,7 g, Fett = 61,7 g, Kohlehydrate = 218,6 g, Kalorien = 1901. Der aus dem Na-Gehalt errechnete „Kochsalzgehalt" entspricht ca. 9,4 g Na Cl. Wenn ärztlich erlaubt, können nachträglich 1 g Kochsalz auf die fertigen Gerichte gestreut werden. Dann entspricht die Gesamtkochsalzzufuhr 10,4 g Na Cl. *Tageszufuhr an Vitaminen:* A = 4669 I. E., B_1 = 1,46 mg, B_2 = 1,33 mg, C = 317,56 mg.

BE 18

1900 Kalorien (Vollkost)

Frühstück

50 g Roggenbrot (oder Vollkornbrot), 50 g Weißbrot, 20 g Butter oder hochwertige Margarine, 10 g Bienenhonig oder Marmelade (ca. 1 Teelöffel), 30 g Käse (Streichkäse 20% F.i.T.), 1 g Tee (oder 10 g Bohnen- oder 5 g Malzkaffee, evtl. 1 Glas Fruchtsaft ohne Zucker), 100 g Birnen, frisch (zum Frühstück oder als Zwischenmahlzeit), im Winter Birnenkompott.

Mittagessen

Gefüllte Tomate: 50 g Tomate, 20 g Apfel, 30 g Sellerie, Gewürze: 1 Prise Zucker, Zitronensaft, Petersilie. – Frische Tomaten halbieren und entkernen. Apfel und Sellerie in feine Streifen schneiden, mit Zitronensaft und 1 Prise Zucker abschmecken, und die Tomaten damit füllen. Mit gehackter Petersilie bestreuen.
Gebackene Kalbsleber: 150 g Kalbsleber, 3 g Öl (ca. 1½ Teelöffel), 10 g Zwiebeln, Gewürze: Pfeffer, Paprika. – Die Leber häuten, in Scheiben schneiden und mit Paprika einreiben. In dem erhitzten Öl von beiden Seiten kurz braten (4 bis 5 Min.), evtl. etwas Flüssigkeit zugeben. Die Leber herausnehmen, Zwiebelringe in dieselbe Pfanne geben, goldgelb rösten und vor dem Servieren über die Leber geben.
Karottengemüse: 200 g Karotten, 10 g Butter oder hochwertige Margarine, Gewürze: Muskat, Petersilie, 1 Prise Zucker. – Die geschälten Karotten würfelig schneiden, mit etwas Wasser gardünsten, das Fett zugeben, mit Muskat und einer Prise Zucker abschmecken und mit Petersilie bestreuen.
Kartoffelpüree: 150 g Kartoffeln, 50 ccm Milch, 10 g Butter oder hochwertige Margarine, Gewürze: Muskat. – Die gekochten Kartoffeln heiß passieren. Mit der heißen Milch durchschlagen, das Fett dazugeben und evtl. mit Muskat abschmecken.
Apfelringe: 100 g Apfel, frisch, Zitronensaft, Zimtstange, evtl. Saccharin. – Apfel schälen, Kerngehäuse ausstechen und in 1 cm breite Scheiben schneiden. In wenig Wasser mit Zitronensaft und etwas Zimtstange dünsten. Evtl. mit Saccharin abschmecken.

Wenn erlaubt: 1,5 g Kochsalz (1 Messerspitze).

Abendessen

Gefüllte Roastbeefröllchen: 100 g Roastbeef, 50 g Quark, 10 g Meerrettich, Schnittlauch, etwas Milch. – Das gebratene Roastbeef in dünne Scheiben schneiden. Den Quark mit etwas Milch, dem geriebenen Meerrettich und etwas Schnittlauch gut verrühren. Auf die Roastbeefscheiben spritzen und zusammenrollen.
Feldsalat: 50 g Feldsalat (1 kleiner Glasteller), 2 g Öl (ca. 1 Teelöffel), Gewürze: Essig, Pfeffer. – Den verlesenen, gewaschenen Feldsalat mit Essig, Öl und Pfeffer anmachen.
Roggenbrot: 100 g (oder Vollkornbrot). – **Butter oder hochwertige Margarine:** 10 g, im Winter 15 g.
Obst: 100 g Weintrauben (im Winter 150 g Orange).

Wenn erlaubt: 0,5 g Kochsalz (1 Prise).

Bemerkungen für den Arzt: Tageszufuhr ca. an Na = 46,0 mäq, Cl = 42,2 mäq, K = 84,2 mäq (Winter: K = 90,3 mäq), Ca = 18,1 mäq, Eiweiß = 100,2 g, Fett = 61,4 g, Kohlehydrate = 217,4 g, Kalorien = 1883. Der aus dem Na-Gehalt errechnete „Kochsalzgehalt" entspricht ca. 2,7 g NaCl. Wenn ärztlich erlaubt, können nachträglich 2 g Kochsalz auf die fertigen Gerichte gestreut werden. Dann entspricht die Gesamtkochsalzzufuhr ca. 4,7 g NaCl. *Tageszufuhr an Vitaminen:* A = 48 981 I.E., B_1 = 1,61 mg, B_2 = 5,74 mg, C = 136,57 mg. (Winter: A = 49 351 I.E., B_1 = 1,68 mg, B_2 = 5,75 mg, C = 206,07 mg.)

BE 18

1900 Kalorien (Vollkost)

Frühstück

50 g Weißbrot oder 1 Brötchen, 30 g Knäckebrot, 20 g Butter oder hochwertige Margarine, 20 g Marmelade (ca. 2 Teelöffel), 100 g Tomaten (2 Stück), 5 g Malzkaffee (oder 10 g Bohnenkaffee oder 1 g Tee, evtl. mit Saccharin).

Mittagessen

Orangen-Milchmix: 100 ccm Milch, 100 ccm Orangensaft. – Milch mit dem Orangensaft verschlagen.

Gemüseplatte mit Ei: 100 g Tomaten, 100 g Blumenkohl, 100 g Bohnen, grün, frisch, 20 g Butter oder hochwertige Margarine, Gewürze: Petersilie, 2 Eier. – Die Tomaten werden in etwas Butter oder hochwertiger Margarine gedämpft. Der Blumenkohl und die Bohnen werden getrennt gekocht. Den Rest der Butter oder hochwertigen Margarine darauf verteilen, mit Petersilie oder Schnittlauch bestreuen. Die Eier werden hart gekocht (etwa 8 Minuten), dann halbiert und mit dem Gemüse zusammen serviert.

Kartoffelbrei: 100 g Kartoffeln, 30 ccm Milch, Muskat. – Die gekochten Kartoffeln heiß passieren und mit der heißen Milch verschlagen. Eventuell mit wenig Muskat abschmecken.

Obstsalat: 50 g Orangen, Fruchtfleisch, 50 g Äpfel, Fruchtfleisch, 50 g Trauben (im Winter 50 g Mandarinen), 10 g Zucker (ca. 2 Teelöffel, gestrichen), Zitronensaft. – Die Orangen und Äpfel schälen und in schmale Scheiben schneiden, die Trauben halbieren oder vierteln. Mit etwas Zitronensaft und Zucker abschmecken.

Wenn erlaubt: 1 g Kochsalz (1 kleine Messerspitze).

Abendessen

Italienischer Salat: 100 g Rindfleisch (gebraten), 50 g Äpfel, 10 g Zwiebeln, 2 g Öl (ca. 1 Teelöffel), Gewürze: Pfeffer, Petersilie, Zitronensaft. – Die gebratene, kalte Rinderlende in schmale, längliche Streifen schneiden, 50 g geschälte Äpfel ebenfalls in Streifen oder Würfel schneiden, dann vorsichtig mischen. Mit Zitronensaft, Pfeffer, Öl, gehackten Zwiebeln und Petersilie abschmecken.

Kopfsalat: 50 g Kopfsalat (1 kleiner Glasteller), 2 g Öl (ca. 1 Teelöffel), Gewürze: Pfeffer, Petersilie, Zitronensaft, (Schnittlauch oder Zwiebeln). – Den gewaschenen, zerpflückten Kopfsalat mit einer aus den angegebenen Zutaten hergestellten Salatsoße anmachen.

Weißbrot: 50 g.

Roggenbrot: 50 g.

Butter oder hochwertige Margarine: 10 g.

Obst: 100 g Johannisbeeren (frisch), im Winter 100 g Birnenkompott. –

Wenn erlaubt: 0,5 g Kochsalz (1 Prise).

Bemerkungen für den Arzt: Tageszufuhr ca. an Na = 39,0 mäq, Cl = 36,6 mäq, K = 94,1 mäq, Ca = 35,9 mäq, Eiweiß = 72,1 g, Fett = 65,8 g, Kohlehydrate = 236,7 g, Kalorien = 1910. Der aus dem Na-Gehalt errechnete „Kochsalzgehalt" entspricht ca. 2,3 g Na Cl. Wenn ärztlich erlaubt, können nachträglich 1,5 g Kochsalz auf die fertigen Gerichte gestreut werden. Dann entspricht die Gesamtkochsalzzufuhr ca. 3,8 g Na Cl. *Tageszufuhr an Vitaminen:* A = 7201 I. E., B_1 = 1,21 mg, B_2 = 1,42 mg, C = 285,10 mg. BE 19,5

1900 Kalorien (Vollkost)

Frühstück

50 g Kommißbrot, 50 g Weißbrot als Toast, 20 g Butter oder hochwertige Margarine, 10 g Honig (ca. 1 Teelöffel), 1 Ei (3 bis 4 Min. gekocht), 5 g Malzkaffee (oder 10 g Bohnenkaffee, oder 1 g Tee, evtl. mit Saccharin), 200 g Äpfel (zum 1. oder 2. Frühstück).

Mittagessen

¹/₂ Grapefruit (100 g).

Bachforelle blau: 200 g Bachforelle, 20 g Butter oder hochwertige Margarine. – Forelle in siedendes, nicht kochendes Wasser legen, etwa 10 Minuten ziehen lassen. – Butter oder hochwertige Margarine wird dazugereicht, ebenso 1 bis 2 Zitronenklammern.

Dampfkartoffeln: 200 g Dampfkartoffeln, Petersilie. – Kartoffeln kochen und mit Petersilie bestreuen.

Gemischter Salat: 50 g Tomaten, 50 g Kresse (im Winter 50 g Kopfsalat, 1 kleiner Glasteller), 50 Spargel, 2 g Öl (ca. 1 Teelöffel), 10 g Zwiebeln, Gewürze: Essig, Pfeffer, Schnittlauch. – Geschälte Spargel bündeln und in Wasser garen. Die Tomaten in feine Scheiben schneiden. Die Kresse gründlich reinigen. Alle 3 Gemüsearten mit den genannten Zutaten anmachen, gut durchziehen lassen und mit Schnittlauch bestreuen.

Weingelee mit Früchten: 100 ccm Weißwein, 50 ccm Orangensaft, 2 g Gelatine (1 Blatt), 50 g Früchte (Pfirsiche), 10 g Zucker (ca. 2 Teelöffel, gestrichen). – Der Weißwein wird mit dem Orangensaft und dem Zucker vermischt. – Die Gelatine weicht man in kaltem Wasser ein, löst sie in 10 ccm heißem Wein auf und gibt sie unter den Wein und Orangensaft; die in Würfel geschnittenen Pfirsiche ebenfalls untermischen und kaltstellen.

Wenn erlaubt: 1 g Kochsalz (1 kleine Messerspitze).

Abendessen

Omelett „Stephanie": 2 Eier, 10 g Zucker (ca. 2 Teelöffel, gestrichen), 5 g Maizena (ca. 1 Teelöffel, gestrichen), 50 g Preiselbeerkompott, 5 g Öl (ca. 2¹/₂ Teelöffel). – Die beiden Eier werden sorgfältig von dem Eigelb getrennt. Dieses wird mit dem Zucker und dem Maizena kräftig verrührt. Das Eiweiß wird ganz steif geschlagen, dann wird vorsichtig die Eigelbmasse darunter gezogen, Öl in eine Pfanne geben, auf sehr kleiner Flamme bei geschlossenem Deckel backen. Danach gibt man die Preiselbeeren auf das Omelette und klappt es in der Mitte übereinander.

Knäckebrot: 30 g (ca. 3 Scheiben).
Butter oder hochwertige Margarine: 10 g.
Quark: 50 g (Kümmel, Paprika, Schnittlauch). Quark mit den genannten Gewürzen vermischen, pikant abschmecken.

Kompott: 100 g Mirabellenkompott.

Bemerkungen für den Arzt: Tageszufuhr ca. an Na = 34,8 mäq, Cl = 29,2 mäq, K = 81,8 mäq (im Winter: K = 96,2 mäq), Ca = 23,0 mäq, Eiweiß = 72,2 g, Fett = 67,1 g, Kohlehydrate = 225,8 g, Kalorien = 1880. Der aus dem Na-Gehalt errechnete „Kochsalzgehalt" entspricht ca. 2,0 g Na Cl. Wenn ärztlich erlaubt, können nachträglich 1,0 g Kochsalz auf die fertigen Gerichte gestreut werden. Dann entspricht die Gesamtkochsalzzufuhr ca. 3,0 g Na Cl. *Tageszufuhr an Vitaminen:* A = 8611 I. E., B_1 = 1,29 mg, B_2 = 1,30 mg, C = 213,45 mg (im Winter: A = 6881 I. E., B_1 = 1,27 mg, B_2 = 1,20 mg, C = 179,95 mg). BE 19

1900 Kalorien (Vollkost)

Frühstück

50 g Roggenbrot, 50 g Weißbrot oder Brötchen, 10 g Butter oder hochwertige Margarine, 30 g gekochten Schinken (mager) 20 g Marmelade (ca. 2 Teelöffel), 5 g Malzkaffee (oder 10 g Bohnenkaffee oder 1 g Tee), 200 g Erdbeeren, frisch (zum 1. oder zum 2. Frühstück), im Winter 100 g Äpfel, frisch.

Mittagessen

Schweizer Käsesalat: 30 g Emmentaler, 30 g Rinderlende (gebraten), 40 g Äpfel, Gewürze: Essig und Pfeffer. – Den Käse und das Fleisch schneidet man in schmale Streifen, die Äpfel werden geschält und ebenfalls in Streifen oder Würfel geschnitten. Man würzt mit etwas Pfeffer und Essig.

Kalbsrückensteak mit Banane: 100 g Kalbfleisch, 50 g Banane (ohne Schale), 10 g Butter oder hochwertige Margarine, Gewürze: Pfeffer, Paprika. – Das Kalbsrückensteak wird geklopft, gewürzt und in der Butter oder hochwertigen Margarine angebraten, mit etwas Flüssigkeit aufgießen und fertiggaren. Zum Schluß Bananenscheiben im Fond leicht dünsten und vor dem Servieren auf das Fleisch geben.

Risi-Pisi: 40 g Reis (roh), 100 g Erbsen, Gewürze: Petersilie, Pfeffer, Zwiebel. – Der Reis wird in Wasser mit einer Zwiebel 18 Min. gekocht, dann abgegossen und abgeschreckt, so daß er schön körnig ist. Unter den gekochten Reis mischt man die Erbsen. Mit Petersilie bestreuen.

Currysauce: 100 ccm Bouillon, 5 g Mehl (ca. 1 Teelöffel gestrichen), Curry. – Das Mehl wird mit etwas Wasser angerührt. Dann gießt man es in die kochende Bouillon, nimmt die Sauce von der Flamme und würzt mit Curry.

Tomatensalat: 100 g Tomaten, 2 g Öl (ca. 1 Teelöffel), 10 g Zwiebel, Gewürze: Pfeffer, Petersilie, Essig. – Tomaten in feine Scheiben schneiden. Mit den feingehackten Zwiebeln und den genannten Zutaten anmachen, gut durchziehen lassen.

Orange in Scheiben: 100 g Orangen, Fruchtfleisch. – Die Orange wird geschält, halbiert und in dünne Scheiben geschnitten.

Wenn erlaubt: 1 g Kochsalz (1 kleine Messerspitze).

Abendessen

Gem. Fleischaufschnitt: 50 g Roastbeef, 50 g Kalbsbraten, dünn aufschneiden. – 30 g **Weißbrot** (auch als Toast), 20 g **Knäckebrot** (2 Scheiben), 10 g **Butter oder hochwertige Margarine.**

Radieschen: 100 g.
oder dafür im Winter

Karottensalat: 150 g Karotten, 3 g Öl (ca. 1½ Teelöffel), Gewürze: Essig, Pfeffer, Petersilie. – Karotten in Wasser weichkochen, abschälen und in feine Scheiben schneiden. Mit Essig, Öl und Pfeffer anmachen und gut durchziehen lassen. Vor dem Anrichten mit feingehackter Petersilie bestreuen.

Obst: 100 g Bananen (ca. 1 Frucht mit Schale).

Wenn erlaubt: 0,5 g Kochsalz (1 Prise).

Bemerkungen für den Arzt: Tageszufuhr ca. an Na = 78,5 mäq (im Winter: Na = 84,3 mäq), Cl = 84,9 mäq, K = 90,0 mäq (im Winter: K = 77,6 mäq), Ca = 37,7 mäq, Eiweiß = 102,6 g, Fett = 61,4 g, Kohlehydrate = 211 g, Kalorien = 1885. Der aus dem Na-Gehalt errechnete „Kochsalzgehalt" entspricht ca. 4,6 g Na Cl. Wenn ärztlich erlaubt, können 1,5 g Kochsalz auf die fertigen Gerichte gestreut werden. Dann entspricht die Gesamtkochsalzzufuhr ca. 6,1 g Na Cl.
Tageszufuhr an Vitaminen: A = 5018 I. E., B_1 = 1,55 mg, B_2 = 1,26 mg, C = 239,40 mg. (Im Winter: A = 7969 I. E., B_1 = 1,68 mg, B_2 = 1,19 mg, C = 135,85 mg.) BE 17,5

1900 Kalorien (Vollkost)

Frühstück

50 g Brötchen oder Weißbrot, 30 g Pumpernickel, 10 g Butter oder hochwertige Margarine, 10 g Bienenhonig (ca. 1 Teelöffel), 10 g Konfitüre, 100 g Karotten (frisch, geraspelt), 100 g Kirschen zum 1. oder 2. Frühstück (im Winter 100 g Sauerdunstkirschen), 5 g Malzkaffee (oder 10 g Bohnenkaffee oder 1 g Tee).

Mittagessen

Rührei auf Toast: 30 g Ei ($^1/_2$ Ei), 20 g Toast (1 Scheibe), 1 g Öl ($1^1/_2$ Teelöffel), Schnittlauch. – Die angegebene Menge Ei wird in einer Tasse geschlagen und in die ausgefettete heiße Pfanne gegeben, vorsichtig verrühren. Weißbrot wird getoastet und das Rührei darauf geben. Mit Schnittlauch bestreuen.

Saure Nieren: 100 g Nieren, 75 ccm Bouillon, 5 g Mehl (ca. 1 Teelöffel, gestrichen), 10 g Butter oder hochwertige Margarine, Gewürze: Essig, Pfeffer. – Die gesäuberten und in Streifen geschnittenen Nieren werden im Fett angedünstet und mit Mehl bestreut, mit Bouillon aufgießen und garen und vor dem Servieren mit Essig und Pfeffer abschmecken.

Dampfkartoffeln: 150 g Kartoffeln. – Kartoffelstücke wie üblich garen.

Lauchgemüse: 200 g Lauch. – Der Lauch muß sorgfältig gewaschen werden und wird dann in ganzen Stangen gekocht.

Kopfsalat: 30 g Kopfsalat (1 kleiner Glasteller), 2 g Öl (ca. 1 Teelöffel), 10 g Zwiebeln, Gewürze: Essig oder Zitrone, Petersilie. – Der zerpflückte, gewaschene Kopfsalat wird kurz vor dem Servieren mit einer aus den Zutaten zubereiteten Salatsoße angemacht.

Gespickter Apfel: 150 g Äpfel, 20 g Mandeln, 100 ccm Orangensaft. – Die Äpfel werden geschält, ausgestochen und vorsichtig gekocht, damit sie nicht zerfallen. Die Mandeln werden in schmale Stifte geschnitten und in einer Pfanne leicht gebräunt. Der abgekühlte Apfel wird dann mit den Mandeln gespickt und mit Orangensaft begossen.

Wenn erlaubt: 1,5 g Kochsalz (1 Messerspitze).

Abendessen

Schinken mit Spargel: 75 g roher Schinken, 200 g Spargel, 10 g Butter. – Der Spargel wird geschält und gekocht. Dazu werden 10 g Butter gereicht, man kann sie entweder fest oder geschmolzen geben. Mit dem Schinken anrichten.

Petersilienkartoffeln: 100 g Kartoffeln, Petersilie. – Die gekochten Kartoffeln werden mit feingehackter Petersilie bestreut.

Kressesalat: 50 g Kresse (1 kleiner Glasteller), 2 g Öl (ca. 1 Teelöffel), Gewürze: Essig oder Zitrone, Pfeffer, Schnittlauch. – Die Kresse wird kurz vor dem Servieren mit den genannten Zutaten angemacht.

oder im Winter

Kopf- und Tomatensalat: 100 g Tomaten, 30 g Kopfsalat (1 kleiner Glasteller), 2 g Öl (ca. 1 Teelöffel), Gewürze: Essig, Pfeffer, Kräuter. – Die gewaschenen Tomaten in dünne Scheiben schneiden und den zerpflückten, gewaschenen Kopfsalat mit einer Marinade aus Essig, Öl, Pfeffer und Kräutern anmachen.

Obst: 100 g Birnen, frisch (im Winter Birnenkompott, ungesüßt).

Wenn erlaubt: 1 g Kochsalz (1 kleine Messerspitze).

1900 Kalorien (Vollkost)

Frühstück

50 g Roggenbrot, 50 g Weißbrot (oder Brötchen), 10 g Butter oder hochwertige Margarine, 1 Ei (3 bis 4 Min. gekocht), 20 g Marmelade oder Honig (ca. 2 Teelöffel), 20 g Käse (Emmentaler), 5 g Malzkaffee (oder 10 g Bohnenkaffee oder 1 g Tee, evtl. mit Saccharin), 100 g Pflaumen (zum 1. oder 2. Frühstück) (im Winter 150 g Apfelmus).

Mittagessen

Bouillon: 200 ccm Bouillon, Petersilie oder Schnittlauch. – Entfette Bouillon verwenden.

Gespickter Rehbraten: 100 g Reh (oder 100 g Rindfleisch), 20 g Speck, 7 g Öl (ca. 3½ Teelöffel), Gewürze: Tomate, Zwiebel. – Das Fleisch wird mit dem Speck gespickt. Im Öl werden wenig Tomate und Zwiebel angeröstet, das Fleisch zugeben und leicht angebräunt. Man gießt Wasser auf und läßt den Braten langsam garen.

Rotkrautgemüse: 200 g Rotkraut, 100 g Äpfel, Gewürze: Essig, Nelken, Lorbeer. – Das gewaschene, gehobelte Rotkraut wird in wenig Wasser gedämpft bis es zusammenfällt. Kleingeschnittene Äpfel und Gewürze zugeben und nach dem Garen mit Essig abschmecken.

Dampfkartoffeln: 100 g Kartoffeln. – Kartoffelstücke (ohne Salz) garen.

Ananas-Erdbeersalat: 100 g Ananas, 100 g Erdbeeren (im Winter aus Dosen, ungezuckert), Zitrone. – Die Ananas wird in Streifen geschnitten, die Erdbeeren werden geviertelt. Die Früchte werden gemischt und mit etwas Zitronensaft abgeschmeckt.

Wenn erlaubt: 1 g Kochsalz (1 kleine Messerspitze).

Abendessen

Fischsalat mit Tomaten: 200 g Heilbutt, 10 g Zwiebeln, 100 g Tomaten, Gewürze: Essig, Pfeffer, Petersilie. – Der gekochte Fisch wird wie die Tomate in Würfel geschnitten. Mit feingehackten Zwiebeln, Essig, Pfeffer und Petersilie abschmecken und gut durchziehen lassen.

Toast: 75 g Weißbrot als Toast, 10 g **Butter oder hochwertige Margarine**, 100 g **Melone** (im Winter 100 g Mandarinen).

Wenn erlaubt: 0,5 g Kochsalz (1 Prise).

Bemerkungen für den Arzt: Tageszufuhr ca. an Na = 84,4 mäq, Cl = 88,5 mäq, K = 111,3 mäq, Ca = 36,2 mäq, Eiweiß = 100,8 g, Fett = 59,4 g, Kohlehydrate = 223,0 g, Kalorien = 1906. Der aus dem Na-Gehalt errechnete „Kochsalzgehalt" entspricht ca. 4,9 g Na Cl. Wenn ärztlich erlaubt, können nachträglich 1,5 g Kochsalz auf die fertigen Gerichte gestreut werden. Dann entspricht die Gesamtkochsalzzufuhr ca. 6,4 g Na Cl. *Tageszufuhr an Vitaminen:* A = 5411 I. E., B_1 = 1,30 mg, B_2 = 0,96 mg, C = 259,45 mg. BE 18,5

▶ *Bemerkungen für den Arzt:* Tageszufuhr ca. an Na = 96,5 mäq, Cl = 88,6 mäq, K = 119,1 mäq (im Winter: K = 131,6 mäq), Ca = 38,0 mäq, Eiweiß = 73,6 g, Fett = 71,7 g, Kohlehydrate = 224,7 g, Kalorien = 1894. Der aus dem Na-Gehalt errechnete „Kochsalzgehalt" entspricht ca. 5,6 g Na Cl. Wenn ärztlich erlaubt, können nachträglich 2,5 g Kochsalz auf die fertigen Gerichte gestreut werden. Dann entspricht die Gesamtkochsalzzufuhr ca. 8,1 g Na Cl. *Tageszufuhr an Vitaminen:* A = 15 276 I. E., B_1 = 2,21 mg, B_2 = 3,34 mg, C = 280,90 mg. (Im Winter: A = 14 538 I. E., B_1 = 2,23 mg, B_2 = 3,27 mg, C = 268,80 mg.) BE 18,5

1900 Kalorien (Vollkost)

Frühstück

50 g Vollkornbrot, 50 g Brötchen (oder Weißbrot), 50 g Kalbsbraten, 20 g Butter oder hochwertige Margarine, 10 g Honig (ca. 1 Teelöffel), 5 g Malzkaffee (oder 10 g Bohnenkaffee oder 1 g Tee, evtl. mit Saccharin), 100 g Bananen (ca. 1 Banane mit Schale).

Mittagessen

Tomatensaft: 100 ccm.

Siedefleisch mit Apfelmeerrettich: 100 g Rinderschulter, 50 g Äpfel, 10 g Meerrettich. – Die gekochte Rinderschulter mit etwas Rindfleischbrühe anrichten. Dazu wird Apfelmeerrettich separat gereicht. Die Äpfel werden gekocht und passiert, den Meerrettich reibt man ganz fein, und alles wird vermischt.

Bouillonkartoffeln: 150 g Kartoffeln, 150 ccm Bouillon. – Die Kartoffeln werden geschält, in Würfel geschnitten und in der Bouillon gekocht. Flüssigkeit nicht abgießen.

Rote Beete und Kopfsalat: 100 g Rote Beete, 30 g Kopfsalat (1 kleiner Glasteller), 3 g Öl (ca. 1½ Teelöffel), Gewürze: Essig, Pfeffer, Lorbeerblatt, Kümmel, Kräuter. – Die gegarten Rote Beete schälen und in feine Scheiben schneiden, mit Essig, Kümmel und Lorbeerblatt anmachen und gut durchziehen lassen. Den zerpflückten, gewaschenen Kopfsalat mit einer Marinade aus Essig, Öl, Pfeffer und Kräutern anmachen.

Mocca-Gelee: 150 ccm Milch, 2 g Pulverkaffee, 10 g Zucker (ca. 2 Teelöffel, gestrichen), 3 g Gelatine (1½ Blatt) – Heiße Milch über Kaffeepulver und Zucker geben. Die vorher eingeweichte und aufgelöste Gelatine in die heiße Flüssigkeit geben und kaltstellen.

Wenn erlaubt: 1 g Kochsalz (1 kleine Messerspitze).

Abendessen

Grapefruit: 150 g.

Fleischsalat nature: 50 g Roastbeef, 50 g Kalbsbraten, 50 g Äpfel, 2 g Öl (ca. 1 Teelöffel), 10 g Zwiebeln, Essig. – Das Fleisch und die Äpfel werden in gleichmäßige, etwa 2 cm lange Streifen geschnitten und mit dem Öl, Essig und Zwiebeln angemacht.

Knäckebrot: 20 g (ca. 2 Scheiben). **Roggenbrot:** 50 g.

Butter oder hochwertige Margarine: 20 g.

Wenn erlaubt: 0,5 g Kochsalz (1 Prise).

Bemerkungen für den Arzt: Tageszufuhr ca. an Na = 67,1 mäq, Cl = 45,2 mäq, K = 91,2 mäq, Ca = 27,5 mäq, Eiweiß = 92,6 g, Fett = 59,4 g, Kohlehydrate = 225,3 g, Kalorien = 1899. Der aus dem Na-Gehalt errechnete „Kochsalzgehalt" entspricht ca. 3,7 Na Cl. Wenn ärztlich erlaubt, können 1,5 g Kochsalz auf die fertigen Gerichte gestreut werden. Dann entspricht die Gesamtkochsalzzufuhr ca. 5,2 g Na Cl. *Tageszufuhr an Vitaminen:* A = 3357 I. E., B_1 = 0,83 mg, B_2 = 1,10 mg, C = 178,6 mg. BE 19

Bemerkungen für den Arzt: Tageszufuhr ca. an Na = 41,5 mäq, Cl = 37,9 mäq, K = 107,1 mäq, Ca = 28,4 mäq, Eiweiß = 91,5 g, Fett = 48,0 g, Kohlehydrate = 161,9 g, Kalorien = 1491. (Im Winter: Na = 42,1 mäq, Cl = 40,9 mäq, K = 129,1 mäq, Ca = 37,9 mäq.) Der aus dem Na-Gehalt errechnete „Kochsalzgehalt" entspricht ca. 2,4 g Na Cl. Wenn ärztlich erlaubt, können nachträglich 2,75 g Kochsalz auf die fertigen Gerichte gestreut werden. Dann entspricht die Gesamtkochsalzzufuhr ca. 5,2 g Na Cl. *Tageszufuhr an Vitaminen:* A = 10 113 I. E., B_1 = 1,77 mg, B_2 = 3,45 mg, C = 180,80 mg. (Im Winter: A = 25 518 I. E., B_1 = 1,58 mg, B_2 = 3,27 mg, C = 232,8 mg.) BE 13,5

1500 Kalorien (Vollkost)

Frühstück

100 g Vollkornbrot (oder Schwarzbrot, evtl. auch gleiche Menge Grau- oder Weißbrot, oder ²/₃ Knäckebrot), 10 g Butter oder hochwertige Margarine, 50 g Quark mit Schnittlauch, Petersilie, Paprika und (wenn erlaubt) 0,25 g Kochsalz (1 kleine Prise) oder mit Saccharin abschmecken, 10 g Marmelade (ca. 1 Teelöffel) oder Honig, 5 g Malzkaffee (oder 10 g Bohnenkaffee, 1 g Tee bzw. 1 Glas Fruchtsaft ohne Zucker, evtl. mit Saccharin).

Mittagessen

Kohlrabirohkost: 50 g Kohlrabi (dafür im Winter: 150 ccm Orangensaft), 50 g Orange, Gewürze: Zitronensaft, feingehackte Petersilie. – Kurz vor dem Anrichten Kohlrabi schälen, raspeln und die in kleine Würfelchen geschnittene Orange dazugeben und mit Zitronensaft abschmecken.

Deutsches Beefsteak (Hamburger): 125 g Rindfleisch, ¹/₂ Ei, 10 g Zwiebeln, 5 g Öl (ca. 2¹/₂ Teelöffel), Gewürze: Muskat, Thymian, Majoran, Paprika, Pfeffer. – Fleisch durch die Fleischmaschine drehen, Zwiebeln und gehackte Petersilie in etwas Öl anrösten, das halbe (verquirlte) Ei, etwas Flüssigkeit und die genannten Gewürze zugeben und gut mischen. Aus der Fleischmasse Frikadellen formen und diese in dem restlichen heißen Öl gleichmäßig braun braten.

Erbsen- und Möhrengemüse: 100 g Erbsen, 100 g Möhren, Gewürze: Muskat, Petersilie. – Erbsen und geputzte, in kleine Würfel geschnittene Möhren in wenig Wasser gardünsten. Mit etwas Muskat und Petersilie abschmecken, evtl. zum Süßen 1 g Zucker erlaubt (kleine Prise).

Schwenkkartoffeln: 150 g Kartoffeln, 5 g Butter oder hochwertige Margarine. – Kartoffeln ohne Salz garkochen. Das Fett erhitzen und Kartoffeln darin schwenken.

Zitronenspeise: 1 Ei, 50 ccm Milch und 40 ccm Wasser, ¹/₂ Zitrone, 2 g Gelatine (1 Blatt), Süßstoff nach Geschmack. – Milch, Wasser mit Eigelb und Gelatine heiß aufschlagen (nicht kochen). Nach dem Abkühlen Zitronensaft und abgeriebene Zitronenschale mit steifgeschlagenem Eiweiß und Süßstoff darunterziehen und nach dem Erkalten stürzen.

Wenn erlaubt: 1,5 g Kochsalz (1 Messerspitze).

Abendessen

Saure Nieren: 100 g Nieren, 20 g Zwiebeln, 3 g Öl (ca. 1¹/₂ Teelöffel), Gewürze: Pfeffer, Paprika, Essig. – Kleingeschnittene Nieren mit gehackten Zwiebeln in heißem Öl gut anrösten, würzen und mit etwas Wasser aufgießen. Nach dem Garen mit Essig abschmecken.

Lauchgemüse: 100 g Lauch, 5 g Butter oder hochwertige Margarine, Gewürze: Pfeffer. – Den gut gewaschenen Lauch in Stücke schneiden, mit etwas Pfeffer in wenig Wasser gardünsten. Zum Schluß das Fett zugeben.

Petersilienkartoffeln: 150 g Kartoffeln (im Winter 100 g Kartoffeln), Petersilie. – Kartoffeln in kleine Stücke schneiden und wie Salzkartoffeln (ohne Salz) gar kochen. Vor dem Servieren mit reichlich Petersilie bestreuen.

Kopfsalat: 30 g Kopfsalat (1 kleiner Glasteller), 2 g Öl (ca. 1 Teelöffel), Gewürze: Zitrone, Petersilie, Radieschen, Eischeibe. – Den Salat mit Salatsoße zubereiten, mit Radieschen und Eischeiben garnieren.

Obst: 100 g Sauerkirschen, frisch (im Winter 150 g Mandarinen).

Wenn erlaubt: 1 g Kochsalz (1 kleine Messerspitze).

1500 Kalorien (Vollkost)

Frühstück

100 g Vollkornbrot (oder Schwarzbrot, evtl. auch gleiche Menge Grau- oder Weißbrot oder ²/₃ Knäckebrot), 10 g Butter oder hochwertige Margarine, 40 g Kalbsbraten, 10 g Marmelade oder Honig (ca. 1 Teelöffel), 1 g Tee (oder 10 g Bohnen- oder 5 g Malzkaffee, bzw 1 Glas Fruchtsaft ohne Zucker).

Mittagessen

Kopfsalat: 30 g Kopfsalat (1 kleiner Glasteller), 2 g Öl (ca. 1 Teelöffel), Gewürze: Zitrone, Pfeffer, Petersilie, Radieschen, Eischeiben. – Den zerpflückten und vorsichtig gewaschenen Salat gut abtropfen lassen. Aus Zitrone, Öl und Pfeffer eine Salatsoße zubereiten, den mit Petersilie vermischten Salat kurz vor dem Anrichten daruntermischen und mit Radieschen und Eischeiben garnieren.
Gebratene Leber: 150 g Kalbsleber, 3 g Öl (ca. 1¹/₂ Teelöffel), Gewürze: Paprika, etwas Zwiebel. – Die Leber häuten, in Scheiben schneiden und mit Paprika einreiben. In dem erhitzten Öl von beiden Seiten kurz braten, wenn nötig Flüssigkeit zugeben (4 bis 5 Min.). Die Leber herausnehmen und einige Zwiebelringe in dieselbe Pfanne geben, goldgelb rösten.
Spinat: 200 g Spinat, 5 g Butter oder hochwertige Margarine, Gewürze: Zwiebel, Muskat, Pfeffer. – Den Spinat gut waschen, blanchieren und passieren. Die feingeschnittenen Zwiebeln im Fett anschwitzen, den Spinat dazugeben, mit etwas Flüssigkeit aufgießen und mit Muskat und Pfeffer würzen.
Kartoffelpüree: 150 g Kartoffeln, 50 ccm Milch, 5 g Butter oder hochwertige Margarine, Muskat. – Die gekochten Kartoffeln heiß passieren, die heiße Milch, das Fett und Muskat hinzugeben und kräftig schlagen.
Bratapfel: 100 g Apfel (frisch). – Den Apfel waschen und mit einem Apfelausstecher vom Kerngehäuse befreien. Von der Blüte bis zum Stiel spiralförmig die Schale einritzen und den Apfel im Backofen gar werden lassen.
Wenn erlaubt: 1,5 g Kochsalz (1 Messerspitze).

Abendessen

Gesülzte Hechtschnitten: 150 g Hechtfleisch, 3 g Gelatine (1¹/₂ Blatt), ¹/₂ Ei, Gewürze: Essig, Zitrone. – Die Gelatine in 120 ccm heißem Fischfond auflösen. Die Hälfte davon in eine Form gießen und nach dem Erkalten mit Eischeiben belegen. Danach das gekochte Hechtfleisch einlegen und den restlichen Fischfond aufgießen. Nach dem Erkalten stürzen.
Paprika-Tomatensalat: 75 g Paprika (frisch), 75 g Tomaten, 3 g Öl (ca. 1¹/₂ Teelöffel), Gewürze: Essig, Petersilie, Pfeffer. – Die Tomaten in Scheiben schneiden. Die Paprikaschote entkernen, blanchieren und in Streifen schneiden. Danach beides mit Marinade abschmecken.
Vollkornbrot oder **Schwarzbrot:** 100 g (evtl. Graubrot oder Weißbrot).
Butter oder hochwertige Margarine: 10 g. – **Tee:** 1 g (ohne Zucker, evtl. mit Saccharin).

Wenn erlaubt: 1 g Kochsalz (1 kleine Messerspitze).

Bemerkungen für den Arzt: Tageszufuhr ca. an Na = 54,9 mäq, Cl = 48,1 mäq, K = 111,1 mäq, Ca = 25,6 mäq, Eiweiß = 104,3 g, Fett = 44,2 g, Kohlehydrate = 162,9 g, Kalorien = 1509. Der aus dem Na-Gehalt errechnete „Kochsalzgehalt" entspricht ca. 3,2 g Na Cl. Wenn ärztlich erlaubt, können nachträglich 2,5 g Kochsalz auf die fertigen Gerichte gestreut werden. Dann entspricht die Gesamtkochsalzzufuhr ca. 5,7 g Na Cl. *Tageszufuhr an Vitaminen:* A = 62 212 I. E., B_1 = 1,67 mg, B_2 = 6,04 mg, C = 314,30 mg. BE 13,5

1500 Kalorien (Vollkost)

Frühstück

100 g Vollkornbrot oder Schwarzbrot (evtl. auch gleiche Menge Grau- oder Weißbrot, oder ²/₃ Knäckebrot), 10 g Butter oder hochwertige Margarine, 10 g Marmelade oder Honig (ca. 1 Teelöffel), 30 g Streichkäse (20% F. i. T.), 1 g Tee (oder 10 g Bohnen- oder 5 g Malzkaffee, bzw. 1 Glas Fruchtsaft).

Mittagessen

Sellerie-Apfelrohkost: 50 g Sellerie, 30 g Apfel (frisch), Zitronensaft. – Kurz vor dem Anrichten Sellerie schälen, in dünne Streifchen schneiden, den geriebenen Apfel untermischen und mit Zitronensaft abschmecken.

Kalbssteak: 125 g Kalbfleisch, 5 g Butter oder hochwertige Margarine, 2 g Öl (ca. 1 Teelöffel), Gewürze: Pfeffer, Paprika, Petersilie, Schnittlauch, Dill. – Das Fleisch klopfen, würzen und in Öl braten. Das kalte Fett mit den genannten feingehackten Kräutern mischen, formen und vor dem Servieren auf das Steak legen.

Kresse-Tomatensalat: 50 g Kresse (entfällt im Winter) (1 kleiner Glasteller), 200 g Tomaten, 3 g Öl (ca. 1½ Teelöffel), Gewürze: Pfeffer, Zitronensaft, gehackte Petersilie. – Die Kresse verlesen, waschen und mit der aus Essig, Öl und Pfeffer zubereiteten Salatsoße mischen. Die Tomaten in dünne Scheiben schneiden und mit Pfeffer und Petersilie bestreuen.

Kartoffeln: 150 g Kartoffeln, Petersilie. – Die Kartoffeln wie üblich (ohne Salz) garen und mit Petersilie bestreuen.

Bananen in Gelee: 100 g Bananen (ohne Schale), 50 ccm Weißwein, 50 ccm Wasser, 2 g Gelatine (1 Blatt), etwas Zitronensaft, Süßstoff nach Geschmack. – Den Weißwein mit etwas Wasser mischen, Süßstoff, nach Geschmack, und die in 10 ccm heißem Wasser aufgelöste Gelatine dazugeben. In ein Dessertförmchen etwas von der Flüssigkeit geben und erkalten lassen, fächerartig mit Bananenscheiben auslegen, diese mit Zitronensaft beträufeln und mit der restlichen Flüssigkeit aufgießen. Nach dem Erkalten stürzen.

Wenn erlaubt: 1,5 g Kochsalz (1 Messerspitze).

Abendessen

Joghurtspeise: 100 g Joghurt (ca ½ Becher), 50 Apfel, 50 g Orange (ohne Schale), 30 g Trauben (im Winter 50 g Ananas aus der Dose), Zitronensaft, Süßstoff nach Geschmack. – Joghurt gut durchschlagen, Obst zerkleinern, vorsichtig unter das Joghurt heben. Mit Zitronensaft und Süßstoff nach Geschmack abschmecken.

Kalbsbratenaufschnitt: 75 g.

Vollkornbrot: 100 g (oder Graubrot oder gleiche Menge Schwarz- oder Weißbrot).

Butter oder hochwertige Margarine: 10 g.

Tee: 1 g.

Bemerkungen für den Arzt: Tageszufuhr ca. an Na = 59,1 mäq, Cl = 54,0 mäq, K = 104,6 mäq (im Winter: K = 110,5 mäq), Ca = 31,1 mäq, Eiweiß = 85,8 g, Fett = 34,2 g, Kohlehydrate = 195,3 g, Kalorien = 1488. Der aus dem Na=Gehalt errechnete „Kochsalzgehalt" entspricht ca. 3,4 g Na Cl. Wenn ärztlich erlaubt, können nachträglich 1,5 g Kochsalz auf die fertigen Gerichte gestreut werden. Dann entspricht die Gesamtkochsalzzufuhr ca. 4,9 g Na Cl. *Tageszufuhr an Vitaminen:* A = 6946 I. E., B_1 = 1,85 mg, B_2 = 1,50 mg, C = 150,25 mg. (Im Winter: A = 4446 I. E., B_1 = 1,8 mg, B_2 = 1,45 mg, C = 142,75 mg.) BE 16,5

1500 Kalorien (Vollkost)

Frühstück

100 g Vollkornbrot (oder gleiche Menge Schwarz-, Grau- oder Weißbrot, oder ²/₃ Knäckebrot), 10 g Butter oder hochwertige Margarine, 50 g Quark (evtl. mit Schnittlauch, Paprika oder Petersilie und wenn erlaubt: 0.25 g Kochsalz [1 kleine Prise] oder mit Süßstoff abschmecken), 10 g Marmelade (ca. 1 Teelöffel), 5 g Malzkaffee (oder 10 g Bohnenkaffee, oder 1 g Tee bzw. 1 Glas Fruchtsaft).

Mittagessen

Kabeljaufilet gebacken: 250 g Kabeljaufilet, ½ Ei, etwas Mehl, 5 g Öl (ca. 2½ Teelöffel), Gewürze: Zitrone, Pfeffer. – Das gewaschene Fischfilet mit Pfeffer und Zitrone marinieren. In etwas Mehl und Ei wenden und braten.

Gemischter Salat: 30 g Kopfsalat (1 kleiner Glasteller), 50 g Bohnen, 50 g Spargel, 5 g Öl (ca. 2½ Teelöffel), Gewürze: Essig oder Zitronensaft, Pfeffer, Kräuter. – Die gekochten Bohnen und den Spargel, den gut gewaschenen, zerpflückten Kopfsalat mit der aus den Zutaten zubereiteten Salatsoße kurz vor dem Servieren mischen.

Butterkartoffeln: 150 g Kartoffeln, 5 g Butter oder hochwertige Margarine. – Kartoffeln wie üblich garen (ohne Salz). Vor dem Servieren mit feingehackter Petersilie bestreuen und in der zerlassenen Butter schwenken.

Pflaumen: 125 g Pflaumen, frisch (im Winter 150 g Grapefruit).

Wenn erlaubt: 1,5 g Kochsalz (1 Messerspitze).

Abendessen

Gemüsesülze: 30 g Erbsen, 30 g Möhren, 30 g Bohnen, 30 g Blumenkohl, 30 g Spargel, 3 g Gelatine (1½ Blatt), 100 ccm Gemüsebrühe, ½ Ei. – Die eingeweichte, in 10 ccm heißem Wasser aufgelöste Gelatine in die abgeschmeckte Gemüsebrühe geben. Von der Flüssigkeit etwas in eine Sulzform geben und erkalten lassen, den Spiegel mit Eischeiben garnieren und das gekochte, in Würfel geschnittene Gemüse daraufgeben. Den Rest der Brühe aufgießen, nach dem Erkalten stürzen und mit Petersilie und Tomate garnieren.

Kopfsalat: 30 g Kopfsalat (1 kleiner Glasteller), 2 g Öl (ca. 1 Teelöffel), Gewürze: Essig, Pfeffer, Kräuter. – Den gewaschenen, zerpflückten Salat mit einer aus den Zutaten zubereiteten Salatsoße anmachen.

Schnittkäse: 40 g (30% F. i. T.).

Vollkornbrot: 100 g (oder Weiß-, Grau- oder Schwarzbrot).

Butter oder hochwertige Margarine: 5 g (im Winter 10 g).

Tee: 1 g (ohne Zucker).

Wenn erlaubt: 0,5 g Kochsalz (1 Prise).

Bemerkungen für den Arzt: Tageszufuhr ca. an Na = 56,2 mäq, Cl = 56,0 mäq, K = 90,4 mäq, Ca = 40,9 mäq, Eiweiß = 97,9 g, Fett = 45,2 g, Kohlehydrate = 164,1 g, Kalorien = 1499. (Im Winter: Na = 60,2 mäq, Cl = 60,6 mäq.) Der aus dem Na-Gehalt errechnete „Kochsalzgehalt" entspricht ca. 3,3 g Na Cl. Wenn ärztlich erlaubt, können nachträglich 2,25 g Kochsalz auf die fertigen Gerichte gestreut werden. Dann entspricht die Gesamtkochsalzzufuhr ca. 5,5 g Na Cl (im Winter: 5,8 g Na Cl). *Tageszufuhr an Vitaminen:* A = 5733 I. E., B_1 = 1,29 mg, B_2 = 1,07 mg, C = 74,91 mg. (Im Winter: A = 9690 I. E., B_1 = 1,04 mg, B_2 = 0,93 mg, C = 133,74 mg.)   BE 13,5

1500 Kalorien (Vollkost)

Frühstück

100 g Vollkornbrot (Schwarzbrot oder gleiche Menge Grau- oder Weißbrot, oder ²/₃ Knäckebrot), 10 g Butter oder hochwertige Margarine, 30 g Streichkäse (20% F.i.T.), 10 g Marmelade oder Honig (ca. 1 Teelöffel), 1 g Tee (oder 10 g Bohnen- oder Malzkaffee bzw. 1 Glas Fruchtsaft).

Mittagessen

Tomatensaft: 100 ccm Tomatensaft.

Kalbsbraten: 100 g Kalbfleisch (Filet, gar), 5 g Öl (ca. 2¹/₂ Teelöffel). – Das Fleisch am Stück wie üblich braten, 100 g abschneiden und mit etwas Bratenfond anrichten.

Blumenkohl: 200 g Blumenkohl, 10 g Butter oder hochwertige Margarine, Gewürze: Muskat, Petersilie, Zitronenschale. – Den geputzten Blumenkohl in Wasser mit einer Zitronenschale garen. Danach mit brauner Butter oder hochwertiger Margarine übergießen und mit Petersilie bestreuen.

Kartoffeln: 150 g Kartoffeln. – Kartoffeln wie üblich (ohne Kochsalz) kochen.

Orangenquark: 100 g Quark, 100 ccm Orangensaft, etwas Milch, Zitronensaft, Süßstoff nach Geschmack. – Den Quark passieren und mit dem Orangensaft gut sahnig schlagen. Mit Zitronensaft und Süßstoff abschmecken.

Wenn erlaubt: 1,5 g Kochsalz (1 Messerspitze).

Abendessen

Rohkostplatte: 50 g Möhren, 50 g Sellerie, 50 g Rote Beete, 50 g Blumenkohl, 100 g Apfel, 50 g Orange, Gewürze: Zitronensaft, Petersilie. – Die Gemüse putzen und gründlich waschen. Kurz vor dem Anrichten auf einer Rohkostreibe fein zerkleinern und mit Zitronensaft abschmecken. Sellerie, Rote Beete mit dem feingeriebenen Apfel mischen und unter die Blumenkohlrohkost und die in kleine Würfel geschnittene Orange geben. Mit Salatblättern und Petersilie garnieren.

Roastbeefröllchen: 50 g Roastbeef in Scheiben, 30 g Quark, 10 Meerrettich. – Die Roastbeefscheiben mit dem gut durchgeschlagenen und mit Meerrettich gemischten Quark bestreichen und danach rollen.

Weißbrot: 50 g.

Butter oder hochwertige Margarine: 20 g.

Wenn erlaubt: 1 g Kochsalz (1 kleine Messerspitze).

Bemerkungen für den Arzt: Tageszufuhr ca. an Na = 57,5 mäq, Cl = 40,1 mäq, K = 87,9 mäq, Ca = 30,3 mäq, Eiweiß = 95,6 g, Fett = 43,5 g, Kohlehydrate = 167,7 g, Kalorien = 1493. Der aus dem Na-Gehalt errechnete „Kochsalzgehalt" entspricht ca. 3,4 g Na Cl. Wenn ärztlich erlaubt, können nachträglich 2,5 g Kochsalz auf die fertigen Gerichte gestreut werden. Dann entspricht die Gesamtkochsalzzufuhr ca. 5,9 g Na Cl. *Tageszufuhr an Vitaminen:* A = 5073 I. E., B_1 = 1,36 mg, B_2 = 1,24 mg, C = 314,55 mg. BE 14

1500 Kalorien (Vollkost)

Frühstück

100 g Vollkornbrot (oder Schwarzbrot, oder Graubrot, oder Weißbrot, oder ²/₃ Knäckebrot), 10 g Butter oder hochwertige Margarine, 1 Ei (4 Min. gekocht), 10 g Marmelade (ca. 1 Teelöffel), 1 g Tee (oder 10 g Bohnen- oder 5 g Malzkaffee, bzw. 1 Glas Fruchtsaft).

Mittagessen

¹/₂ **Grapefruit** (ca. 100 g). – Die ganze Frucht in der Mitte durchschneiden und mit dem Messer das Fruchtfleisch von der Schale trennen.

Hähnchen: 150 g Hähnchen (mit Knochen), 3 g Öl (ca. 1¹/₂ Teelöffel), Gewürze: Pfeffer, Paprika. – Hähnchen bratfertig herrichten, würzen, mit dem Öl einreiben und grillen oder im Bratofen schön braun braten (30 Min.).

Spargel: 200 g Spargel (frisch oder Dose), 10 g Butter oder hochwertige Margarine, Petersilie. – Spargel schälen, bündeln und in Wasser kochen. Beim Anrichten mit Butter oder hochwertiger Margarine übergießen und mit Petersilie bestreuen.

Petersilienkartoffeln: 150 g Kartoffeln, Petersilie. – Die Kartoffeln dämpfen, abgießen und mit reichlich Petersilie bestreuen.

Obstsalat: 30 g Apfel, Fruchtfleisch, 20 g Bananen, Fruchtfleisch, 20 g Ananas (Dose), 20 g Kirschen, 30 g Orangen, Fruchtfleisch, Zitronensaft, Süßstoff nach Geschmack. – Die Früchte schälen, entkernen und in Würfel schneiden, mit Zitronensaft und Süßstoff abschmecken und nett anrichten.

Wenn erlaubt: 1,5 g Kochsalz (1 Messerspitze).

Abendessen

Aufschnitt: 50 g kalter Braten (Kalb), 50 g Lachsschinken. – Den Aufschnitt auf einer Platte anrichten und mit aufgeschnittener Tomate und Petersilie garnieren.

Tomate: 100 g.

Vollkornbrot: 100 g.

Butter oder hochwertige Margarine: 10 g.

Tee: 1 g (ohne Zucker).

Obst: 150 g Birnen, frisch (im Winter: Birnenkompott).

Wenn erlaubt: 1 g Kochsalz (1 kleine Messerspitze).

Bemerkungen für den Arzt: Tageszufuhr ca. an Na = 63,9 mäq, Cl = 63,6 mäq, K = 94,4 mäq (im Winter: K = 101,8 mäq), Ca = 14,6 mäq, Eiweiß = 87,9 g, Fett = 40,4 g, Kohlehydrate = 180,2 g, Kalorien = 1501. Der aus dem Na-Gehalt errechnete „Kochsalzgehalt" entspricht ca. 3,7 g Na Cl. Wenn ärztlich erlaubt, können nachträglich 2,5 g Kochsalz auf die fertigen Gerichte gestreut werden. Dann entspricht die Gesamtkochsalzzufuhr 6,2 g Na Cl. *Tageszufuhr an Vitaminen:* A = 4693 I. E., B_1 = 1,79 mg, B_2 = 1,10 mg, C = 108,56 mg. (Im Winter: A = 4163 I. E., C = 146,56 mg.)

BE 15

1500 Kalorien (Vollkost)

Frühstück

100 g Vollkornbrot (oder Grau-, Weiß-, Schwarzbrot, gleiche Menge, oder ²/₃ Knäckebrot), 10 g Butter oder hochwertige Margarine, 40 g Kalbsbraten, 10 g Marmelade oder Honig (ca. 1 Teelöffel), 1 g Tee (ohne Zucker, evtl. mit Saccharin) oder 5 g Malz- oder 10 g Bohnenkaffee).

Mittagessen

Möhrenrohkost: 50 g Möhren, Zitronensaft, Petersilie. – Die geschälten und gewaschenen Möhren fein reiben, mit Zitronensaft abschmecken und mit Petersilie garnieren.

Roastbeef: 125 g Rindfleisch, 5 g Öl (ca. 2¹/₂ Teelöffel), Gewürze: Pfeffer, Paprika. – Das vorbereitete Fleisch würzen, mit Öl bestreichen und im Ofen braten.

Bohnengemüse: 200 g grüne Bohnen, 5 g Butter oder hochwertige Margarine, Gewürze: Pfeffer, Bohnenkraut, Petersilie. – Die vorbereiteten Bohnen mit Bohnenkraut und Butter oder hochwertiger Margarine dünsten und danach mit etwas Pfeffer abschmecken.

Dampfkartoffeln: 150 g Kartoffeln, Petersilie. – Kartoffeln wie üblich (ohne Salz) garen.

Apfelkompott: 100 g Apfel (frisch), Zimt, Süßstoff nach Geschmack. – Den Apfel schälen, in kleine Stücke schneiden und in etwas Wasser mit Zimt gardünsten.

Wenn erlaubt: 1,5 g Kochsalz (1 Messerspitze).

Abendessen

Pikanter Quark: 150 g Quark, 50 ccm Milch, 20 g Zwiebeln, Gewürze: Paprika, Kümmel, Schnittlauch, Tomaten. – Den Quark in drei Teile teilen und jeweils mit Kümmel, Paprika und Schnittlauch abschmecken. In kleine Schüsselchen spritzen und mit Tomatenscheiben garnieren.

Feld- und Rettichsalat: 100 g Rettich, 50 g Feldsalat (1 kleiner Glasteller), 3 g Öl (ca. 1¹/₂ Teelöffel), Gewürze: Essig, Pfeffer, Petersilie. (Im Winter: Kopf- und Tomatensalat: 50 g Kopfsalat (1 kleiner Glasteller), 150 g Tomaten.) – Den geputzten Rettich fein raffeln, mit etwas Zitrone oder Essig beträufeln, durchziehen lassen und mit Petersilie bestreuen. Den Feldsalat mit den angegebenen Zutaten anmachen und beides zusammen nett angerichtet servieren.

Vollkornbrot: 100 g (Grau- oder Weißbrot, gleiche Menge).

Butter oder hochwertige Margarine: 10 g.

Obst: 100 g Pfirsiche (ganze Frucht), frisch (im Winter: Dunstpfirsiche). –

Wenn erlaubt: 1 g Kochsalz (1 kleine Messerspitze).

Bemerkungen für den Arzt: Tageszufuhr ca. an Na = 47,7 mäq, Cl = 48,0 mäq, K = 100,9 mäq, Ca = 28,1 mäq, Eiweiß = 92,3 g, Fett = 37,5 g, Kohlehydrate = 188,3 g, Kalorien = 1506. (Im Winter: Na = 44,2 mäq, Cl = 50,2 mäq, K = 109,9 mäq.) Der aus dem Na-Gehalt errechnete „Kochsalzgehalt" entspricht ca. 2,8 g Na Cl. Wenn ärztlich erlaubt, können 2,5 g Kochsalz auf die fertigen Gerichte gestreut werden. Dann entspricht die Gesamt-Kochsalzzufuhr ca. 5,3 g Na Cl. *Tageszufuhr an Vitaminen:* A = 6862 I. E., B_1 = 1,24 mg, B_2 = 1,47 mg, C = 107,35 mg. (Im Winter: A = 6502 I. E., C = 89,25 mg.)   BE 15,5

1500 Kalorien (Vollkost)

Frühstück

100 g Vollkornbrot (Grau-, Schwarz- oder Weißbrot, gleiche Menge, oder 2/3 Menge Knäckebrot), 10 g Butter oder hochwertige Margarine, 30 g Streichkäse (20% F. i. T.), 10 g Marmelade oder Honig (ca. 1 Teelöffel), 5 g Malzkaffee (oder 10 g Bohnenkaffee oder 1 g Tee, bzw. 1 Glas Fruchtsaft ohne Zucker).

Mittagessen

Chicoréesalat: 50 g Chicorée (oder Kopfsalat), 2 g Öl (ca. 1 Teelöffel), Zitrone. – Den Chicorée gut waschen, in kleine Stücke schneiden, mit Zitrone und Öl anmachen.

Geschmortes Kalbsherz: 125 g Kalbsherz, 20 g Zwiebeln, 20 ccm Weißwein, 3 g Öl (ca. 1½ Teelöffel), 5 g Mehl (ca. 1 Teelöffel, gestrichen), Gewürze: Lorbeer, Wacholder, Nelke, Pfeffer. – Kalbsherz in Würfel schneiden, mit den geschnittenen Zwiebeln und den Gewürzen in Öl anrösten, mit dem Mehl bestäuben und mit Weißwein und etwas magerer Brühe ablöschen. In geschlossenem Topf garschmoren lassen.

Erbsengemüse: 200 g Erbsen, 5 g Butter oder hochwertige Margarine, Gewürze: Petersilie. – Die Erbsen entschoten, in wenig Flüssigkeit weichdünsten. Butter oder hochwertige Margarine dazugeben und mit Petersilie bestreuen.

Kartoffelpüree: 150 g Kartoffeln, 50 ccm Milch, 5 g Butter oder hochwertige Margarine, Gewürze: Muskat. – Die gekochten, abgeschütteten Kartoffeln heiß passieren. Die heiße Milch, Butter oder hochwertige Margarine und Muskat hinzugeben und kräftig durchschlagen.

Buttermilchspeise: 100 ccm Buttermilch, 3 g Gelatine (1½ Blatt), 10 g Zitronensaft (½ Zitrone). – Die im Wasserbad aufgelöste Gelatine unter kräftigem Schlagen in die Buttermilch geben. Mit Zitronensaft und Süßstoff abschmecken.

Wenn erlaubt: 1,5 g Kochsalz (1 Messerspitze).

Abendessen

Paprikaschnitzel: 100 g Rindfleisch, 3 g Öl (ca. 1½ Teelöffel), Gewürze: Paprika. – Das Schnitzel kräftig mit Paprika einreiben, mit Öl bestreichen und grillen, oder in Öl leicht anbraten und mit Flüssigkeit aufgießen.

Bohnensalat: 200 g Bohnen, 20 g Zwiebeln, 2 g Öl (ca. 1 Teelöffel), Gewürze: Essig, Pfeffer. – Die mit Bohnenkraut gekochten Bohnen mit Essig, Öl, Pfeffer und Zwiebeln anmachen.

Kartoffeln: 150 g Kartoffeln, Gewürze: Petersilie. – Die Kartoffeln (ohne Salz) kochen und vor dem Anrichten mit Petersilie bestreuen.

Obst: 100 g Mirabellen, frisch (im Winter: Mirabellenkompott).

Wenn erlaubt: 1 g Kochsalz (1 kleine Messerspitze).

Bemerkungen für den Arzt: Tageszufuhr ca. an Na = 31,7 mäq, Cl = 35,5 mäq, K = 119,6 mäq, Ca = 31,6 mäq, Eiweiß = 90,9 g, Fett = 47,2 g, Kohlehydrate = 168,3 g, Kalorien = 1498. Der aus dem Na-Gehalt errechnete „Kochsalzgehalt" entspricht ca. 1,8 g Na Cl. Wenn ärztlich erlaubt, können nachträglich 2,5 g Kochsalz auf die fertigen Gerichte gestreut werden. Dann entspricht die Gesamtkochsalzzufuhr ca. 4,3 g Na Cl. *Tageszufuhr an Vitaminen:* A = 6184 I. E., B_1 = 2,43 mg, B_2 = 1,62 mg, C = 163,10 mg.   BE 14

1500 Kalorien (Vollkost)

Frühstück

100 g Vollkornbrot (oder Grau-, Schwarz- oder Weißbrot [gleiche Menge] oder ²/₃ Menge Knäckebrot), 10 g Butter oder hochwertige Margarine, 50 g Quark (evtl. mit Paprika, Schnittlauch oder Petersilie und wenn erlaubt 0,25 g Kochsalz [1 kleine Prise] oder mit Saccharin abschmecken), 10 g Marmelade oder Honig (ca. 1 Teelöffel), 1 g Tee ohne Zucker, evtl. mit Saccharin (oder 5 g Malz- oder 10 g Bohnenkaffee).

Mittagessen

Rote-Beete-Rohkost: 30 g Rote Beete, 20 g Apfel, Gewürze: Zitronensaft. – Kurz vor dem Anrichten Rote Beete und Apfel schälen, ganz fein reiben und mit etwas Zitronensaft mischen.

Kalbsfrikassée: 125 g Kalbfleisch, 5 g Butter oder hochwertige Margarine, 5 g Mehl (ca. 1 Teelöffel, gestrichen), Gewürze: Zitronensaft, Pfeffer, Lorbeerblatt. – Fleisch waschen, in kochendes Wasser geben und weichkochen. Das Fleisch aus der Brühe nehmen und in Würfel schneiden. Mit dem Fett Mehl und der durchgesiebten Fleischbrühe eine hellgelbe, sämige Schwitze zubereiten und diese pikant abschmecken. Das zerkleinerte Fleisch in der Soße heiß werden lassen und mit Zitronensaft verfeinern.

Champignons: 200 g Champignons, 10 g Butter oder hochwertige Margarine, Gewürze: Petersilie. – Die vorbereiteten Champignons mit dem Fett dünsten und nach dem Garen mit Petersilie bestreuen. Kleine Champignons läßt man ganz, große kann man halbieren oder vierteln.

Reis: 50 g Reis, 5 g Butter oder hochwertige Margarine, 20 g Zwiebeln, Gewürze: Curry. – Feingeschnittene Zwiebeln im Fett anschwitzen, den gewaschenen Reis und etwas Curry dazugeben und mit magerer Bouillon aufgießen. Durchkochen lassen und 18 Min. zugedeckt in den Ofen stellen.

Obst: 100 g Aprikosen, frisch (im Winter: Aprikosenkompott).

Wenn erlaubt: 1,5 g Kochsalz (1 Messerspitze).

Abendessen

Kalbshirn geb.: 100 g Kalbshirn, 3 g Öl (ca. 1½ Teelöffel), Gewürze: Lorbeer, Pfefferkörner, Schnittlauch. – Kalbshirn wässern, enthäuten und mit Lorbeer und Pfefferkörnern blanchieren. Das in Scheiben geschnittene Hirn kurz in Öl schwenken und mit Schnittlauch bestreuen.

Selleriescheiben geb.: 100 g Sellerie, ⅓ Ei, 2 g Öl (ca. 1 Teelöffel), etwas Mehl. – Gekochter, in Scheiben geschnittener Sellerie wird in Mehl und Ei gewendet und in Öl gebacken.

Dampfkartoffeln: 100 g Kartoffeln. – Die Kartoffeln wie Salzkartoffeln (ohne Salz) kochen.

Kopfsalat: 30 g Kopfsalat (1 kleiner Glasteller), 3 g Öl (ca. 1½ Teelöffel), Gewürze: Kräuter, Zitrone, Pfeffer. – Den gut gewaschenen und zerpflückten Salat mit der aus den Zutaten zubereiteten Salatsoße mischen.

Obst: 100 g Weintrauben (im Winter: 100 g Orangen, ganze Frucht). –

Wenn erlaubt: 1 g Kochsalz (1 kleine Messerspitze).

Bemerkungen für den Arzt: Tageszufuhr ca. an Na = 36,8 mäq, Cl = 35,4 mäq, K = 98,4 mäq, Ca = 15,0 mäq, Eiweiß = 77,6 g, Fett = 46,0 g, Kohlehydrate = 184,7 g, Kalorien = 1502. Der aus dem Na-Gehalt errechnete „Kochsalzgehalt" entspricht ca. 2,1 g Na Cl. Wenn ärztlich erlaubt, können nachträglich 2,75 g Kochsalz auf die fertigen Gerichte gestreut werden. Dann entspricht die Gesamtkochsalzzufuhr ca. 4,9 g Na Cl. *Tageszufuhr an Vitaminen:* A = 4988 I. E., B_1 = 0,98 mg, B_2 = 0,71 mg, C = 42,95 mg. BE 15,5

11 Holtmeier, Diät bei Übergewicht, 5. Auflage

1500 Kalorien (Vollkost)

Frühstück

100 g Vollkornbrot oder Schwarzbrot (evtl. auch gleiche Menge Grau- oder Weißbrot oder ⅔ Menge Knäckebrot), 10 g Butter oder hochwertige Margarine, 40 g Kalbsbraten, 10 g Marmelade oder Honig (ca. 1 Teelöffel), 1 g Tee (oder 10 g Bohnen- oder 5 g Malzkaffee, oder 1 Glas Fruchtsaft ohne Zucker, evtl. mit Saccharin).

Mittagessen

Heilbutt Müllerinart: 200 g Heilbutt, 5 g Öl (ca. 2½ Teelöffel), Gewürze: Pfeffer, Zitrone, Petersilie, etwas Mehl. – Das Fischfilet mit Pfeffer und Zitrone würzen, in Mehl tauchen und braten. Vor dem Servieren mit gehackter Petersilie bestreuen.

Salatteller: 50 g Endivien, 100 g Bohnen, 20 g Zwiebeln, 5 g Öl (ca. 2½ Teelöffel), Gewürze: Essig, Pfeffer. – Den geputzten, gewaschenen Endiviensalat mit Essig, Öl und Pfeffer anmachen. – Ebenso die gekochten Bohnen mit Essig, Öl, Pfeffer und Zwiebeln anmachen.

Kartoffeln: 150 g Kartoffeln. – Kartoffeln wie Salzkartoffeln (ohne Salz) garkochen.

Rotweingelee: 50 ccm Rotwein, 50 ccm Wasser, 3 g Gelatine (1½ Blatt), Zitrone, Süßstoff nach Geschmack. – Rotwein, Wasser, Zitronensaft und Süßstoff verrühren, die in 10 ccm heißem Wasser aufgelöste Gelatine dazugeben, in ein Förmchen oder eine Glasschale füllen und erkalten lassen. Vor dem Servieren stürzen.

Wenn erlaubt: 1,5 g Kochsalz (1 Messerspitze).

Abendessen

Rührei: 2 Eier, 3 g Öl (ca. 1½ Teelöffel), Gewürze: Pfeffer, Schnittlauch. – Die mit 2 Eischalen Wasser verquirlten und gewürzten Eier in eine Pfanne, in der schon das Öl erhitzt ist, geben und unter langsamen Rühren stocken lassen. Vor dem Servieren mit Schnittlauch bestreuen.

Pfifferlinge: 200 g Pfifferlinge, 50 g Tomate, 20 g Zwiebeln, 3 g Öl (ca. 1½ Teelöffel), Gewürze: Pfeffer. – Die feingehackten Zwiebeln mit den in abgezogene Würfel geschnittenen Tomaten in Öl anschwitzen, die gut gesäuberten Pfifferlinge dazugeben, würzen und gardünsten.

Vollkornbrot: 100 g.

Butter oder hochwertige Margarine: 10 g.

Obst: 100 g Apfel (im Winter: 100 g Mandarinen), **Tee:** 1 g, evtl. mit Saccharin.

Wenn erlaubt: 0,5 g Kochsalz (1 Prise).

Bemerkungen für den Arzt: Tageszufuhr ca. an Na = 79,8 mäq, Cl = 42,9 mäq, K = 116,6 mäq, Ca = 25,5 mäq, Eiweiß = 93,0 g, Fett = 51,4 g, Kohlehydrate = 158,0 g, Kalorien = 1482. Der aus dem Na-Gehalt errechnete „Kochsalzgehalt" entspricht ca. 4,7 g Na Cl. Wenn ärztlich erlaubt, können nachträglich 2 g Kochsalz auf die fertigen Gerichte gestreut werden. Dann entspricht die Gesamtkochsalzzufuhr ca. 6,7 g Na Cl. *Tageszufuhr an Vitaminen:* A = 5488 I. E., B_1 = 1,11 mg, B_2 = 1,22 mg, C = 92,40 mg.

BE 13

1500 Kalorien (Vollkost)

Frühstück

100 g Vollkorn-, Grau-, Schwarz- oder Weißbrot (gleiche Menge) oder ²/₃ Menge Knäckebrot, 10 g Butter oder hochwertige Margarine, 1 Ei, 10 g Marmelade oder Honig (ca. 1 Teelöffel), 5 g Malzkaffee (oder 10 g Bohnenkaffee oder 1 g Tee, bzw. 1 Glas Fruchtsaft mit Saccharin).

Mittagessen

Tomatensaft: 100 ccm Tomatensaft.

Siedefleisch mit Meerrettich: 100 g Rindfleisch, 10 g Meerrettich. – Gekochtes, mageres Rindfleisch mit etwas Fleischbrühe anrichten. Den geschälten, geriebenen Meerrettich gesondert beifügen.

Gemüsekartoffeln: 150 g Kartoffeln, 25 g Möhren, 25 g Sellerie, 25 g Lauch, 25 g Kohlrabi, 5 g Butter oder hochwertige Margarine, Gewürze: Pfeffer, Muskat, Petersilie. – Das in Würfel geschnittene Gemüse in Butter oder hochwertiger Margarine anschwitzen, die rohen in Würfel geschnittenen Kartoffeln dazugeben, würzen, mit Wasser aufgießen und gardünsten. Vor dem Servieren mit gehackter Petersilie bestreuen.

Rote-Beete-Salat: 100 g Rote Beete, Gewürze: Essig, Pfeffer, Kümmel, Zwiebel. – Rote Beete kochen, die Schale abziehen und die Knollen in dünne Scheiben schneiden. Aus Wasser und genannten Gewürzen bereitet man einen Sud und gibt diesen heiß über die Rote Beete.

Quarkspeise: 100 g Quark, 30 ccm Milch, Gewürze: Zitrone, Süßstoff. – Quark passieren, mit der Milch fest verschlagen und mit Zitronensaft und Saccharin abschmecken. Mit einer Kirsche garnieren.

Wenn erlaubt: 1,5 g Kochsalz (1 Messerspitze).

Abendessen

Pfannkuchen mit Konfitüre: 50 g Mehl, 100 ccm Milch, 1 Ei, 5 g Öl (ca. 2¹/₂ Teelöffel), 30 g Konfitüre. – Mehl, Milch und Eigelb glatt verrühren, das steifgeschlagene Eiweiß daruntermengen, in heißem Öl 2 dünne Pfannkuchen backen, die mit Konfitüre bestrichen und dann zusammengerollt werden.

Knäckebrot: 20 g (ca. 2 Scheiben).

Butter oder hochwertige Margarine: 5 g.

Tomate: 50 g (ca. 1 Stück).

Wenn erlaubt: 0,5 g Kochsalz (1 Prise).

Bemerkungen für den Arzt: Tageszufuhr ca. an Na = 56,3 mäq, Cl = 36,8 mäq, K = 74,2 mäq, Ca = 29,1 mäq, Eiweiß = 78,1 g, Fett = 44,8 g, Kohlehydrate = 185,4 g, Kalorien = 1505. Der aus dem Na-Gehalt errechnete „Kochsalzgehalt" entspricht ca. 3,3 g Na Cl. Wenn ärztlich erlaubt, können nachträglich 2 g Kochsalz auf die fertigen Gerichte gestreut werden. Dann entspricht die Gesamtkochsalzzufuhr ca. 5,3 g Na Cl. *Tageszufuhr an Vitaminen:* A = 5895 I. E., B_1 = 0,98 mg, B_2 = 1,37 mg, C = 88,39 mg.   BE 15,5

1500 Kalorien (Vollkost)

Frühstück

100 g Vollkorn-, Schwarz-, Weiß- oder Graubrot, gleiche Menge, oder ²/₃ Menge Knäckebrot, 10 g Butter oder hochwertige Margarine, 50 g Quark mit Schnittlauch, Petersilie oder Paprika und wenn erlaubt 0,25 g Kochsalz oder mit Saccharin abschmecken, 10 g Marmelade oder Honig (ca. 1 Teelöffel), 1 g Tee (oder 10 g Bohnen- oder 5 g Malzkaffee, oder 1 Glas Fruchtsaft mit Saccharin).

Mittagessen

Tomatensaft: 100 ccm Tomatensaft (aus Büchsen).

Hasenrücken mit Preiselbeeren: 100 g Hasenrücken (oder Kalbsbraten), 5 g Öl (ca. 2½ Teelöffel), Gewürze: Tomate, Zwiebel, 10 g Preiselbeermarmelade (ca. 1 Teelöffel). – Das Hasenfleisch legt man 1 bis 2 Tage in etwas Magermilch. – Zwiebel und Tomate im heißen Öl anrösten, Fleisch dazugeben, mit etwas Wasser aufgießen und gardünsten. Die Preiselbeermarmelade gibt man getrennt dazu.

Rotkraut: 200 g Rotkraut, 30 g Apfel, 5 g Öl (ca. 2½ Teelöffel), Gewürze: Pfeffer, Nelken, Zwiebel, Essig, eine Prise Zucker, Wacholder. – Das einen Tag zuvor mit Pfeffer, Zucker und Essig marinierte Rotkraut gibt man zu den in Öl leicht angeschwitzten Zwiebeln, gibt etwas Wasser, Lorbeer, Nelken, Wacholder sowie die geschälten Apfelschnitze dazu und läßt es gut verschlossen gardünsten. Vor dem Servieren mit etwas Essig abschmecken.

Kartoffeln: 150 g Kartoffeln, 5 g Butter oder hochwertige Margarine. – Wie Salzkartoffeln (ohne Salz) garkochen. Vor dem Servieren Butter oder hochwertige Margarine zugeben.

Obstsalat: 50 g Apfel, Fruchtfleisch, 50 g Mandarinen, Fruchtfleisch, 50 g Kirschen (im Winter: 30 g Banane), Gewürze: Zitronensaft, Saccharin. – Die Äpfel und Mandarinen schälen, entkernen und kleinschneiden, die Kirschen entkernen und halbieren. Alles mischen und mit Zitronensaft und evtl. Saccharin abschmecken.

Wenn erlaubt: 1,5 g Kochsalz (1 Messerspitze).

Abendessen

Geflügelsalat: 100 g Huhnfleisch, 50 g Spargel, 50 g Champignon, 20 g Ananas, 40 g Joghurt, Gewürze: Zitrone, Ketchup. – Das gekochte, enthäutete und erkaltete Huhnfleisch mit den anderen Zutaten in gleiche Würfel schneiden. Mit Joghurt und den Gewürzen pikant anmachen.

Feldsalat: 50 g Feldsalat (1 kleiner Glasteller), 2 g Öl (ca. 1 Teelöffel), Gewürze: Pfeffer, Kräuter, Zitronensaft. – Den gut verlesenen und gewaschenen Feldsalat mit verdünntem Essig, Pfeffer, Öl und Kräutern anrichten.

Vollkornbrot (evtl. Weiß- oder Schwarzbrot): 100 g.

Butter oder hochwertige Margarine: 10 g.

Tee (mit Saccharin): 1 g.

Obst: 100 g Aprikosen, frisch (im Winter: 100 g Apfel).

Wenn erlaubt: 1 g Kochsalz (1 kleine Messerspitze).

Bemerkungen für den Arzt: Tageszufuhr ca. an Na = 57,7 mäq, Cl = 48,3 mäq, K = 115,0 mäq, Ca = 21,5 mäq, Eiweiß = 82,8 g, Fett = 41,7 g, Kohlehydrate = 187,1 g, Kalorien = 1507. Der aus dem Na-Gehalt errechnete „Kochsalzgehalt" entspricht ca. 3,4 g Na Cl. Wenn ärztlich erlaubt, können nachträglich 2,75 g Kochsalz auf die fertigen Gerichte gestreut werden. Dann entspricht die Gesamtkochsalzzufuhr ca. 6,1 g Na Cl. *Tageszufuhr an Vitaminen:* A = 7300 I. E., B_1 = 1,04 mg, B_2 = 0,81 mg, C = 196,10 mg. (Im Winter: A = 4236 I. E., B_1 = 1,22 mg, B_2 = 0,81 mg, C = 197,10 mg.) BE 15,5

1500 Kalorien (Vollkost)

Frühstück

100 g Vollkornbrot, Grau-, Schwarz- oder Weißbrot, oder ²/₃ Menge Knäckebrot, 10 g Butter oder hochwertige Margarine, 100 g Tomaten, 10 g Marmelade oder Honig (ca. 1 Teelöffel), 1 g Tee (oder 10 g Bohnen- oder 5 g Malzkaffee, evtl. 1 Glas Fruchtsaft mit Saccharin).

Mittagessen

Blumenkohlrohkost: 50 g Blumenkohl, 50 g Orangen, Fruchtfleisch, Zitronensaft. – Den Blumenkohl auf einer feinen Reibe raffeln, die in Würfel geschnittene Orange untermischen und mit Zitronensaft abschmecken.
Kalbsbraten: 100 g Kalbsbraten, Gewürze: Pfeffer, Paprika, Wurzelwerk. – Das Fleisch wie üblich zubereiten. Mit etwas Bratenfond anrichten.
Erbsen- und Möhrengemüse: 100 g Erbsen, 100 g Möhren, 5 g Butter oder hochwertige Margarine, Gewürze: Petersilie, Pfeffer, 1 Prise Zucker. – Erbsen und geputzte, in kleine Würfel geschnittene Möhren in wenig Wasser gardünsten. Butter oder hochwertige Margarine zugeben und mit etwas Pfeffer und 1 Prise Zucker abschmecken. Vor dem Anrichten mit Petersilie bestreuen.
Kartoffelpüree: 150 g Kartoffeln, 50 ccm Milch, 5 g Butter oder hochwertige Margarine, Gewürze: Muskat. – Die gekochten Kartoffeln heiß passieren. Heiße Milch, Butter oder hochwertige Margarine und Muskat hinzugeben und kräftig schlagen.
Apfelmus: 100 g Äpfel (ohne Schale), Zitronenschale und -saft. – Die Äpfel mit etwas Zitronenschale gardünsten, durchpassieren, schaumig schlagen und mit etwas Zitronensaft abschmecken. Nach Geschmack Saccharin.
Wenn erlaubt: 1,5 g Kochsalz (1 Messerspitze).

Abendessen

Pikanter Quark: 150 g Quark, 50 ccm Milch, 20 g Zwiebeln, Gewürze: Schnittlauch. – Den durchgepreßten Quark mit der Milch fest verschlagen und die feingeschnittenen Zwiebeln und den Schnittlauch untermischen.
Gurkensalat: 200 g Gurken, 5 g Öl (ca. 2½ Teelöffel), Gewürze: Essig, versch. Kräuter. – Die geschälten Gurken hobeln, mit etwas Essig, Borretsch, Dill und Schnittlauch und dem Öl anmachen und durchziehen lassen.
oder im Winter
Gemischter Salat: 30 g Kopfsalat (1 kleiner Glasteller), 50 g Tomaten, 50 g Spargel, 5 g Öl (ca. 2½ Teelöffel), Gewürze: Kräuter, Essig. – Kopfsalat waschen und zerpflücken, die Tomaten in dünne Scheiben schneiden und die Dosenspargel je nach Länge halbieren oder vierteln. Aus den Zutaten eine Marinade bereiten und die Gemüse gut durchziehen lassen.

Vollkornbrot (evtl. Grau-, Weiß- oder Schwarzbrot): 100 g.
Butter oder hochwertige Margarine: 10 g.

Obst: 100 g Grapefruit (½ Frucht), 15 g Zucker (ca. 3 Teelöffel, gestrichen). – Die ganze Frucht in der Mitte durchschneiden und mit dem Messer das Fruchtfleisch von der Schale trennen. Mit Zucker bestreuen.

Wenn erlaubt: 1 g Kochsalz (1 kleine Messerspitze).

Bemerkungen für den Arzt: Tageszufuhr ca. an Na = 46,6 mäq, Cl = 50,5 mäq, K = 109,7 mäq (im Winter: K = 117,6 mäq), Ca = 35,2 mäq, Eiweiß = 85,9 g, Fett = 35 g, Kohlehydrate = 192 g, Kalorien = 1485. Der aus dem Na-Gehalt errechnete „Kochsalzgehalt" entspricht ca. 2,7 g Na Cl. Wenn ärztlich erlaubt, können nachträglich 2,5 g Kochsalz auf die fertigen Gerichte gestreut werden. Dann entspricht die Gesamtkochsalzzufuhr ca. 5,2 g Na Cl. *Tageszufuhr an Vitaminen:* A = 7244 I. E., B_1 = 1,65 mg, B_2 = 1,57 mg, C = 248,90 mg. (Im Winter: A = 7706 I. E., B_1 = 1,46 mg, B_2 = 1,43 mg, C = 233,40 mg.) BE 16

1500 Kalorien (Vollkost)

Frühstück

100 g Vollkornbrot oder Schwarz-, Grau- oder Weißbrot, gleiche Menge, evtl. ²/₃ Knäckebrot, 10 g Butter oder hochwertige Margarine, 40 g Kalbsbraten, 10 g Marmelade oder Honig (ca. 1 Teelöffel), 1 g Tee (bzw. 10 g Bohnen- oder 5 g Malzkaffee, evtl. 1 Glas Fruchtsaft mit Saccharin).

Mittagessen

Tomatensaft: 100 ccm Tomatensaft (Dose).

Geb. Leber: 150 g Rinderleber, 3 g Öl (ca. 1¹/₂ Teelöffel), Gewürze: Paprika, etwas Zwiebel. – Leber häuten, mit Paprika einreiben und in dem Öl von beiden Seiten kurz braten (4 bis 5 Min. Garzeit), evtl. mit etwas Flüssigkeit aufgießen. Die Leber herausnehmen, einige Zwiebelringe in die Pfanne geben und rösten. Vor dem Servieren über die Leber geben.

Bohnengemüse: 150 g Bohnen (frisch oder aus Dosen), 5 g Butter oder hochwertige Margarine, Gewürze: Pfeffer, Bohnenkraut. – Die geputzten, gewaschenen und kleingeschnittenen Bohnen mit dem Bohnenkraut in wenig Wasser gardünsten. Butter oder hochwertige Margarine dazugeben und mit etwas Pfeffer abschmecken.

Kartoffeln: 150 g Kartoffeln, Petersilie. – Kartoffeln wie Salzkartoffeln (ohne Salz) garkochen und vor dem Servieren mit reichlich Petersilie abschmecken.

Bananen in Gelee: 100 g Bananen (ohne Schale), 50 ccm Weißwein, 50 ccm Wasser, 2 g Gelatine (1 Blatt), Zitronensaft. – Den Weißwein mit dem Wasser mischen, Süßstoff nach Geschmack und die in 10 ccm heißem Wasser aufgelöste Gelatine dazugeben. In ein Dessertförmchen etwas von der Flüssigkeit geben und erkalten lassen, fächerartig mit Banenscheiben auslegen, diese mit Zitronensaft beträufeln und mit der restlichen Flüssigkeit aufgießen. Nach dem Erkalten stürzen.

Wenn erlaubt: 1,5 g Kochsalz (1 Messerspitze).

Abendessen

Filetsteak: 125 g Rindfleisch, 5 g Öl (ca. 2¹/₂ Teelöffel), Gewürze: Pfeffer, Paprika. – Das Filetsteak mit den Gewürzen einreiben. In heißem Öl auf beiden Seiten braten.

Sellerie-Kopfsalat: 200 g Sellerie, 30 g Kopfsalat (1 kleiner Glasteller), 5 g Öl (ca. 2¹/₂ Teelöffel), Gewürze: Essig, Pfeffer, Zwiebeln, Kräuter. – Die Sellerieknolle ganz kochen, dann in dünne Scheiben schneiden, je nach Größe halbieren. Der Kopfsalat wird gewaschen und zerpflückt, beides wird mit den genannten Zutaten angemacht und zusammen serviert.

Butterkartoffeln: 150 g Kartoffeln, 5 g Butter oder hochwertige Margarine, Petersilie. – Kartoffeln wie Salzkartoffeln (ohne Salz) garkochen und mit gehackter Petersilie in heißer Butter oder hochwertiger Margarine schwenken.

Obst: 100 g Pfirsiche (im Winter: Dunstpfirsiche).

Wenn erlaubt: 1 g Kochsalz (1 kleine Messerspitze).

Bemerkungen für den Arzt: Tageszufuhr ca. an Na = 44,5 mäq, Cl = 37,1 mäq, K = 114,9 mäq, Ca = 18,8 mäq, Eiweiß = 89,4 g, Fett = 41,8 g, Kohlehydrate = 182,6 g, Kalorien = 1519. Der aus dem Na-Gehalt errechnete „Kochsalzgehalt" entspricht ca. 2,6 g Na Cl. Wenn ärztlich erlaubt, können nachträglich 2,5 g Kochsalz auf die fertigen Gerichte gestreut werden. Dann entspricht die Gesamtkochsalzzufuhr 5,1 g Na Cl. *Tageszufuhr an Vitaminen:* A = 33 167 I. E., B_1 = 1,49 mg, B_2 = 5,18 mg, C = 162,10 mg.

BE 15

1000 Kalorien (Vollkost)

Frühstück

75 g Vollkornbrot (oder gleiche Menge Grau-, Weiß-, Schwarzbrot oder ²/₃ Knäckebrot), 5 g Butter oder hochwertige Margarine, 30 g Streichkäse (20% F. i. T.), 5 g Malzkaffee (oder 10 g Bohnenkaffee, 1 g Tee bzw. 1 Glas Fruchtsaft mit Saccharin).

Mittagessen

Tomatensaft: 100 ccm Tomatensaft (aus der Dose).
Gefüllte Gemüsegurken: 100 g Schabefleisch (Rind), ¼ Ei, 250 g Gurken, Gewürze: Pfeffer, Thymian, Curry, Dill, Semmelmehl. – Die geschälte, der Länge nach aufgeschnittene Gurke vom Kernhaus befreien, mit Pfeffer und Dill würzen. Schabefleisch mit Ei, Pfeffer, Curry, Thymian, Semmelmehl und etwas Wasser mischen, in die Gurke füllen und mit etwas Flüssigkeit im Ofen gardünsten.

oder im Winter

Brisoletten mit Tomatenscheiben: 100 g Schabefleisch, ¼ Ei, 100 g Tomaten, Gewürze: Pfeffer, Paprika, Muskat, Petersilie. – Schabefleisch mit Ei und etwas Flüssigkeit gut mischen und mit Gewürzen abschmecken. Längliche Frikadellen formen und mit etwas Flüssigkeit im Ofen dünsten. Wenn sie gar sind, mit den abgezogenen, in Scheiben geschnittenen Tomaten belegen und zusammen garen lassen. Vor dem Anrichten mit Petersilie bestreuen.
Kopfsalat: 30 g Salat (1 kleiner Glasteller), 3 g Öl (ca. 1½ Teelöffel), Gewürze: Zitronensaft, Pfeffer, geh. Kräuter. – Den gewaschenen, zerpflückten Salat mit einer aus den Zutaten zubereiteten Salatsoße anmachen.
Kartoffeln: 100 g Kartoffeln, geh. Petersilie. – Kartoffeln wie Salzkartoffeln (ohne Salz) garkochen und vor dem Anrichten mit Petersilie bestreuen.
Weingelee: 50 ccm Wein, 50 ccm Wasser, 3 g Gelatine (1½ Blatt), Zitronensaft, Saccharin, Kirschen. – Die in 10 ccm heißem Wasser aufgelöste Gelatine in den verdünnten Wein geben, mit Zitronensaft und Süßstoff abschmecken und nach dem Erkalten stürzen. Mit Kirschen garnieren.
Wenn erlaubt: 1,5 g Kochsalz (1 Messerspitze).

Abendessen

Geflügelsalat: 100 g Huhnfleisch, 50 g Spargel, 50 g Champignons, 20 g Quark, 10 ccm Milch (ca. 1 Eßlöffel), Gewürze: Zitrone, Pfeffer, Paprika, 1 Tropfen Ketchup, geh. Petersilie. – Das gekochte und haut- und fettfreie Huhn genau wie den Spargel und die Champignons in Würfel schneiden. Das Ganze mit einer Marinade, bestehend aus mit Milch verrührtem Quark, Zitronensaft, einigen Tropfen Ketchup, den Gewürzen und Petersilie pikant anmachen.
Vollkornbrot (oder Toast): 75 g.
Butter oder hochwertige Margarine: 10 g.
Obst: 100 g Äpfel.
Wenn erlaubt: 1 g Kochsalz (1 kleine Messerspitze).

Bemerkungen für den Arzt: Tageszufuhr ca. an Na = 44,7 mäq, Cl = 33,5 mäq, K = 71,2 mäq, Ca = 9,6 mäq, Eiweiß = 75,6 g, Fett = 24,6 g, Kohlehydrate = 114,0 g, Kalorien = 1002. Der aus dem Na-Gehalt errechnete „Kochsalzgehalt" entspricht ca. 2,6 g Na Cl. Wenn ärztlich erlaubt, können nachträglich 2,5 g Kochsalz auf die fertigen Gerichte gestreut werden. Dann entspricht die Gesamtkochsalzzufuhr 5,1 g Na Cl. *Tageszufuhr an Vitaminen:* A = 3386 I. E., B_1 = 1,20 mg, B_2 = 1,14 mg, C = 98,10 mg. (Im Winter: A = 3986 I. E.)   BE 9,5

1000 Kalorien (Vollkost)

Frühstück

75 g Vollkornbrot (oder gleiche Menge Weiß-, Schwarz- oder Graubrot), 5 g Butter oder hochwertige Margarine, 40 g Kalbsbraten, 1 g Tee (oder 10 g Bohnen- oder 5 g Malzkaffee, evtl. 1 Glas Fruchtsaft mit Saccharin).

Mittagessen

Möhrenrohkost: 50 g Möhren, geh. Petersilie, Zitronensaft. – Die geschälten, gewaschenen Möhren fein raffeln, mit Zitronensaft anmachen und mit Petersilie bestreuen.

Sauerbraten: 100 g Rindfleisch, 20 g Zwiebeln, 2 g Öl (ca. 1 Teelöffel), Gewürze: Wacholder, Essig, Senfkörner, Thymian. – Das mürbe Ochsenfleisch legt man in verdünnten Essig, Lorbeer, Wacholder, Senfkörner und Thymian 1 bis 2 Tage ein. Das Öl erhitzen, Fleisch und Zwiebeln anrösten, mit etwas Flüssigkeit aufgießen und gardünsten.

Wirsing: 200 g Wirsing, 3 g Öl (ca. 1½ Teelöffel), Gewürze: Pfeffer, Kümmel, Zwiebeln. – Den geputzten, gewaschenen Wirsing in kochendem Wasser brühen und danach durch die Fleischmaschine drehen. Zwiebeln in dem Öl anrösten. Wirsing dazugeben und mit Gemüsebrühe aufgießen. Mit Pfeffer und Kümmel abschmecken.

Kartoffeln: 75 g Kartoffeln. – Die Kartoffeln wie Salzkartoffeln (ohne Salz) garen.

Buttermilchspeise: 100 ccm Buttermilch, 3 g Gelatine (1½ Blatt), Zitronensaft, Saccharin. – Die Buttermilch mit Zitronensaft und Saccharin abschmecken, die im Wasserbad aufgelöste Gelatine vorsichtig unterrühren, die Speise in ein Glas füllen und erkalten lassen.

Wenn erlaubt: 1 g Kochsalz (1 kleine Messerspitze).

Abendessen

Pikanter Quark: 100 g Quark, 30 ccm Milch, Gewürze: Paprika, Schnittlauch, Kümmel. – Den durchgepreßten Quark mit der Milch gut verschlagen. Verschieden abschmecken.

Vollkornbrot (oder Toast): 75 g.

Butter oder hochwertige Margarine: 5 g.

Tee: 1 g.

Grapefruit: 100 g.

Wenn erlaubt: 1 g Kochsalz (1 kleine Messerspitze).

Bemerkungen für den Arzt: Tageszufuhr ca. an Na = 36,7 mäq, Cl = 33,2 mäq, K = 73,3 mäq, Ca = 23,0 mäq, Eiweiß = 75,2 g, Fett = 21,5 g, Kohlehydrate = 113,1 g, Kalorien = 996. Der aus dem Na-Gehalt errechnete „Kochsalzgehalt" entspricht ca. 2,1 g Na Cl. Wenn ärztlich erlaubt, können nachträglich 2,5 g Kochsalz auf die fertigen Gerichte gestreut werden. Dann entspricht die Gesamtkochsalzzufuhr 4,6 g Na Cl. *Tageszufuhr an Vitaminen:* A = 2674 I. E., B_1 = 1,04 mg, B_2 = 1,08 mg, C = 158,80 mg. BE 9,5

1000 Kalorien (Vollkost)

Frühstück

75 g Vollkornbrot (oder gleiche Menge Schwarz-, Weiß- oder Graubrot, evtl. ²/₃ Knäckebrot), 5 g Butter oder hochwertige Margarine, 10 g Marmelade oder Honig (ca. 1 Teelöffel), 1 g Tee (oder 10 g Bohnen- oder 5 g Malzkaffee, evtl. 1 Glas Fruchtsaft mit Saccharin).

Mittagessen

Rotkohlrohkost: 50 g Rotkohl, Zitronensaft, 1 Prise Zucker, etwas geriebener Apfel. – Den gewaschenen Rotkohl auf einer feinen Rohkostraffel reiben. Mit etwas geriebenem Apfel, Zitronensaft und 1 Prise Zucker abschmecken.

Saure Nieren: 100 g Nieren (Rind), 20 g Zwiebeln, 5 g Öl (ca. 2½ Teelöffel), Gewürze: Pfeffer, Paprika, Essig. – Kleingeschnittene Nieren mit gehackten Zwiebeln im heißen Öl gut anrösten, würzen und mit wenig Wasser aufgießen. Nach dem Garen mit etwas Essig abschmecken.

Kohlrabigemüse: 150 g Kohlrabi, geh. Petersilie, Muskat. – Die geschälten, in Scheiben geschnittenen, zarten Kohlrabi mit etwas Wasser gardünsten, mit Muskat würzen und geh. Petersilie bestreuen.

oder im Winter

Weißkrautsalat: 200 g Weißkraut, 3 g Öl (ca. 1½ Teelöffel), Gewürze: Essig, Pfeffer, Schnittlauch. – In das heiße Öl gewaschenes, feingeschnittenes Weißkraut geben, eventuell mit etwas Flüssigkeit aufgießen und dämpfen, bis es zusammenfällt. Mit Essig und Pfeffer abschmecken und mit Schnittlauch bestreuen.

Kartoffelschnee: 150 g Kartoffeln. – Die gekochten Kartoffelstücke passieren und locker anrichten.

Obst: 75 g Weintrauben (im Winter 100 g Mandarinen).
Wenn erlaubt: 1,5 g Kochsalz (1 Messerspitze).

Abendessen

Krebsalat in Grapefruit: 100 g Krebsfleisch, 100 g Grapefruit, 100 g Tomaten, 5 g Quark (ca. 1 Teelöffel), Gewürze: Meerrettich, Dill, Pfeffer, einige Tropfen Ketchup, Zitronensaft. – Die Grapefruit halbieren, das Fruchtfleisch entnehmen, in kleine Würfel schneiden und mit dem gekochten Krebsfleisch mischen, mit Zitronensaft und den Gewürzen abschmekken, in die Grapefruit-Schalen füllen und mit gehacktem Dill und den Tomatenscheiben garnieren.

Vollkornbrot (oder Toast): 75 g.
Butter oder hochwertige Margarine: 5 g.

Bemerkungen für den Arzt: Tageszufuhr ca. an Na = 53,9 mäq, Cl = 49,8 mäq, K = 68,6 mäq (im Winter: K = 99,2 mäq), Ca = 12,1 mäq, Eiweiß = 56,5 g, Fett = 20,1 g, Kohlehydrate = 131,5 g, Kalorien = 985. Der aus dem Na-Gehalt errechnete „Kochsalzgehalt" entspricht ca. 3,1 g Na Cl. Wenn ärztlich erlaubt, können nachträglich 2,5 g Kochsalz auf die fertigen Gerichte gestreut werden. Dann entspricht die Gesamtkochsalzzufuhr 5,6 g Na Cl. *Tageszufuhr an Vitaminen:* A = 2602 I. E., B_1 = 1,22 mg, B_2 = 2,71 mg, C = 164,00 mg. (Im Winter: A = 3205 I. E., B_1 = 1,10 mg, B_2 = 2,63 mg, C = 223,5 mg.)
BE 11

1000 Kalorien (Vollkost)

Frühstück

75 g Schwarzbrot (oder gleiche Menge Grau-, Vollkorn- oder Weißbrot oder ²/₃ Knäckebrot), 5 g Butter oder hochwertige Margarine, 50 g Quark (mit Schnittlauch, Petersilie, Paprika und wenn erlaubt, mit 0,25 g Salz abgeschmeckt), 5 g Malzkaffee (oder 10 g Bohnenkaffee oder 1 g Tee, evtl. 1 Glas Fruchtsaft mit Saccharin).

Mittagessen

Blumenkohlrohkost: 100 g Blumenkohl, Zitronensaft, ger. Haselnüsse, geh. Petersilie. – Den gewaschenen Blumenkohl auf einer feinen Rohkostreibe raffeln, mit Zitronensaft und etwas geriebenen Haselnüssen abschmecken und mit gehackter Petersilie bestreuen.
Seezunge mit gedünsteten Gurken: 200 g Seezungenfilet, 100 g Gurken, 3 g Öl (ca. 1¹/₂ Teelöffel), Gewürze: Pfeffer, Zitrone, etwas Mehl, geh. Kräuter (Dill, Borretsch). Das Fischfilet mit Zitronensaft einreiben, mit etwas Pfeffer würzen, in Mehl tauchen und in dem Öl braten. Den Fisch aus der Pfanne nehmen, und die in kleine Würfel geschnittene Gurke in die gleiche Pfanne geben und mit etwas Flüssigkeit gardünsten, vor dem Servieren über den Fisch geben und mit gehackten Kräutern bestreuen.
oder im Winter
Seezunge gebacken: 200 g Seezungenfilet, ¹/₂ Ei, 3 g Öl (ca. 1¹/₂ Teelöffel), etwas Mehl, Zitronensaft, Zitronenschnitz. – Das gesäuberte Seezungenfilet mit Zitronensaft beträufeln, von beiden Seiten in etwas Mehl und danach in dem halben Ei wenden und in dem heißen Öl von beiden Seiten backen. Mit einem Zitronenschnitz anrichten.
Endiviensalat: 50 g Endivien (1 kleiner Glasteller), 2 g Öl (ca. 1 Teelöffel), Gewürze: Zitronensaft, Pfeffer, Kräuter. – Endivien kleinschneiden und waschen, mit Zitronensaft, Öl, Pfeffer und Kräutern anmachen.
Kartoffeln: 100 g Kartoffeln, Petersilie. – Kartoffelstücke kochen.
Mokkagelee: 5 g Bohnenkaffee, 2 g Gelatine (1 Blatt), ¹/₂ Eiweiß, 50 ccm Milch, 50 ccm Wasser, Süßstoff. – Den Kaffee mit heißem Wasser filtrieren, mit der Milch aufgießen, die eingeweichte und ausgedrückte Gelatine dazugeben und nach Wunsch mit Saccharin abschmecken. Die Speise kaltstellen und kurz vor dem Festwerden das steifgeschlagene Eiweiß unterziehen. – Wenn erlaubt: 1,5 g Kochsalz (1 Messerspitze).

Abendessen

Waldorfsalat: 100 g Sellerie, 30 g Orangen (ohne Schale), 30 g Apfel, Fruchtfleisch, 30 g Ananas (Dose, ungezuckert), 5 g Quark, Zitronensaft, Meerrettich, Petersilie. – Geschälte Sellerieknolle in ganz feine Streifen schneiden, Orangen, Apfel und Ananas in kleine Würfel schneiden und mischen. Mit einer Marinade aus Quark, Zitronensaft, etwas Meerrettich und Petersilie pikant anmachen.
Ei: 1 Stück, weich gekocht (3 bis 4 Minuten).
Vollkornbrot (oder Toast): 75 g. – **Tee:** 1 g.
Wenn erlaubt: 1 g Kochsalz (1 kleine Messerspitze).

Bemerkungen für den Arzt: Tageszufuhr ca. an Na = 46,6 mäq, Cl = 42,2 mäq, K = 68,9 mäq, Ca. = 34,9 mäq, Eiweiß = 72,0 g, Fett = 20,8 g, Kohlehydrate = 121,9 g, Kalorien = 985. (Im Winter: Fett = 23,7 g, Kh = 112,8 g.) Der aus dem Na-Gehalt errechnete „Kochsalzgehalt" entspricht ca. 2,7 g Na Cl. Wenn ärztlich erlaubt, können nachträglich 2,75 g Kochsalz auf die fertigen Gerichte gestreut werden. Dann entspricht die Gesamt-Kochsalzzufuhr 5,5 g Na Cl. *Tageszufuhr an Vitaminen:* A = 3681 I. E., B_1 = 0,96 mg, B_2 = 1,11 mg, C = 129,14 mg (im Winter: A = 3481 I. E., B_1 = 0,73 mg, B_2 = 0,97 mg, C = 123,14 mg). BE 10

1000 Kalorien (Vollkost)

Frühstück

75 g Vollkornbrot (oder gleiche Menge Grau-, Schwarz- oder Weißbrot oder ²/₃ Knäckebrot), 5 g Butter oder hochwertige Margarine, 30 g Streichkäse (20% F. i. T.), 5 g Malzkaffee (oder 10 g Bohnenkaffee oder 1 g Tee, evtl. 1 Glas Fruchtsaft mit Saccharin).

Mittagessen

Kohlrabirohkost (im Winter: 100 g Grapefruit): 50 g Kohlrabi, Zitronensaft, gewiegte Petersilie. – Kurz vor dem Anrichten Kohlrabi schälen und raspeln, mit Zitronensaft abschmecken und mit gehackter Petersilie bestreuen.

Siedfleisch mit Meerrettich: 125 g Rindfleisch, 5 g Meerrettich. – Gekochtes mageres Rindfleisch mit etwas Fleischbrühe anrichten. – Den Meerrettich geschält, gerieben und gesondert beifügen.

Gemüsekartoffeln: 75 g Kartoffeln, 25 g Möhren, 25 g Sellerie, 25 g Lauch, Gewürze: Majoran, Petersilie, Muskat. – Das in kleine Würfel geschnittene Gemüse mit etwas Wasser andünsten, die ebenfalls in Würfel geschnittenen Kartoffeln dazugeben, würzen und garen, vor dem Anrichten mit Petersilie bestreuen.

Rote-Beete-Salat: 100 g Rote Beete, Gewürze: Essig, Lorbeer, Nelke, etwas Zwiebel. – Rote Beete kochen, die Schale abziehen und die Knollen in dünne Scheiben schneiden. Diese in einer Marinade aus verdünntem Essig und den Gewürzen gut durchziehen lassen.

Apfelschnee: 50 g Apfel, Fruchtfleisch, ¹/₂ Eiweiß, 0,5 g Gelatine (¹/₂ Blatt), Zitronensaft, Saccharin. – Eiweiß sehr steif schlagen und mit dem feingeriebenen Apfel mischen, die eingeweichte, in 10 ccm heißem Wasser aufgelöste Gelatine zugeben und mit Zitronensaft und Saccharin abschmecken.

Wenn erlaubt: 1,5 g Kochsalz (1 Messerspitze).

Abendessen

Gedünstete Tomaten: 200 g Tomaten, 2 g Öl (ca. 1 Teelöffel), Pfeffer. – Die abgezogenen Tomaten in eine mit Öl ausgestrichene feuerfeste Form setzen, mit Pfeffer würzen und im Ofen dünsten.

Rührei: 1 Ei, 3 g Öl (ca. 1¹/₂ Teelöffel), Gewürze: Schnittlauch, Muskat. – Das aufgeschlagene Ei mit etwas Wasser verquirlen, mit Muskat würzen und in einer mit Öl ausgepinselten Pfanne stocken lassen, mit Schnittlauch bestreuen.

Vollkornbrot (oder Toast): 75 g. – Im Winter: 50 g Vollkornbrot.

Tee: 1 g.

Obst: 100 g Orange (ganze Frucht).

Wenn erlaubt: 1 g Kochsalz (1 kleine Messerspitze).

Bemerkungen für den Arzt: Tageszufuhr ca. an Na = 47,2 mäq, Cl = 33,2 mäq, K = 70,1 mäq, Ca = 15,1 mäq (im Winter: Na = 40,7 mäq, Cl = 25,6 mäq, K = 67,3 mäq, Ca = 13,8 mäq), Eiweiß = 66,2 g, Fett = 25,0 g, Kohlehydrate = 124,2 g, Kalorien = 1027. Der aus dem Na-Gehalt errechnete „Kochsalzgehalt" entspricht ca. 2,7 g Na Cl (im Winter: 2,4 g Na Cl). Wenn ärztlich erlaubt, können nachträglich 2,5 g Kochsalz auf die fertigen Gerichte gestreut werden. Dann entspricht die Gesamt-Kochsalzzufuhr 5,2 g Na Cl (im Winter: 4,9 g Na Cl). *Tageszufuhr an Vitaminen:* A = 4200 I. E., B_1 = 1,10 mg, B_2 = 1,09 mg, C = 189,55 mg (im Winter: C = 215,55 mg). BE 10,5

1000 Kalorien (Vollkost)

Frühstück

75 g Vollkornbrot (oder gleiche Menge Grau-, Schwarz- oder Weißbrot oder ²/₃ Menge Knäckebrot), 5 g Butter oder hochwertige Margarine, 40 g Kalbsbraten, 5 g Malzkaffee (oder 10 g Bohnenkaffee oder 1 g Tee, evtl. 1 Glas Fruchtsaft mit Saccharin).

Mittagessen

Gurkensalat: 200 g Gurken, Gewürze: Essig, Kräuter, Pfeffer. – Die geschälten Gurken hobeln und mit Essig, etwas Pfeffer, Borretsch, Dill und Schnittlauch anmachen.
oder im Winter
Gefüllte Tomaten: 50 g Tomate, 20 g Quark, Schnittlauch. – Gewaschene Tomate halbieren, Fruchtfleisch herausnehmen, mit dem gut verschlagenen Quark mischen, Schnittlauch unterrühren und in die beiden Tomatenhälften spritzen, auf einem Salatblatt anrichten.
Kalbsfrikassée: 100 g Kalbfleisch, 3 g Mehl (ca. ¹/₂ Teelöffel, gestrichen), 5 g Butter oder hochwertige Margarine, ¹/₂ Eigelb, Gewürze: Zitronensaft, Pfeffer. – Fleisch in kochendes Wasser geben und weichkochen. Das Fleisch aus der Brühe nehmen und in Würfel schneiden. Aus Butter oder hochwertiger Margarine, Mehl und der gesiebten Fleischbrühe eine hellgelbe, sämige Soße herstellen und diese pikant abschmecken, mit dem Eigelb legieren und die Fleischwürfel in der Soße heiß werden lassen.
Spargelgemüse: 200 g Spargel, 5 g Butter oder hochwertige Margarine, Schnittlauch. – Spargel schälen, bündeln und in Wasser kochen, vor dem Anrichten mit Butter oder hochwertiger Margarine begießen und mit Schnittlauch bestreuen.
Petersilienkartoffeln: 100 g Kartoffeln, geh. Petersilie. – Kartoffelstücke kochen und mit Petersilie bestreuen.
Obst: 100 g Erdbeeren, frisch (im Winter: 100 g Orange).
Wenn erlaubt: 1,5 g Kochsalz (1 Messerspitze).

Abendessen

Tatar: 75 g Schabefleisch, 10 g Zwiebeln, Gewürze: Paprika, Pfeffer, Kapern, Salatblätter. – Das feine Schabefleisch mit den kleingeschnittenen Zwiebeln und den Gewürzen pikant abschmecken, auf Salatblättern anrichten.
Rettichsalat: 100 g Rettich, Zitronensaft. – Die geschälten Rettiche raffeln und mit etwas Zitronensaft abschmecken.

oder im Winter

Blumenkohlsalat: 100 g Blumenkohl, 2 g Öl (ca. 1 Teelöffel), Gewürze: Essig, Petersilie, Pfeffer. – Den gegarten Blumenkohl mit Essig, Öl und Pfeffer anmachen, gut durchziehen lassen. Vor dem Anrichten mit Petersilie bestreuen.
Vollkornbrot (oder Toast): 75 g.
Butter oder hochwertige Margarine: 5 g.
Tee: 1 g.
Wenn erlaubt: 1 g Kochsalz (1 kleine Messerspitze).

Bemerkungen für den Arzt: Tageszufuhr ca. an Na = 36,3 mäq, Cl = 36,6 mäq, K = 76,5 mäq, Ca = 13,7 mäq (im Winter: K = 69,7 mäq, Ca = 18,3 mäq), Eiweiß = 68,8 g, Fett = 23,6 g, Kohlehydrate = 116,4 g, Kalorien = 979. Der aus dem Na-Gehalt errechnete „Kochsalzgehalt" entspricht ca. 2,1 g Na Cl. Wenn ärztlich erlaubt, können nachträglich 2,5 g Kochsalz auf die fertigen Gerichte gestreut werden. Dann entspricht die Gesamt-Kochsalzzufuhr 4,6 g Na Cl.
Tageszufuhr an Vitaminen: A = 2697 I. E., B_1 = 1,33 mg, B_2 = 1,26 mg, C = 152,20 mg.
(Im Winter: A = 3064 I. E., B_1 = 1,41 mg, B_2 = 1,21 mg, C = 177,92 mg.)   BE 9,5

1000 Kalorien (Vollkost)

Frühstück

75 g Vollkornbrot (oder gleiche Menge Grau-, Schwarz- oder Weißbrot oder ²/₃ Knäckebrot), 5 g Butter oder hochwertige Margarine, 10 g Marmelade oder Honig (ca. 1 Teelöffel), 5 g Malzkaffee (oder 10 g Bohnenkaffee bzw. 1 g Tee, evtl. 1 Glas Fruchtsaft mit Saccharin).

Mittagessen

Chicoréerohkost: 50 g Chicorée, Zitronensaft, 1 Prise Zucker, geh. Petersilie. – Den Chicorée in Streifen schneiden und mit Zitronensaft, 1 Prise Zucker und gehackter Petersilie abschmecken.

Züricher Kalbsrollen: 100 g Kalbfleisch, 25 g gek. Schinken, ¼ gek. Ei, 5 g Öl (ca. 2½ Teelöffel). – Fleisch waschen, klopfen und als Fülle den gekochten Schinken und das Viertel Ei einlegen. Das Fleisch aufrollen, binden oder mit einem Hölzchen zusammenstecken und in dem heißen Öl anbräunen. Man gießt mit etwas Bouillon auf und läßt es langsam garen.

Blumenkohlröschen: 150 g Blumenkohl, Petersilie. – Blumenkohl putzen, gut waschen, in kochendes Wasser geben, etwa 30 bis 40 Min. garen und vor dem Anrichten mit Petersilie bestreuen.

Kartoffeln: 75 g Kartoffeln, Petersilie. – Kartoffeln wie üblich garen und mit Petersilie bestreuen.

Preiselbeerschnee: 30 g Preiselbeermarmelade, ½ Eiweiß. – Das Eiweiß ganz steif schlagen und vorsichtig unter die Preiselbeermarmelade ziehen.

Wenn erlaubt: 1,5 g Kochsalz (1 Messerspitze).

Abendessen

Wiener Reisfleisch: 75 g Kalbfleisch, 40 g Reis, 5 g Tomatenmark, 3 g Öl (ca. 1½ Teelöffel). – Fleisch waschen, in Würfel schneiden und in dem Öl leicht anbräunen, Tomatenmark und etwas Flüssigkeit zugeben und eine halbe Stunde dünsten. Danach wird der gewaschene Reis eingestreut und soviel Flüssigkeit dazu gegeben, daß er gut kochen kann. Mit etwas Paprika abschmecken und vor dem Anrichten mit feingehackter Petersilie bestreuen.

Kopfsalat: 50 g Kopfsalat (1 kleiner Glasteller), 3 g Öl (ca. 1½ Teelöffel), Essig oder Zitrone, Pfeffer. – Der gut gewaschene und zerpflückte Salat wird in der aus den Zutaten bereiteten Marinade angemacht.

Tee: 1 g (ohne Zucker, eventuell mit Saccharin).

Wenn erlaubt: 1 g Kochsalz (1 kleine Messerspitze).

Bemerkungen für den Arzt: Tageszufuhr ca. an Na = 46,6 mäq, Cl = 43,1 mäq, K = 51,2 mäq, Ca = 15,7 mäq, Eiweiß = 64,4 g, Fett = 32,5 g, Kohlehydrate = 113,5 g, Kalorien = 1017. Der aus dem Na-Gehalt errechnete „Kochsalzgehalt" entspricht ca. 2,7 g Na Cl. Wenn ärztlich erlaubt, können nachträglich 2,5 g Kochsalz auf die fertigen Gerichte gestreut werden. Dann entspricht die Gesamt-Kochsalzzufuhr 5,2 g Na Cl. *Tageszufuhr an Vitaminen:* A = 2691 I. E., B_1 = 1,05 mg, B_2 = 1,02 mg, C = 135,55 mg.   BE 9,5

1000 Kalorien (Vollkost)

Frühstück

75 g Vollkornbrot (oder gleiche Menge Grau-, Schwarz- oder Weißbrot oder ²/₃ Knäckebrot), 5 g Butter oder hochwertige Margarine, 30 g Streichkäse (20%/o F. i. T.), 1 g Tee (oder 10 g Bohnenkaffee oder 5 g Malzkaffee, evtl. 1 Glas Fruchtsaft mit Saccharin).

Mittagessen

Kopfsalat: 30 g Salat (1 kleiner Glasteller), 1 g Öl (ca. ½ Teelöffel), Gewürze: Zitronensaft, Petersilie, Pfeffer. – Den gewaschenen, zerpflückten Kopfsalat mit einer aus den Zutaten zubereiteten Salatsoße anmachen.

Beefsteak: 100 g Rindfleisch, 10 g Zwiebeln, ¼ Ei, 2 g Öl (ca. 1 Teelöffel), Pfeffer, Muskat, Curry, Petersilie. – Fleisch durch die Fleischmaschine drehen, Zwiebeln und gehackte Petersilie in etwas Öl anrösten, das Viertel (verquirlte) Ei und die genannten Gewürze zugeben und gut mischen. Aus der Fleischmasse Frikadellen formen und diese in dem restlichen heißen Öl und evtl. mit etwas Flüssigkeit gleichmäßig braun braten.

Möhrengemüse: 150 g Möhren, 3 g Butter oder hochwertige Margarine, Gewürze: Muskat, geh. Petersilie, 1 Prise Zucker. – In kleine Würfel geschnittene Möhren in der Butter oder hochwertigen Margarine andünsten, mit wenig Wasser aufgießen und garen. Mit Muskat, 1 Prise Zucker und gehackter Petersilie abschmecken.

Kartoffeln: 75 g Kartoffeln, Petersilie. – Die Kartoffelstücke kochen und mit geh. Petersilie bestreuen.

Orangenquark: 50 g Quark, 50 g Orangenfruchtfleisch, Zitronensaft, Saccharin. – Den durchgepreßten Quark mit etwas Milch und Zitronensaft gut verschlagen, die in Würfel geschnittene Orange untermischen und evtl. mit Saccharin abschmecken.

Wenn erlaubt: 1,5 g Kochsalz (1 Messerspitze).

Abendessen

Fleischsalat: 60 g Kalbsbraten, 10 g Zwiebeln, 2 g Öl (ca. 1 Teelöffel), Essig, Pfeffer, Petersilie, Tomaten, frische Paprika. – Den Kalbsbraten in feine Streifen schneiden, Zwiebeln, einige Tomaten und Paprikastreifen untermischen und mit Essig, Öl und Pfeffer pikant abschmecken. Auf Salatblättern anrichten und mit Petersilie bestreuen.

Vollkornbrot (oder Toast): 75 g.

Butter oder hochwertige Margarine: 5 g.

Tee: 1 g.

Obst: 100 g Aprikosen (im Winter: Aprikosenkompott).

Wenn erlaubt: 1 g Kochsalz (1 kleine Messerspitze).

Bemerkungen für den Arzt: Tageszufuhr ca. an Na = 35,6 mäq, Cl = 31,7 mäq, K = 70,9 mäq, Ca = 13,1 mäq (im Winter: Na = 38,8 mäq, Cl = 34,1 mäq, K = 72,1 mäq, Ca = 14,1 mäq), Eiweiß = 73,2 g, Fett = 26,2 g, Kohlehydrate = 114,3 g, Kalorien = 1021. Der aus dem Na-Gehalt errechnete „Kochsalzgehalt" entspricht ca. 2,1 g Na Cl (im Winter: 2,3 g Na Cl). Wenn ärztlich erlaubt, können nachträglich 2,5 g Na Cl auf die fertigen Gerichte gestreut werden. Dann entspricht die Gesamtkochsalzzufuhr = 4,6 g Na Cl (im Winter: 4,8 g Na Cl). *Tageszufuhr an Vitaminen:* A = 7492 I. E., B_1 = 1,16 mg, B_2 = 1,06 mg, C = 56,00 mg. BE 9,5

1000 Kalorien (Vollkost)

Frühstück

75 g Vollkornbrot (oder gleiche Menge Grau-, Schwarz- oder Weißbrot oder ²/₃ Knäckebrot), 5 g Butter oder hochwertige Margarine, 50 g Quark (mit Schnittlauch, Petersilie oder Paprika und wenn erlaubt, mit 0,25 Kochsalz [1 kleine Prise] abgeschmeckt), 5 g Malzkaffee (oder 10 g Bohnenkaffee oder 1 g Tee, evtl. 1 Glas Fruchtsaft mit Saccharin).

Mittagessen

Rettichrohkost (im Winter: 100 ccm Grapefruitsaft): 50 g Rettich, Gewürze: Zitronensaft, geh. Petersilie. – Geschälte Rettiche fein raffeln, etwas Zitronensaft zugeben (nach Geschmack), auf einem Salatblatt anrichten und mit gehackter Petersilie bestreuen.

Kalbsbraten: 125 g Kalbsbraten (Filet), Gewürze: Pfeffer, Paprika. – Das Fleisch wie üblich zubereiten und mit etwas Bratenfond anrichten.

Spinat: 250 g Spinat, 10 g Zwiebeln, 30 ccm Milch, 5 g Butter oder hochwertige Margarine, Gewürze: Muskat, Pfeffer. – Den Spinat gut waschen, blanchieren und passieren. Die Zwiebeln ganz fein hacken und in das zerlassene Fett dazutun, mit Muskat und Pfeffer würzen und mit der Milch aufgießen.

Kartoffeln: 75 g Kartoffeln. – Die Kartoffeln wie Salzkartoffeln (ohne Salz) kochen.

Bananenspeise: 30 g Bananen, 2 g Gelatine (1 Blatt), 10 ccm Weißwein, 90 ccm Wasser, Zitronensaft, Saccharin. – Die in 10 ccm heißem Wasser aufgelöste Gelatine in den mit Wasser gemischten Wein geben, mit Saccharin und Zitronensaft abschmecken. In ein Dessertschälchen Bananenscheiben legen, mit der Flüssigkeit aufgießen und erkalten lassen.

Wenn erlaubt: 1,5 g Kochsalz (1 Messerspitze).

Abendessen

Roastbeef kalt: 75 g Roastbeef (dünn aufgeschnitten).

Vollkornbrot oder Toast: 75 g (im Winter: 50 g Weißbrot).

Butter oder hochwertige Margarine: 5 g.

Tomatensalat: 200 g Tomaten, 10 g Zwiebeln, 2 g Öl (ca. 1 Teelöffel), Gewürze: Essig, Schnittlauch, Pfeffer. – Die Tomaten in dünne Scheiben schneiden. Mit Zwiebeln, Essig, Öl und Pfeffer anmachen und mit Schnittlauch bestreuen.

Wenn erlaubt: 1 g Kochsalz (1 kleine Messerspitze).

Bemerkungen für den Arzt: Tageszufuhr ca. an Na = 43,3 mäq (im Winter: Na = 46,7 mäq), Cl = 39,4 mäq, K = 102,6 mäq, Ca = 22,6 mäq, Eiweiß = 83,0 g, Fett = 21,5 g, Kohlehydrate = 113,7 g, Kalorien = 1012. Der aus dem Na-Gehalt errechnete „Kochsalzgehalt" entspricht ca. 2,5 g Na Cl (im Winter: 2,7 g Na Cl). Wenn ärztlich erlaubt, können nachträglich 2,75 g Na Cl auf die fertigen Gerichte gestreut werden. Dann entspricht die Gesamtkochsalzzufuhr = 5,3 g Na Cl (im Winter: 5,5 g Na Cl). *Tageszufuhr an Vitaminen:* A = 27 031 I. E., B_1 = 1,40 mg, B_2 = 1,54 mg, C = 224,05 mg. (Im Winter: A = 27 016 I. E., B_1 = 2,15 mg, B_2 = 2,31 mg, C = 313,05 mg.) BE 9,5

1000 Kalorien (Vollkost)

Frühstück

75 g Vollkornbrot (oder gleiche Menge Grau-, Schwarz- oder Weißbrot oder ²/₃ Knäckebrot), 5 g Butter oder hochwertige Margarine, 40 g Kalbsbraten, 5 g Malzkaffee (oder 10 g Bohnenkaffee oder 1 g Tee, evtl. 1 Glas Fruchtsaft mit Saccharin).

Mittagessen

Bachforelle blau: 300 g Forelle (ganz), Gewürze: Zitrone, Lorbeer, Wacholderbeeren, Zwiebel, Karotten. – Die Gewürze, Zwiebel und Karotten in Wasser vorkochen und den ausgenommenen Fisch einlegen. Der Fisch ist gar, wenn sich die Rückenflossen herausziehen lassen (nach ca. 10 Minuten).

Gemischter Salat: 200 g Tomaten, 30 g Kopfsalat (1 kleiner Glasteller), 5 g Öl (ca. 2¹/₂ Teelöffel), Gewürze: Zitronensaft, Pfeffer, verschiedene Kräuter. – Die Tomaten in dünne Scheiben schneiden. Den Kopfsalat waschen und zerpflücken. Beides mit einer aus den Zutaten zubereiteten Salatsoße anmachen.

Petersilienkartoffeln: 100 g Kartoffeln, geh. Petersilie. – Die Kartoffeln wie Salzkartoffeln (ohne Salz) kochen und vor dem Servieren mit reichlich Petersilie bestreuen.

Obst: 100 g Heidelbeeren (im Winter: 100 g Apfel).

Wenn erlaubt: 1,5 g Kochsalz (1 Messerspitze).

Abendessen

Gefüllte Paprikaschoten: 100 g Paprika, 200 g Pfifferlinge, 20 g Zwiebeln, 10 g Reis, 5 g Butter oder hochwertige Margarine, Gewürze: Pfeffer, Curry, Petersilie. – Die feingehackten Zwiebeln in Butter oder hochwertiger Margarine anschwitzen, die gesäuberten Pfifferlinge dazugeben und gardünsten. Mit gekochtem Reis mischen und mit Curry und Pfeffer würzen. Die Mischung in die entkernten Paprikaschoten füllen und in einem geschlossenen Topf mit etwas Flüssigkeit im Backofen gardünsten. –

Weißbrot als Toast: 50 g.

Tee: 1 g.

Obst: 100 g Birnen (frisch).

Wenn erlaubt: 1 g Kochsalz (1 kleine Messerspitze).

Bemerkungen für den Arzt: Tageszufuhr ca. an Na = 59,0 mäq, Cl = 32,2 mäq, K = 98,2 mäq (im Winter: K = 105,6 mäq), Ca = 11,9 mäq, Eiweiß = 61,9 g, Fett = 20,5 g, Kohlehydrate = 134,2 g, Kalorien = 1004. Der aus dem Na-Gehalt errechnete „Kochsalzgehalt" entspricht ca. 3,4 g Kochsalz (im Winter 3,5 g Na Cl). Wenn ärztlich erlaubt, können nachträglich 2,5 g Kochsalz auf die fertigen Gerichte gestreut werden. Dann entspricht die Gesamtkochsalzzufuhr ca. 5,9 g Na Cl (im Winter: 6,0 g Na Cl). *Tageszufuhr an Vitaminen:* A = 3707 I. E., B_1 = 1,10 mg, B_2 = 0,71 mg, C = 207,80 mg.

BE 11

1000 Kalorien (Vollkost)

Frühstück

75 g Vollkornbrot (oder gleiche Menge Schwarz-, Weiß- oder Graubrot oder ²/₃ Knäckebrot), 5 g Butter oder hochwertige Margarine, 10 g Marmelade oder Honig (ca. 1 Teelöffel), 5 g Malzkaffee (oder 10 g Bohnenkaffee oder 1 g Tee, evtl. 1 Glas Fruchtsaft mit Saccharin).

Mittagessen

Tomatensaft: 100 ccm Tomatensaft (Dose).

Paprikagoulasch: 125 g Rindfleisch, 20 g Zwiebeln, 20 g Paprikaschote, 3 g Öl (ca. 1¹/₂ Teelöffel), Gewürze: Pfeffer, Curry. – Das in Würfel geschnittene Fleisch, die in Streifen geschnittene Paprikaschote sowie die Zwiebelringe mit den Gewürzen im Öl braun schmoren, mit etwas Wasser aufgießen und gardünsten lassen.

Reis: 50 g Reis, Curry. – Den gewaschenen Reis in kochendes Wasser einstreuen und ca. 20 bis 30 Min. springend kochen, abseihen, kalt überbrausen, abtropfen, in der Röhre trocknen und mit Curry abschmecken.

Feld- und Bohnensalat: 30 g Feldsalat (1 kleiner Glasteller), 100 g Bohnen, 2 g Öl (ca. 1 Teelöffel), Gewürze: Essig, Pfeffer, versch. Kräuter. – Den geputzten Feldsalat und die gekochten Bohnen mit einer aus den genannten Zutaten zubereiteten Salatsoße anmachen.

Obst: 100 g Orange (ganze Frucht).

Wenn erlaubt: 1,5 g Kochsalz (1 Messerspitze).

Abendessen

Filetsteak: 100 g Rinderfilet, 3 g Öl (ca. 1¹/₂ Teelöffel), Pfeffer, Paprika. – Das Filetsteak würzen, mit dem Öl bestreichen und grillen.

Lauchgemüse: 150 g Lauchgemüse, Pfeffer. – Den gutgewaschenen Lauch in Stücke schneiden und mit etwas Pfeffer in wenig Wasser gardünsten.

Kartoffeln: 75 g Kartoffeln, geh. Petersilie. – Die Kartoffelstücke garkochen und mit gehackter Petersilie bestreuen.

Obst: 100 g Grapefruit (ca. ¹/₂ Frucht).

Wenn erlaubt: 1 g Kochsalz (1 kleine Messerspitze).

Bemerkungen für den Arzt: Tageszufuhr ca. an Na = 33,9 mäq, Cl = 19,3 mäq, K = 76,8 mäq, Ca. = 20,3 mäq, Eiweiß = 67,3 g, Fett = 18,9 g, Kohlehydrate = 126,9 g, Kalorien = 1000. Der aus dem Na=Gehalt errechnete „Kochsalzgehalt" entspricht ca. 2 g Na Cl. Wenn ärztlich erlaubt, können nachträglich 2,5 g Kochsalz auf die fertigen Gerichte gestreut werden. Dann entspricht die Gesamt-Kochsalzzufuhr 4,5 g Na Cl. *Tageszufuhr an Vitaminen:* A = 2906 I. E., B_1 = 1,21 mg, B_2 = 1,01 mg, C = 191,75 mg. BE 10,5

1000 Kalorien (Vollkost)

Frühstück

75 g Vollkornbrot (oder gleiche Menge Grau-, Schwarz- oder Weißbrot oder ²/₃ Knäckebrot), 5 g Butter oder hochwertige Margarine, 1 Ei (4 Min. kochen), 1 g Tee (oder 10 g Bohnen- oder 5 g Malzkaffee, evtl. 1 Glas Fruchtsaft mit Saccharin).

Mittagessen

Kopfsalat: 30 g Kopfsalat (1 kleiner Glasteller), 2 g Öl (ca. 1 Teelöffel), Gewürze: Zitronensaft, Pfeffer, Kräuter. – Den gewaschenen, zerpflückten Salat mit einer aus den Zutaten zubereiteten Salatsoße anmachen.
Hähnchen gegrillt: 150 g Hähnchen, 3 g Öl (ca. 1¹/₂ Teelöffel), Gewürze: Pfeffer, Paprika. – Hähnchen bratfertig herrichten, würzen, mit dem Öl einpinseln und ca. 30 Min. grillen.

Blumenkohlgemüse: 200 g Blumenkohl, Gewürze: Muskat, geh. Petersilie, Zitronenschale. – Den geputzten Blumenkohl in Wasser mit einer Zitronenschale garen. Mit Muskat würzen und gehackter Petersilie bestreuen.
Kartoffelschnee: 75 g Kartoffeln. – Die Kartoffelstücke weichkochen und passieren.

Obstsalat: 30 g Apfel, Fruchtfleisch, 30 g Orange, Fruchtfleisch, 20 g Ananas (Dose, ungezuckert), 20 g Kirschen, Saccharin, Zitronensaft. – Die Früchte schälen, entkernen und in Würfel schneiden. Mit Zitronensaft und Saccharin abschmecken und nett anrichten.
Wenn erlaubt: 1,5 g Kochsalz (1 Messerspitze).

Abendessen

Lachsschinken: 50 g.

Rettich: 100 g. – Den geschälten Rettich fein raffeln oder in dünne Scheiben schneiden und mit etwas Essig oder Zitrone beträufeln und mit Schnittlauch bestreuen.

oder im Winter

Champignonsalat: 100 g Champignons, 2 g Öl (ca. 1 Teelöffel), Gewürze: Essig, Petersilie, Pfeffer. – Champignons aus der Dose in feine Scheiben schneiden. Mit Essig, Öl und Pfeffer anmachen, gut durchziehen lassen und mit Petersilie bestreuen.

Vollkornbrot (oder Toast): 50 g.

Butter oder hochwertige Margarine: 5 g.

Obst: 100 g Pfirsich, frisch (im Winter: 100 g Mandarinen).

Wenn erlaubt: 1 g Kochsalz (1 kleine Messerspitze).

Bemerkungen für den Arzt: Tageszufuhr ca. an Na = 62,9 mäq, Cl = 55,3 mäq, K = 62,1 mäq, Ca. = 18,1 mäq, Eiweiß = 65,6 g, Fett = 25,0 g, Kohlehydrate = 119,0 g, Kalorien = 996. Der aus dem Na=Gehalt errechnete „Kochsalzgehalt" entspricht ca. 3,7 g Na Cl. Wenn ärztlich erlaubt, können nachträglich 2,5 g Na Cl auf die fertigen Gerichte gestreut werden. Dann entspricht die Gesamt-Kochsalzzufuhr 6,2 g Na Cl. *Tageszufuhr an Vitaminen:* A = 2507 I. E., B_1 = 1,47 mg, B_2 = 1,08 mg, C = 206,91 mg. BE 10

1000 Kalorien (Vollkost)

Frühstück

75 g Vollkornbrot (oder gleiche Menge Grau-, Schwarz- oder Weißbrot oder ²/₃ Knäckebrot), 5 g Butter oder hochwertige Margarine, 30 g Streichkäse (20% F.i.T.), 1 g Tee (oder 10 g Bohnen- oder 5 g Malzkaffee, evtl. 1 Glas Fruchtsaft mit Saccharin).

Mittagessen

Sellerie-Apfel-Rohkost: 50 g Sellerie, 30 g Apfel, Fruchtfleisch, Zitronensaft. – Kurz vor dem Anrichten den geschälten Sellerie und den Apfel fein raffeln und mit Zitronensaft abschmecken.

Deutsches Beefsteak: 100 g Rindfleisch, ½ Ei, 10 g Zwiebeln, 5 g Öl (ca. 2½ Teelöffel), Gewürze: Paprika, Pfeffer, Muskat, etwas Semmelmehl. – Fleisch durch die Fleischmaschine drehen, Zwiebeln und gehackte Petersilie in etwas Öl anrösten, das halbe (verquirlte) Ei und etwas Semmelmehl und die genannten Gewürze zugeben und gut mischen. Aus der Fleischmasse Frikadellen formen und diese in dem restlichen heißen Öl gleichmäßig braun braten.

Erbsen: 100 g Erbsen, 5 g Butter oder hochwertige Margarine, geh. Petersilie. – Erbsen in wenig Wasser gardünsten, Butter oder hochwertige Margarine zugeben und mit gehackter Petersilie bestreuen.

Kartoffeln: 75 g Kartoffeln. – Die Kartoffeln wie Salzkartoffeln (ohne Salz) garkochen.

Orangenquark: 50 g Quark, 50 g Orangenfleisch, Saccharin, etwas Milch. – Den durchgepreßten Quark mit etwas Milch gut verrühren. Die in Würfel geschnittene Orange untermischen und mit Saccharin abschmecken.

Wenn erlaubt: 1,5 g Kochsalz (1 Messerspitze).

Abendessen

Italienischer Salat: 30 g Kalbsbraten, 30 g Roastbeef, 30 g Apfel, Fruchtfleisch, Gewürze: Zitronensaft, Pfeffer, Petersilie. – Den Kalbsbraten, das Roastbeef und den Apfel in gleichmäßige Streifen schneiden, mit Zitrone oder Essig, Pfeffer und Petersilie würzen.

Tomaten: 100 g.

Butter oder hochwertige Margarine: 5 g.

Vollkornbrot oder gleiche Menge Weißbrot oder Graubrot: 50 g.

Tee: 1 g.

Wenn erlaubt: 1 g Kochsalz (1 kleine Messerspitze).

Bemerkungen für den Arzt: Tageszufuhr ca. an Na = 32,0 mäq, Cl = 30,1 mäq, K = 66,4 mäq, Ca. = 12,3 mäq, Eiweiß = 78,2 g, Fett = 29,2 g, Kohlenhydrate = 103,1 g, Kalorien = 1026. Der aus dem Na-Gehalt errechnete „Kochsalzgehalt" entspricht ca. 1,9 g Na Cl. Wenn ärztlich erlaubt, können nachträglich 2,5 g Kochsalz auf die fertigen Gerichte gestreut werden. Dann entspricht die Gesamt-Kochsalzzufuhr 4,4 g Na Cl. *Tageszufuhr an Vitaminen:* A = 3741 I. E., B_1 = 1,21 mg, B_2 = 1,11 mg, C = 95,40 mg. BE 8,5

1000 Kalorien (Vollkost)

Frühstück

75 g Vollkornbrot (oder gleiche Menge Schwarz-, Weiß- oder Graubrot, oder ²/₃ Knäckebrot), 5 g Butter oder hochwertige Margarine, 40 g Kalbsbraten, 1 g Tee (oder 10 g Bohnen- oder 5 g Malzkaffee, evtl. 1 Glas Fruchtsaft mit Saccharin).

Mittagessen

Chicoréerohkost: 50 g Chicorée, Zitronensaft, Petersilie, 1 Prise Zucker. – Den Chicorée in Streifen schneiden und mit Zitronensaft, 1 Prise Zucker und geh. Petersilie abschmecken.
Kalbsbraten: 100 g Kalbfleisch, 3 g Öl (ca. 1¹/₂ Teelöffel), Gewürze: Paprika, Pfeffer. – Das Fleisch wie üblich braten, 100 g abschneiden und mit etwas Bratenfond anrichten.
Spinat: 250 g Spinat, 10 g Zwiebeln, 5 g Butter oder hochwertige Margarine, Gewürze: Muskat. – Den Spinat gut waschen, blanchieren und passieren. Die feingeschnittenen Zwiebeln in Butter oder hochwertiger Margarine anschwitzen, den Spinat zugeben, würzen und mit etwas Flüssigkeit aufgießen.
Kartoffeln: 75 g Kartoffeln. – Die Kartoffelstücke wie Salzkartoffeln (ohne Salz) weichkochen.
Obst: 100 g Aprikosen (im Winter: 100 g Birnenkompott).
Wenn erlaubt: 1,5 g Kochsalz (1 Messerspitze).

Abendessen

Kalbshirn: 100 g Kalbshirn, 3 g Öl (ca. 1¹/₂ Teelöffel), Gewürze: Lorbeer, Pfefferkörner, Schnittlauch. – Kalbshirn wässern, enthäuten und mit Lorbeer und Pfefferkörnern blanchieren. Das in Scheiben geschnittene Hirn kurz in Öl schwenken und mit Schnittlauch bestreuen.
Feld- und Gurkensalat: 200 g Gurken, 50 g Feldsalat (1 kleiner Glasteller), 5 g Öl (ca. 2¹/₂ Teelöffel), Gewürze: Essig, Pfeffer, Dill, Borretsch, Schnittlauch. – Die geschälte Gurke hobeln und mit Essig, etwas Öl, Pfeffer, Dill, Borretsch und Schnittlauch anmachen. Den verlesenen, gut gewaschenen Feldsalat mit Essig, Öl und Pfeffer mischen.
oder im Winter
Feld- und Blumenkohlsalat: 100 g Blumenkohl, 50 g Feldsalat (1 kleiner Glasteller), 5 g Öl (ca. 2¹/₂ Teelöffel), Essig, Pfeffer, Petersilie. – Den gegarten Blumenkohl mit Essig, Öl und Pfeffer anmachen und gut durchziehen lassen. Den gewaschenen und verlesenen Feldsalat ebenfalls anmachen und zusammen anrichten.
Schwenkkartoffeln: 75 g Kartoffeln, 5 g Butter oder hochwertige Margarine, Petersilie. – Kartoffeln wie Salzkartoffeln (ohne Salz) garkochen und mit gehackter Petersilie in heißer Butter oder hochwertiger Margarine schwenken.
Obst: 100 g Sauerkirschen, frisch (im Winter: Dunstsauerkirschen).
Wenn erlaubt: 1 g Kochsalz (1 kleine Messerspitze).

Bemerkungen für den Arzt: Tageszufuhr ca. an Na = 34,9 mäq, Cl = 28,7 mäq, K = 108,4 mäq, Ca = 22,0 mäq (im Winter: Na = 37,0 mäq, Cl = 30,2 mäq, K = 103,4 mäq, Ca = 38,2 mäq), Eiweiß = 60,9 g, Fett = 35,1 g, Kohlehydrate = 103,3 g, Kalorien = 981. Der aus dem Na-Gehalt errechnete „Kochsalzgehalt" entspricht ca. 2,00 g Na Cl (im Winter: 2,2 g Na Cl). Wenn ärztlich erlaubt, können nachträglich 2,5 g Kochsalz auf die fertigen Gerichte gestreut werden. Dann entspricht die Gesamt-Kochsalzzufuhr 4,5 g Na Cl (im Winter: 4,7 g Na Cl). *Tageszufuhr an Vitaminen:* A = 3100 I. E., B_1 = 1,14 mg, B_2 = 1,35 mg, C = 225,70 mg. (Im Winter: A = 2711 I. E., B_1 = 1,19 mg, B_2 = 1,33 mg, C = 311,70 mg.) BE 8,5

800 Kalorien (Vollkost)

Frühstück

50 g Vollkornbrot (oder Schwarz-, Weiß- oder Graubrot, gleiche Menge, oder ²/₃ Knäckebrot), 5 g Butter oder hochwertige Margarine, 30 g Streichkäse (20% F.i.T.), 5 g Malzkaffee (oder 10 g Bohnenkaffee oder 1 g Tee, evtl. 1 Glas Fruchtsaft mit Saccharin), 100 g Orange, ganze Frucht (evtl. zum 2. Frühstück).

Mittagessen

Kopfsalat: 30 g Salat (1 kleiner Glasteller), 1 g Öl (ca. ½ Teelöffel), Zitronensaft, Pfeffer, gehackte Kräuter. – Den gewaschenen, zerpflückten Salat mit Zitronensaft, Pfeffer, Öl und gehackten Kräutern anmachen.

Hasenrücken: 100 g Hasenfleisch o. Kn. (oder 100 g Kalbsbraten), 3 g Öl (ca. 1½ Teelöffel), Gewürze: etwas Zwiebel, Paprika, Wacholder, Lorbeer. – Das Fleisch würzen, im heißen Öl mit etwas Zwiebel anbraten, mit Flüssigkeit aufgießen und gardünsten. Mit dem Bratenfond anrichten.

Rotkraut: 200 g Rotkraut, 20 g Apfel (ohne Schale), Gewürze: Pfeffer, Nelken, Lorbeer, Wacholder, Essig, Zucker. – Das einen Tag zuvor mit Pfeffer, Zucker und Essig marinierte Rotkraut gibt man in einen Topf mit den kleingeschnittenen Zwiebeln und den Gewürzen und läßt es mit etwas Wasser gardünsten.

Kartoffeln: 50 g Kartoffeln, Petersilie. – Die Kartoffeln wie Salzkartoffeln (ohne Salz) garkochen. Vor dem Anrichten mit reichlich Petersilie bestreuen.

Preiselbeerschnee: 1 Eiweiß, 10 g Preiselbeermarmelade (ca. 1 Teelöffel), Zitronensaft. – Unter das steifgeschlagene Eiweiß die Preiselbeermarmelade heben und mit Zitronensaft abschmecken.

Wenn erlaubt: 1,5 g Kochsalz (1 Messerspitze).

Abendessen

Kalbsbratenaufschnitt: 75 g. – Den kalten Kalbsbraten in dünne Scheiben aufschneiden und mit der Tomate und ganzer Petersilie garnieren.

Tomate (mit Petersilie): 50 g.

Vollkorn-, Grau-, Schwarz- oder Weißbrot: 50 g.

Butter oder hochwertige Margarine: 10 g.

Tee: 1 g (mit Zitrone oder Saccharin zubereitet).

Wenn erlaubt: 0,5 g Kochsalz (1 Prise).

Bemerkungen für den Arzt: Tageszufuhr ca. an Na = 27,9 mäq, Cl = 29,3 mäq, K = 58,1 mäq, Ca = 10,8 mäq, Eiweiß = 69,4 g, Fett = 17,7 g, Kohlehydrate = 85,2 g, Kalorien = 803. Der aus dem Na-Gehalt errechnete „Kochsalzgehalt" entspricht ca. 1,6 g Na Cl. Wenn ärztlich erlaubt, können nachträglich 2 g Kochsalz auf die fertigen Gerichte gestreut werden. Dann entspricht die Gesamt-Kochsalzzufuhr ca. 3,6 g Na Cl. *Tageszufuhr an Vitaminen:* A = 1724 I. E., B_1 = 0,91 mg, B_2 = 0,60 mg, C = 174,50 mg. BE 7

800 Kalorien (Vollkost)

Frühstück

50 g Vollkornbrot (oder Schwarz-, Weiß- oder Graubrot, gleiche Menge, oder ²/₃ Knäckebrot), 5 g Butter oder hochwertige Margarine, 50 g Quark (mit Schnittlauch, Petersilie oder Paprika, und wenn erlaubt, mit 0,25 g [1 kleine Prise] Kochsalz abgeschmeckt), 5 g Malzkaffee (oder 10 g Bohnenkaffee oder 1 g Tee bzw. 1 Glas Fruchtsaft mit Saccharin).

Mittagessen

Tomatensaft: 100 ccm Tomatensaft (frisch oder aus Büchsen).

Kalbsschnitzel: 80 g Kalbfleisch, 2 g Öl (ca. 1 Teelöffel), Gewürze: Paprika, Pfeffer, Zitronenscheibe. – Fleisch klopfen, würzen und in einer heißen mit Öl ausgepinselten Pfanne von beiden Seiten braten oder das Fleisch mit dem Öl bestreichen und grillen. Beim Anrichten eine Zitronenscheibe dazugeben.

Campignongemüse: 150 g Champignon, 3 g Butter oder hochwertige Margarine, Gewürze: Petersilie. – Die vorbereiteten frischen Champignons (oder Champignons aus der Dose) in der Butter oder hochwertigen Margarine dünsten und nach dem Garen mit Petersilie bestreuen.

Kartoffeln: 50 g Kartoffeln, geh. Petersilie. – Die Kartoffeln wie Salzkartoffeln (ohne Salz) garen und vor dem Anrichten mit reichlich gehackter Petersilie bestreuen.

Mokkagelee: 5 g Bohnenkaffee (oder 2 g Neskaffee), ½ Eiweiß, 3 g Gelatine (1½ Blatt), Saccharin. – Das Kaffeemehl mit 100 ccm Wasser filtrieren. Mit Saccharin abschmecken und die eingeweichte und ausgedrückte Gelatine dazugeben. Die Speise kaltstellen und kurz vor dem Festwerden das steifgeschlagene Eiweiß unterziehen.

Wenn erlaubt: 1 g Kochsalz (1 kleine Messerspitze).

Abendessen

Roastbeef: 70 g Roastbeef, 75 g Radieschen (entfallen im Winter). – Das Fleisch in dünne Scheiben schneiden und mit Radieschen und Petersilie garnieren.

Quark, 50 g, Schnittlauch Paprika: – Den Quark mit Schnittlauch, Paprika und Salz (wenn erlaubt) abschmecken.

Vollkornbrot (oder Grau-, Weiß- oder Schwarzbrot): 50 g.

Butter oder hochwertige Margarine: 5 g.

Obst: 100 g Stachelbeeren (im Winter: 150 g Mandarinen).

Wenn erlaubt: 0,5 g Kochsalz (1 Prise).

Bemerkungen für den Arzt: Tageszufuhr ca. an Na = 34,3 mäq, Cl = 29,5 mäq, K = 67,7 mäq (im Winter: K = 85,6 mäq), Ca = 10,5 mäq (im Winter: Ca = 18,3 mäq), Eiweiß = 76,8 g, Fett = 16,8 g, Kohlehydrate = 79,0 g, Kalorien = 795. Der aus dem Na-Gehalt errechnete „Kochsalzgehalt" entspricht ca. 2 g Na Cl. Wenn ärztlich erlaubt, können nachträglich 1,75 g Kochsalz auf die fertigen Gerichte gestreut werden. Dann entspricht die Gesamt-Kochsalzzufuhr ca. 3,7 g Na Cl. *Tageszufuhr an Vitaminen:* A = 2601 I. E., B_1 = 1,01 mg, B_2 = 0,76 mg, C = 42,65 mg.

BE 6,5

800 Kalorien (Vollkost)

Frühstück

50 g Vollkornbrot (oder gleiche Menge Schwarz-, Weiß- oder Graubrot, oder ²/₃ Knäckebrot), 5 g Butter oder hochwertige Margarine, 30 g Streichkäse (20% F.i.T.), 1 g Tee (oder 10 g Bohnen- oder 5 g Malzkaffee), 100 g Birnen (ganze Frucht).

Mittagessen

Rote-Beete-Rohkost: 50 g Rote Beete, Zitronensaft, etwas geriebenen Apfel. – Rote Beete schälen und kurz vor dem Essen auf einer Rohkostraffel fein reiben. Mit Zitronensaft und etwas geriebenem Apfel abschmecken und mit einem Salatblatt garnieren.

Schleie gekocht: 300 g Schleie (ganzer Fisch), Gewürze: Zitrone, Lorbeer, Wacholderbeeren, Zwiebel, Karotten. – Die Gewürze, Zwiebel und Karotten in Wasser vorkochen und den ausgenommenen Fisch einlegen. Der Fisch ist gar, wenn sich die Rückenflossen herausziehen lassen.

Endiviensalat: 50 g Endivien, 5 g Öl (ca. 2½ Teelöffel), Gewürze: Zitronensaft, Pfeffer, geh. Petersilie. – Die feingeschnittenen Endivien gut waschen und mit einer aus den Zutaten zubereiteten Salatsoße anmachen.

Kartoffeln: 50 g Kartoffeln, Petersilie. – Die Kartoffeln wie Salzkartoffeln (ohne Salz) garen. Vor dem Servieren mit reichlich Petersilie bestreuen.

Obst: 100 g Aprikosen mit Kern (im Winter: 100 g Dunstaprikosen).

Wenn erlaubt: 1,5 g Kochsalz (1 Messerspitze).

Abendessen

Ei: 1 (4 bis 5 Min. kochen).

Tomatensalat: 100 g Tomaten, Gewürze: Essig, Pfeffer, Schnittlauch. – Die gewaschenen Tomaten in feine Scheiben schneiden und mit Pfeffer und Schnittlauch bestreuen. Nach Geschmack Essig verwenden.

Vollkornbrot (evtl. Grau-, Schwarz- oder Weißbrot): 50 g.

Butter oder hochwertige Margarine: 5 g.

Wenn erlaubt: 0,5 g Kochsalz (1 Prise).

Bemerkungen für den Arzt: Tageszufuhr ca. an Na = 37,7 mäq, Cl = 24,1 mäq, K = 66,6 mäq, Ca = 14,9 mäq, Eiweiß = 50,4 g, Fett = 24 g, Kohlehydrate = 88,5 g, Kalorien = 815. Der aus dem Na-Gehalt errechnete „Kochsalzgehalt" entspricht ca. 2,2 g Na Cl. Wenn ärztlich erlaubt, können nachträglich 2 g Kochsalz auf die fertigen Gerichte gestreut werden. Dann entspricht die Gesamt-Kochsalzzufuhr ca. 4,2 g Na Cl. *Tageszufuhr an Vitaminen:* A = 6972 I. E., B_1 = 0,85 mg, B_2 = 1,14 mg, C = 53,25 mg. BE 7,5

800 Kalorien (Vollkost)

Frühstück

50 g Vollkornbrot (oder Weiß-, Schwarz- oder Graubrot gleiche Menge, oder ²/₃ Knäckebrot), 5 g Butter oder hochwertige Margarine, 40 g Kalbsbraten, 1 g Tee (oder 10 g Bohnen- oder 5 g Malzkaffee bzw. 1 Glas Fruchtsaft, evtl. mit Saccharin), 75 g Aprikosen (im Winter: Dunstaprikosen).

Mittagessen

¹/₂ **Grapefruit** (ca. 100 g). – Eine ganze Frucht halbieren und mit dem Messer das Fruchtfleisch von der Schale trennen.

Kohlrouladen: 150 g Weißkohlblätter, 60 g Schabefleisch (Rind), 1 Eiweiß, 3 g Öl (ca. 1¹/₂ Teelöffel), Gewürze: Muskat, Kümmel, Semmelmehl, Zwiebel. – Die Kohlblätter in Salzwasser kurz abwellen. Das Schabefleisch mit etwas Flüssigkeit, Semmelmehl und dem Eiweiß vermengen, mit den genannten Gewürzen würzen und zu einem Klops formen. Die Kohlblätter abtropfen lassen, mit Kümmel bestreuen und den Klops darin einwickeln. Öl in eine Pfanne geben und die Kohlrouladen anbraten. Etwas Flüssigkeit zugießen und zugedeckt in der Bratröhre gardünsten.

Kartoffeln: 50 g Kartoffeln, geh. Petersilie. – Kartoffeln wie Salzkartoffeln (ohne Salz) garkochen. Vor dem Servieren mit reichlich Petersilie bestreuen.

Apfelkompott: 100 g Apfel (ganze Frucht), Zitronenschale, Saccharin, Zimtstange. – Den Apfel schälen und in Wasser mit Zitronenschale dünsten. Nach Geschmack Saccharin zugeben.

Wenn erlaubt: 1,5 g Kochsalz (1 Messerspitze).

Abendessen

Chicorée überbacken: 250 g Chicorée, ¹/₂ Ei, Gewürze: Muskat, Zitronenscheibe. – Den geputzten Chicorée in Wasser mit einer Zitronenscheibe garkochen, abtropfen lassen und in eine feuerfeste Form geben. Das mit Muskat gewürzte Ei mit etwas Wasser verquirlen, über das Gemüse gießen und im heißen Backofen kurz überbacken (wenn Salz erlaubt ist, vor dem Überbacken noch mit etwas geriebenem Käse bestreuen).

Vollkornbrot (evtl. gleiche Menge Grau-, Schwarz- oder Weißbrot): 50 g.

Butter oder hochwertige Margarine: 5 g.

Tee: 1 g.

Obst: 100 g Pfirsiche (im Winter: 150 g Orange).

Wenn erlaubt: 1 g Kochsalz (1 kleine Messerspitze).

Bemerkungen für den Arzt: Tageszufuhr ca. an Na = 26,2 mäq, Cl = 26 mäq, K = 91,9 mäq (im Winter: K = 98,5 mäq), Ca = 23,2 mäq. Eiweiß = 47,7 g, Fett = 17 g, Kohlehydrate = 121,6 g, Kalorien = 813. Der aus dem Na-Gehalt errechnete „Kochsalzgehalt" entspricht ca. 1,5 g Na Cl. Wenn ärztlich erlaubt, können nachträglich 2,5 g Kochsalz auf die fertigen Gerichte gestreut werden. Dann entspricht die Gesamt-Kochsalzzufuhr ca. 4 g Na Cl. *Tageszufuhr an Vitaminen:* A = 12 882 I. E., B_1 = 1,06 mg, B_2 = 1,24 mg, C = 168,20 mg. BE 10

800 Kalorien (Vollkost)

Frühstück

50 g Vollkornbrot (oder Grau-, Weiß- oder Schwarzbrot gleiche Menge, oder ²/₃ Knäckebrot), 5 g Butter oder hochwertige Margarine, 10 g Marmelade oder Honig (ca. 1 Teelöffel), 5 g Malzkaffee (oder 10 g Bohnenkaffee, 1 g Tee, bzw. 1 Glas Fruchtsaft mit Saccharin), 100 g Grapefruit.

Mittagessen

Kopfsalat: 20 g Kopfsalat, 1 g Öl (ca. ¹/₂ Teelöffel), Gewürze: Zitronensaft, Pfeffer, geh. Kräuter. – Den gewaschenen, zerpflückten Kopfsalat mit einer aus den Zutaten zubereiteten Salatsoße anmachen.

Goulasch: 100 g Rinderlende, 5 g Zwiebeln, 2 g Öl (ca. 1 Teelöffel), Gewürze: Pfeffer, Paprika, Wein. – In das heiße Öl das gewürfelte Fleisch und die Zwiebeln geben. Würzen, gut anbraten, mit Wein und Wasser ablöschen und gardünsten.

Lauchgemüse: 200 g Lauch, Gewürze: Petersilie, Pfeffer. – Den Lauch gut säubern, die ganzen Stangen vorsichtig garkochen. Mit wenig Pfeffer (ganz nach Geschmack) würzen und mit Petersilie bestreuen.

Kartoffeln: 50 g Kartoffeln, Schnittlauch. – Die Kartoffeln wie Salzkartoffeln (ohne Salz) garkochen und mit Schnittlauch bestreuen.

Obst: 100 g Birnen (ganze Frucht).

Wenn erlaubt: 1 g Kochsalz (1 kleine Messerspitze).

Abendessen

Kalbsbratenaufschnitt: 50 g Kalbsbraten. – Den Kalbsbraten dünn aufschneiden und mit Petersilie anrichten.

Selleriesalat: 100 g Sellerie, Gewürze: Essig, Pfeffer, Petersilie. – Den gekochten, geschälten Sellerie in Scheiben oder Würfel schneiden und mit Essig, Pfeffer und gehackten Kräutern gut durchziehen lassen.

Vollkornbrot (oder gleiche Menge Grau-, Schwarz- oder Weißbrot): 50 g.

Butter oder hochwertige Margarine: 5 g.

Tee: 1 g.

Wenn erlaubt: 0,5 g Kochsalz (1 Prise).

Bemerkungen für den Arzt: Tageszufuhr ca. an Na = 30,4 mäq, Cl = 25,6 mäq, K = 61,8 mäq, Ca = 21,6 mäq, Eiweiß = 54,0 g, Fett = 17,2 g, Kohlehydrate = 100,4 g, Kalorien = 812. Der aus dem Na-Gehalt errechnete „Kochsalzgehalt" entspricht ca. 1,8 Na Cl. Wenn ärztlich erlaubt, können nachträglich 1,5 g Kochsalz auf die fertigen Gerichte gestreut werden. Dann entspricht die Gesamt-Kochsalzzufuhr ca. 3,3 g Na Cl. *Tageszufuhr an Vitaminen:* A = 1787 I. E., B_1 = 0,90 mg, B_2 = 0,47 mg, C = 110,20 mg. BE 8,5

800 Kalorien (Vollkost)

Frühstück

50 g Vollkornbrot (oder gleiche Menge Grau-, Schwarz- oder Weißbrot, oder ²/₃ Knäckebrot), 5 g Butter oder hochwertige Margarine, 30 g Streichkäse (20% F. i. T.), 1 g Tee (oder 5 g Malz- oder 10 g Bohnenkaffee, evtl. 1 Glas Fruchtsaft mit Saccharin), 100 g Apfel (im Winter: 100 g Mandarinen).

Mittagessen

Kohlrabirohkost: 50 g Kohlrabi (im Winter: 100 ccm Tomatensaft), einige Tropfen Zitronen- und Orangensaft, geh. Petersilie. – Die Kohlrabiknolle schälen und waschen. Kurz vor dem Anrichten auf einer feinen Rohkostraffel reiben, mit einigen Tropfen Zitronen- und Orangensaft und der gehackten Petersilie vermischen.

Siedfleisch mit Meerrettich: 100 g Rindfleisch (mager), 5 g Meerrettich. – Das Rindfleisch garkochen. Den feingeriebenen Meerrettich auf einem Salatblatt zu dem Fleisch reichen.

Wirsinggemüse: 150 g Wirsing, 3 g Öl (ca. 1½ Teelöffel), Gewürze: Pfeffer, Kümmel, Zwiebel. – Den geputzten, gewaschenen Wirsing in kochendem Wasser brühen und danach durch die Fleischmaschine drehen. Etwas Zwiebeln in dem Öl anrösten, den Wirsing dazugeben und mit Gemüsebrühe aufgießen. Mit Pfeffer und Kümmel abschmecken.

Kartoffeln: 50 g Kartoffeln, geh. Petersilie. – Die Kartoffeln wie Salzkartoffeln (ohne Salz) garkochen und mit reichlich Petersilie bestreuen.

Kirschgelee: 50 g Kirschen (ohne Stein), 2 g Gelatine (1 Blatt), Zitronensaft, Zimt gemahlen, evtl. Saccharin, etwas Wein. – Die gewaschenen, entsteinten Kirschen in ca. 100 ccm Wasser mit etwas gemahlenen Zimt und Zitronensaft gardünsten. Die vorher eingeweichte Gelatine in das warme Kirschkompott geben. Das Ganze in ein Dessertförmchen füllen und erkalten lassen. Wenn geschmacklich erwünscht, kann auch mit etwas Wein gewürzt werden.

Wenn erlaubt: 1 g Kochsalz (1 kleine Messerspitze).

Abendessen

Rührei: 1 Ei, 2 g Öl (ca. 1 Teelöffel), 30 g Weißbrot, Gewürze: Muskat, geh. Petersilie. – Das Ei mit einer Eischale Wasser und etwas Muskat verquirlen und in einer heißen, mit Öl ausgepinselten Pfanne stocken lassen. Mit geh. Petersilie bestreuen und auf eine Scheibe Toast geben.

Spargel: 200 g Spargel (frisch oder aus der Dose), Schnittlauch. – Den heißgemachten Spargel vor dem Anrichten mit Schnittlauch bestreuen.

Tee: 1 g.

Obst: 50 g Melone (im Winter: 100 g Grapefruit, ca. ½ Frucht), Zitronensaft. –

Wenn erlaubt: 1 g Kochsalz (1 kleine Messerspitze).

Bemerkungen für den Arzt: Tageszufuhr ca. an Na = 24,9 mäq (im Winter: Na = 34,1 mäq), Cl = 21,2 mäq, K = 58,8 mäq (im Winter: K = 70,1 mäq), Ca = 18,4 mäq, Eiweiß = 61,1 g, Fett = 21,2 g, Kohlehydrate = 83,4 g, Kalorien = 792. Der aus dem Na-Gehalt errechnete „Kochsalzgehalt" entspricht ca. 1,4 g Na Cl (im Winter: ca. 2 g Na Cl). Wenn ärztlich erlaubt, können nachträglich 2 g Kochsalz auf die fertigen Gerichte gestreut werden. Dann entspricht die Gesamt-Kochsalzzufuhr ca. 3,4 g Na Cl (im Winter: ca. 4 g Na Cl). *Tageszufuhr an Vitaminen:* A = 5268 I. E., B_1 = 0,97 mg, B_2 = 1,06 mg, C = 211,1 mg. (Im Winter: A = 6318 I. E., B_1 = 1,01 mg, B_2 = 1,04 mg, C = 248,7 mg.)

BE 7

800 Kalorien (Vollkost)

Frühstück

50 g Grahambrot (oder gleiche Menge Schwarz-, Weiß- oder Graubrot, oder ²/₃ Knäckebrot), 5 g Butter oder hochwertige Margarine, 50 g Quark (mit Schnittlauch, Petersilie oder Paprika und wenn erlaubt, mit 0,25 g Kochsalz [1 kleine Prise] abgeschmeckt), 5 g Malzkaffee (oder 10 g Bohnenkaffee oder 1 g Tee bzw. 1 Glas Fruchtsaft, evtl. mit Saccharin), 100 g Orange (ganze Frucht).

Mittagessen

Möhrenrohkost: 50 g Möhren, Zitronensaft, geh. Petersilie. – Die geputzten, gewaschenen Möhren kurz vor dem Anrichten auf einer Rohkostraffel reiben, mit Zitronensaft abschmecken und mit Petersilie bestreuen.

Hähnchen gegrillt: 150 g Hähnchen, 2 g Öl (ca. 1 Teelöffel), Petersilie. – Das bratfertig hergerichtete Hähnchen mit Öl einpinseln, Petersilie in das Innere geben und im vorgeheizten Grill oder Backofen ca. 30 Min. grillen.

Kopfsalat: 50 g Kopfsalat (1 kleiner Glasteller), 2 g Öl (ca. 1 Teelöffel), Gewürze: geh. Kräuter, Pfeffer, Zitronensaft. – Den gewaschenen, zerpflückten Kopfsalat mit einer aus den Zutaten zubereiteten Salatsoße kurz vor dem Anrichten anmachen.

Kartoffeln: 100 g Kartoffeln, geh. Petersilie. – Kartoffeln wie Salzkartoffeln (ohne Salz) garkochen. Vor dem Anrichten mit Petersilie bestreuen.

Fruchtgelee: 20 g Apfel, Fruchtfleisch, 30 g Kirschen, 2 g Gelatine (1 Blatt), Gewürze: Zitronensaft, Wein, Saccharin. – Das gekochte, abgetropfte Obst in ein Glas füllen, 75 ccm des Fruchtsaftes mit Wein und Zitrone abschmecken und die eingeweichte, in 10 ccm heißem Fruchtsaft aufgelöste Gelatine dazugeben. Den Fruchtsaft über die Früchte gießen und kalt stellen.

Wenn erlaubt: 1,5 g Kochsalz (1 Messerspitze).

Abendessen

Schnittlauchquark: 100 g Quark, Schnittlauch, Paprika, Milch, 75 g Radieschen (im Winter: 100 g Tomaten). – Den mit etwas Milch verrührten Quark mit Schnittlauch und einer Spur Paprika vermischen. Mit Radieschen garnieren.

Vollkornbrot (oder gleiche Menge Grau-, Schwarz- oder Weißbrot): 50 g.

Butter oder hochwertige Margarine: 5 g.

Wenn erlaubt: 0,5 g Kochsalz (1 Prise).

Bemerkungen für den Arzt: Tageszufuhr ca. an Na = 24,7 mäq, Cl = 28,2 mäq, K = 57,2 mäq, Ca = 13,5 mäq, Eiweiß = 65,3 g, Fett = 15,5 g, Kohlehydrate = 94,5 g, Kalorien = 802. Der aus dem Na-Gehalt errechnete „Kochsalzgehalt" entspricht ca. 1,4 g Na Cl. Wenn ärztlich erlaubt, können nachträglich 2,25 g Kochsalz auf die fertigen Gerichte gestreut werden. Dann entspricht die Gesamtkochsalzzufuhr ca. 3,7 g Na Cl. *Tageszufuhr an Vitaminen:* A = 3708 I. E., B_1 = 1,02 mg, B_2 = 0,82 mg, C = 94,55 mg. BE 8

800 Kalorien (Vollkost)

Frühstück

50 g Vollkornbrot (oder gleiche Menge Grau-, Schwarz- oder Weißbrot, oder ²/³ Knäckebrot), 5 g Butter oder hochwertige Margarine, 40 g Kalbsbraten, 5 g Malzkaffee (oder 10 g Bohnenkaffee oder 1 g Tee bzw. 1 Glas Fruchtsaft mit Saccharin), 100 g Sauerkirschen zum 1. und 2. Frühstück (im Winter: Dunstsauerkirschen).

Mittagessen

Rotkohlrohkost: 100 g Rotkohl, Zitronensaft, 1 Prise Zucker, etwas ger. Apfel. – Den gewaschenen Rotkohl auf einer feinen Rohkostraffel reiben. Mit geriebenem Apfel, Zitronensaft und 1 Prise Zucker abschmecken.

Rindsroulade: 100 g mageres Rindfleisch, 2 g Öl (ca. 1 Teelöffel), Gewürze: Pfeffer, Paprika, Zwiebelscheibe, Tomatenpüree. – Fleischscheibe klopfen, würzen, mit etwas Tomatenpüree bestreichen, mit der Zwiebelscheibe belegen und zusammenrollen. In einem heißen mit Öl ausgepinselten Topf von allen Seiten braun braten, mit Flüssigkeit aufgießen und garschmoren.

Spinat: 250 g Spinat, Gewürze: etwas ger. Zwiebel, Muskat, Pfeffer. – Den geputzten und gründlich gewaschenen Spinat kurz in kochendem Wasser garen, abgießen, nicht durch die Maschine drehen, sondern ganz lassen. Mit den genannten Zutaten abschmecken.

Kartoffeln: 50 g Kartoffeln. – Die Kartoffeln wie Salzkartoffeln (ohne Salz) garkochen.

Bratapfel: 100 g Apfel (ganze Frucht). – Den Apfel waschen und mit einem Apfelausstecher vom Kerngehäuse befreien. Von der Blüte bis zum Stil spiralförmig die Schale einritzen und den Apfel im Backofen gar werden lassen.

Wenn erlaubt: 1,5 g Kochsalz (1 Messerspitze).

Abendessen

Tatar: 75 g Schabefleisch, Pfeffer, Muskat, Paprika, Zwiebelringe. – Das Schabefleisch mit den Gewürzen pikant abschmecken. Mit Salatblättern und Zwiebelringen anrichten.

Chicoréesalat: 100 g Chicorée (im Winter: 200 g Chicorée), Gewürze: Zitronensaft, ein Tropfen Öl, geh. Petersilie. – Den kleingeschnittenen Chicorée gut waschen und mit Zitronensaft und einem Tropfen Öl anmachen. Mit Petersilie bestreuen.

Vollkornbrot (evtl. gleiche Menge Grau-, Schwarz- oder Weißbrot): 50 g.
Butter oder hochwertige Margarine: 5 g.
Obst: 75 g Erdbeeren, frisch (entfällt im Winter, oder tiefgekühlt).
Wenn erlaubt: 1 g Kochsalz (1 kleine Messerspitze).

Bemerkungen für den Arzt: Tageszufuhr ca. an Na = 36,0 mäq, Cl = 29,3 mäq, K = 95,7 mäq (im Winter: K = 107,3 mäq), Ca = 24,0 mäq, Eiweiß = 67,3 g, Fett = 14,2 g, Kohlenhydrate = 105,8 g, Kalorien = 821. Der aus dem Na-Gehalt errechnete „Kochsalzgehalt" entspricht ca. 2,1 g Na Cl. Wenn ärztlich erlaubt, können nachträglich 2,5 g Na Cl auf die fertigen Gerichte gestreut werden. Dann entspricht die Gesamt-Kochsalzzufuhr ca. 4,6 g Na Cl. *Tageszufuhr an Vitaminen:* A = 28 491 I. E., B_1 = 1,21 mg, B_2 = 1,38 mg, C = 292,5 mg. (Im Winter: A = 32 046 I. E., B_1 = 1,29 mg, B_2 = 1,53 mg, C = 261,5 mg.)   BE 9

800 Kalorien (Vollkost)

Frühstück

50 g Vollkornbrot (oder gleiche Menge Schwarz-, Grau- oder Weißbrot oder ²/₃ Menge Knäckebrot), 5 g Butter oder hochwertige Margarine, 50 g Quark (mit Petersilie oder Paprika und wenn erlaubt, mit 0,25 g Kochsalz [1 kleine Prise] abschmecken), 1 g Tee (oder 10 g Bohnen- oder 5 g Malzkaffee, evtl. 1 Glas Fruchtsaft mit Saccharin), 100 g Orange (ganze Frucht).

Mittagessen

Kabeljaufilet „Müllerinart": 250 g Kabeljaufilet, 2 g Öl (ca. 1 Teelöffel), Gewürze: Zitronensaft, Pfeffer, Schnittlauch. – Das Filet mit Pfeffer und Zitronensaft einreiben, das Öl in die heiße Pfanne geben und den Fisch garbraten. Eventuell mit etwas Flüssigkeit aufgießen. Zum Schluß mit Schnittlauch bestreuen.

Bohnen- und Kopfsalat: 100 g Buschbohnen, 30 g Kopfsalat (1 kleiner Glasteller), 3 g Öl (ca. 1¹/₂ Teelöffel), Gewürze: Essig, Pfeffer, Zwiebeln, gehackte verschiedene Kräuter, Zitronensaft. – Gekochte Bohnen mit Essig, Öl, etwas geriebener Zwiebel und Pfeffer anmachen. Den gewaschenen, zerpflückten Kopfsalat mit Zitronensaft, Öl, Pfeffer und verschiedenen Kräutern anmachen und zusammen anrichten.

Kartoffeln: 50 g Kartoffeln, Schnittlauch. – Die Kartoffeln wie Salzkartoffeln (ohne Salz) garkochen und vor dem Servieren mit Schnittlauch bestreuen.

Weingelee: 100 ccm Weißwein, 3 g Gelatine (1¹/₂ Blatt), 10 g Johannisbeeren (ca. 1 Eßlöffel), Saccharin, Zitrone. – Den Weißwein mit etwas Wasser vermischen (je nach Geschmack), und mit Zitrone und Saccharin abschmecken. Die eingeweichte Gelatine in 10 ccm heißem Wasser auflösen und unter die Flüssigkeit rühren. Etwas davon wird in ein Spitzglas gegeben und kaltgestellt bis es stockt, dann mit Johannisbeeren belegen und den Rest der Flüssigkeit aufgießen. Kaltstellen.

Wenn erlaubt: 1,5 g Kochsalz (1 Messerspitze).

Abendessen

Salatplatte: 50 g Blumenkohl, 50 g Tomate, 50 g Spargel, 50 g Pfifferlinge, 5 g Öl (ca. 2¹/₂ Teelöffel), Gewürze: Pfeffer, Essig, Schnittlauch oder Petersilie. – Blumenkohl, Spargel und Pfifferlinge werden gargedünstet, die Tomate wird in feine Scheiben geschnitten. Aus den genannten Zutaten wird eine Marinade bereitet, in der man die Gemüse gut durchziehen läßt. Mit grünem Salat richtet man alles nett an.

Vollkornbrot (oder gleiche Menge Grau- oder Weißbrot oder ²/₃ Menge Knäcke): 50 g.

Butter oder hochwertige Margarine: 5 g.

Wenn erlaubt: 1 g Kochsalz (1 kleine Messerspitze).

Bemerkungen für den Arzt: Tageszufuhr ca. an Na = 34,5 mäq, Cl = 30,0 mäq, K = 69,2 mäq, Ca = 14,2 mäq, Eiweiß = 66,7 g, Fett = 22,3 g, Kohlehydrate = 79,2 g, Kalorien = 806. Der aus dem Na-Gehalt errechnete „Kochsalzgehalt" entspricht ca. 2 g Na Cl. Wenn ärztlich erlaubt, können nachträglich 2,75 g Kochsalz auf die fertigen Gerichte gestreut werden. Dann entspricht die Gesamt-Kochsalzzufuhr ca. 4,8 g Na Cl. *Tageszufuhr an Vitaminen:* A = 2963 I. E., B_1 = 0,92 mg, B_2 = 0,73 mg, C = 142,90 mg. BE 6,5

800 Kalorien (Vollkost)

Frühstück

50 g Vollkornbrot (oder gleiche Menge Schwarz-, Weiß- oder Graubrot oder ²/₃ Knäckebrot), 5 g Butter oder hochwertige Margarine, 50 g Quark (mit Schnittlauch, Petersilie oder Paprika oder wenn erlaubt, mit 0,25 g Kochsalz [1 kleine Prise] abschmecken), 5 g Malzkaffee (oder 10 g Bohnenkaffee, 1 g Tee bzw. 1 Glas Fruchtsaft mit Saccharin), 100 g Grapefruit zum 1. oder 2. Frühstück (ca. ½ Frucht).

Mittagessen

Schwarzwurzelrohkost: 50 g Schwarzwurzeln, Gewürze: Zitronensaft, etwas geriebene Haselnüsse, Petersilie. – Die Schwarzwurzeln waschen, in ganz feine Scheibchen schneiden, mit Zitronensaft, etwas geriebenen Haselnüssen und gehackter Petersilie anmachen.

Wirsingeintopf: 100 g Hammelfleisch (gar, mager), 200 g Wirsing, 50 g Kartoffeln, 3 g Öl (ca. 1½ Teelöffel), Gewürze: Pfeffer, Kümmel, geh. Petersilie, Wasser oder Bouillon. – Den Wirsing waschen und kleinschneiden. – Das Fleisch in Würfel schneiden, in einen mit Öl ausgepinselten Topf geben und mit den Zwiebeln anbraten. Würzen und das Gemüse daraufschichten, mit etwas Flüssigkeit aufgießen und halb garschmoren. Nun die würflig geschnittenen Kartoffeln dazugeben und fertigdünsten. Vor dem Anrichten mit gehackter Petersilie bestreuen.

Buttermilchspeise: 100 ccm Buttermilch, 3 g Gelatine (1½ Blatt), Zitronensaft, Saccharin. – Die Buttermilch mit Zitrone und Saccharin abschmecken. Die in 10 ccm heißem Wasser aufgelöste Gelatine vorsichtig darunterrühren, die Speise in ein Glas füllen und erkalten lassen.

Wenn erlaubt: 1,5 g Kochsalz (1 Messerspitze).

Abendessen

Fischsalat: 200 g Kabeljaufilet, Gewürze: Zwiebel, Essig, Pfeffer, Tomate. – Den gekochten Fisch zerpflücken und mit Essig beträufeln. Etwas feingeschnittene Zwiebel und kleingeschnittene Tomate untermischen und mit Pfeffer abschmecken. Auf Salatblättern anrichten und mit Petersilie bestreuen.

Tomatensalat: 100 g Tomaten, 2 g Öl (ca. 1 Teelöffel), Gewürze: Pfeffer, Petersilie, Zitrone. – Die Tomaten schneidet man in feine Scheiben und würzt sie mit den genannten Zutaten.

Vollkornbrot: 50 g.

Tee: 1 g.

Wenn erlaubt: 1 g Kochsalz (1 kleine Messerspitze).

Bemerkungen für den Arzt: Tageszufuhr ca. an Na = 34,6 mäq, Cl = 32,0 mäq, K = 71,5 mäq, Ca = 20,7 mäq, Eiweiß = 72,2 g, Fett = 16,4 g, Kohlehydrate = 86,0 g, Kalorien = 821. Der aus dem Na-Gehalt errechnete „Kochsalzgehalt" entspricht ca. 2 g Na Cl. Wenn ärztlich erlaubt, können nachträglich 2,75 g Kochsalz auf die fertigen Gerichte gestreut werden. Dann entspricht die Gesamt-Kochsalzzufuhr ca. 4,8 g Na Cl. *Tageszufuhr an Vitaminen:* A = 2011 I. E., B_1 = 0,92 mg, B_2 = 0,91 mg, C = 177 mg. BE 7

800 Kalorien (Vollkost)

Frühstück

50 g Vollkornbrot (oder gleiche Menge Weiß-, Schwarz- oder Graubrot, oder ²/₃ Menge Knäckebrot), 5 g Butter oder hochwertige Margarine, 40 g Kalbsbraten, 5 g Malzkaffee (oder 10 g Bohnenkaffee, oder 1 g Tee bzw. 1 Glas Fruchtsaft mit Saccharin), 100 ccm Buttermilch (2. Frühstück).

Mittagessen

Radieschenrohkost (entfällt im Winter): 50 g Radieschen, gehackte Petersilie. – Radieschen von Blatt und Wurzel befreien und in dünne Scheibchen schneiden. Mit gehackter Petersilie bestreuen, auf einem Salatblatt hübsch anrichten.

Gebackene Leber: 100 g Kalbsleber, 2 g Öl (ca. 1 Teelöffel), Gewürze: Paprika, etwas Zwiebel. – Die Leber, in Scheiben schneiden und mit Paprika einreiben. In dem erhitzten Öl von beiden Seiten kurz braten (4 bis 5 Min.). Die Leber herausnehmen und einige Zwiebelringe in dieselbe Pfanne geben, goldgelb rösten und vor dem Servieren über die Leber geben.

Kopfsalat: 50 g Kopfsalat (1 kleiner Glasteller), 10 g Zwiebel, 3 g Öl (ca. 1¹/₂ Teelöffel), Gewürze: Schnittlauch, Petersilie, Pfeffer, Zitronensaft. – Den gewaschenen, zerpflückten Kopfsalat mit einer aus den Zutaten zubereiteten Salatsoße anmachen.

Kartoffeln: 50 g Kartoffeln, geh. Petersilie. – Kartoffeln wie Salzkartoffeln (ohne Salz) garkochen. Vor dem Servieren mit reichlich Petersilie bestreuen.

Apfelmus: 200 g Äpfel (frisch), Zitronensaft, Saccharin, Zitronenschale. – Die gewaschenen, geschälten Äpfel mit etwas Zitronenschale weichkochen, durchpassieren und mit Zitronensaft und Saccharin abschmecken.

Wenn erlaubt: 1 g Kochsalz (1 kleine Messerspitze).

Abendessen

Pikanter Quark: 100 g Quark, 5 g Zwiebeln, Gewürze: Paprika, Schnittlauch, Kümmel. – Den durchgepreßten Quark mit etwas Milch verrühren. Mit den ganz fein geschnittenen Zwiebeln mischen und verschieden abschmecken.

Chicoréesalat: 100 g Chicorée (oder 30 g Kopfsalat), Gewürze: Zitronensaft, geh. Petersilie, etwas Quark, Orangenscheibe. – Den Chicorée von seinen unteren, bitteren Enden befreien, quer in Streifen schneiden und gut waschen. Von dem Schnittlauchquark etwas abnehmen und mit Zitronensaft verrühren. Mit dieser Soße den Chicorée anmachen und mit einer Orangenscheibe garnieren.

Vollkornbrot (oder Toast): 50 g.

Tee: 1 g.

Wenn erlaubt: 1 g Kochsalz (1 kleine Messerspitze).

Bemerkungen für den Arzt: Tageszufuhr ca. an Na = 26,8 mäq, Cl = 29,3 mäq, K = 58,0 mäq, Ca = 19,6 mäq, Eiweiß = 63,4 g, Fett = 15,2 g, Kohlehydrate = 105,4 g, Kalorien = 812. Der aus dem Na-Gehalt errechnete „Kochsalzgehalt" entspricht ca. 1,6 g Na Cl. Wenn ärztlich erlaubt, können nachträglich 2 g Kochsalz auf die fertigen Gerichte gestreut werden. Dann entspricht die Gesamt-Kochsalzzufuhr ca. 3,6 g Na Cl. *Tageszufuhr an Vitaminen:* A = 32 356 I. E., B_1 = 1,17 mg, B_2 = 4,21 mg, C = 93,3 mg. BE 9

800 Kalorien (Vollkost)

Frühstück

50 g Vollkornbrot (oder gleiche Menge Grau-, Schwarz- oder Weißbrot, oder ²/₃ Knäckebrot), 5 g Butter oder hochwertige Margarine, 50 g Quark (mit Schnittlauch, Petersilie oder Paprika, wenn erlaubt mit 0,25 g Kochsalz [1 kleine Prise] abschmecken), 5 g Malzkaffee (oder 10 g Bohnenkaffee oder 1 g Tee bzw. 1 Glas Fruchtsaft mit Saccharin), 100 g Pfirsiche (im Winter: 100 g Banane).

Mittagessen

Blumenkohlrohkost: 50 g Blumenkohl, Gewürze: Zitronensaft, geh. Petersilie. – Den Blumenkohl waschen und kurz vor dem Anrichten auf einer feinen Rohkostraffel reiben. Mit Zitronensaft und gehackter Petersilie abschmecken.

Beefsteak: 100 g Schabefleisch, 1 Eiweiß, 2 g Öl (ca. 1 Teelöffel), Gewürze: Paprika, Pfeffer, Zwiebel, Muskat. – Das Schabefleisch mit Eiweiß, etwas Flüssigkeit und den Gewürzen gut vermengen und formen. Eine heiße Pfanne mit dem Öl auspinseln und das Beefsteak darin von jeder Seite 4 bis 5 Min. braten lassen. Evtl. Flüssigkeit zugeben.

Gurkengemüse: 300 g Gurken (geschält und ausgehöhlt), Gewürze: Pfeffer, Petersilie, Dill. – Die geschälte Gurke der Länge nach halbieren, mit einem Löffel die Kerne entfernen und die Hälften in Streifen schneiden. Die Gurken in einen flachen Tiegel, dessen Boden mit Wasser bedeckt ist, geben, würzen und nach dem Garen mit Dill und gehackter Petersilie bestreuen.

oder im Winter

Karotten: 100 g Karotten, Petersilie, Muskat. – Die geputzten, kleingewürfelten Karotten in wenig Wasser oder Bouillon gardünsten. Mit einer Spur Muskat abschmecken und mit gehackter Petersilie bestreuen.

Schwenkkartoffeln: 50 g Kartoffeln, 3 g Öl (ca. 1¹/₂ Teelöffel), Petersilie. – Kartoffeln wie Salzkartoffeln (ohne Salz) garkochen. Öl mit gehackter Petersilie erhitzen und Kartoffeln darin schwenken.

Obst: 100 g Birnen (ganze Frucht).

Wenn erlaubt: 1 g Kochsalz (1 kleine Messerspitze).

Abendessen

Roastbeef: 75 g Roastbeef.

Sauerkrautsalat: 100 g Sauerkraut (kochsalzarm), 20 g Apfel (ohne Schale), Gewürze: geh. Petersilie, Tomate. – Das Sauerkraut einige Male durchschneiden, den gehobelten Apfel und die gehackte Petersilie untermischen. Den Salat auf einem Plättchen anrichten, die Roastbeefröllchen darauf setzen und mit Tomatenstücken garnieren.

Vollkornbrot (oder Toast): 25 g.

Tee: 1 g.

Obst: 100 g Sauerkirschen (im Winter: 100 g Orangen).

Wenn erlaubt: 1 g Kochsalz (1 kleine Messerspitze).

Bemerkungen für den Arzt: Tageszufuhr ca. an Na = 22,4 mäq, Cl = 21,6 mäq (im Winter: 26,1 mäq), K = 72,4 mäq, Ca = 13,8 mäq, Eiweiß = 66,9 g, Fett = 14,3 g, Kohlehydrate = 98,4 g, Kalorien = 804. Der aus dem Na-Gehalt errechnete „Kochsalzgehalt" entspricht ca. 1,3 g Na Cl. Wenn ärztlich erlaubt, können nachträglich 2,25 g Kochsalz auf die fertigen Gerichte gestreut werden. Dann entspricht die Gesamt-Kochsalzzufuhr ca. 3,5 g Na Cl. *Tageszufuhr an Vitaminen:* A = 2827 I. E., B_1 = 0,89 mg, B_2 = 1,14 mg, C = 113,75 mg. (Im Winter: A = 2967 I. E., B_1 = 1,00 mg, B_2 = 1.03 mg, C = 120,35 mg.)

BE 8

800 Kalorien (Vollkost)

Frühstück

50 g Vollkornbrot (oder Schwarz-, Weiß- oder Graubrot, gleiche Menge, oder ²/₃ Knäckebrot), 5 g Butter oder hochwertige Margarine, 50 g Quark (mit Schnittlauch, Petersilie oder Paprika und wenn erlaubt, mit 0,25 g Kochsalz [1 kleine Prise] abschmecken), 1 g Tee (oder 10 g Bohnen- oder 5 g Malzkaffee, evtl. 1 Glas Fruchtsaft mit Saccharin).

Mittagessen

Sellerie-Apfel-Rohkost: 50 g Sellerie, 30 g Apfel (ohne Schale), Gewürze: Zitronensaft. – Kurz vor dem Anrichten den geschälten Apfel und Sellerie fein reiben. Mit Zitronensaft abschmecken und auf Salatblättern anrichten.

Sauerbraten: 100 g Rindfleisch, 3 g Öl (ca. 1½ Teelöffel), 20 g Zwiebeln, Gewürze: Lorbeer, Wacholder, Essig, Senfkörner. – Mürbes Ochsenfleisch legt man in verdünnten Essig, Lorbeer, Wacholder, Senfköner und Thymian 1 bis 2 Tage ein. Das Öl erhitzen, Fleisch und Zwiebeln anrösten, mit Flüssigkeit aufgießen und gardünsten.

Rotkohl: 200 g Rotkohl, 30 g Apfel (ohne Schale), 2 g Öl (ca. 1 Teelöffel), Gewürze: Pfeffer, Nelken, Zwiebeln, Essig, Wacholder, Lorbeer, Wein. – Das einen Tag zuvor mit Pfeffer, Zucker und Essig marinierte Rotkraut gibt man zu den in Öl leicht angeschwitzten Zwiebeln, gibt Lorbeer, Nelken, Wacholder, etwas Wasser, sowie die geschälten Apfelschnitze dazu und läßt es gut verschlossen gardünsten. Vor dem Servieren mit etwas Wein abschmecken.

Kartoffeln: 50 g Kartoffeln, geh. Peterilie. – Die Kartoffeln wie Salzkartoffeln (ohne Salz) weichkochen. Vor dem Anrichten mit reichlich Petersilie bestreuen.

Obst: 100 g Orange (ganze Frucht).

Wenn erlaubt: 1,5 g Kochsalz (1 Messerspitze).

Abendessen

Tomaten-Ei-Salat: 150 g Tomaten, ½ hartgek. Ei, 2 g Öl (ca. 1 Teelöffel), Gewürze: Essig, Pfeffer, Petersilie. – Die Tomaten werden in feine Scheiben geschnitten. Das Ei wird hart gekocht und mit einem Eischneider zerteilt. Ei und Tomaten werden vorsichtig vermischt. In der aus den genannten Zutaten bereiteten Marinade gut durchziehen lassen.

Vollkornbrot (oder gleiche Menge Grau- oder Weißbrot, Toast): 50 g.

Butter oder hochwertige Margarine: 5 g.

Wenn erlaubt: 1 g Kochsalz (1 kleine Messerspitze).

Bemerkungen für den Arzt: Tageszufuhr ca. an Na = 26,0 mäq, Cl = 27,8 mäq, K = 54,6 mäq, Ca = 13,6 mäq, Eiweiß = 49,6 g, Fett = 20,9 g, Kohlehydrate = 97,1 g, Kalorien = 805. Der aus dem Na-Gehalt errechnete „Kochsalzgehalt" entspricht ca. 1,5 g Na Cl. Wenn ärztlich erlaubt, können nachträglich 2,75 g Kochsalz auf die fertigen Gerichte gestreut werden. Dann entspricht die Gesamt-Kochsalzzufuhr ca. 4,3 g Na Cl. *Tageszufuhr an Vitaminen:* A = 2659 I. E., B_1 = 0,91 mg, B_2 = 0,47 mg, C = 209,4 mg. BE 8

800 Kalorien (Vollkost)

Frühstück

50 g Vollkornbrot (oder Schwarz-, Weiß- oder Graubrot gleiche Menge, oder ²/₃ Knäckebrot), 5 g Butter oder hochwertige Margarine, 40 g Kalbsbraten, 1 g Tee (oder 10 g Bohnen- oder 5 g Malzkaffee, evtl. 1 Glas Fruchtsaft mit Saccharin), 75 g Aprikosen zum 1. oder 2. Frühstück (im Winter: 100 g Mandarinen).

Mittagessen

Möhrenrohkost: 50 g Möhren, Gewürze: Zitronensaft, geh. Petersilie. – Die geschälten, gewaschenen Möhren fein reiben. Mit Zitronensaft abschmecken und mit gehackter Petersilie bestreuen.

Kalbssteak: 100 g Kalbfleisch, 2 g Öl (ca. 1 Teelöffel), Gewürze: Pfeffer, Paprika. – Das Fleisch klopfen, mit Pfeffer und Paprika einreiben und in dem heißen Öl auf beiden Seiten braten.

Feld- und Kopfsalat: 30 g Kopfsalat (1 kleiner Glasteller), 30 g Feldsalat (1 kleiner Glasteller), 4 g Öl (ca. 2 Teelöffel), Gewürze: Zitronensaft, Pfeffer, verschiedene Kräuter. – Den verlesenen, gewaschenen Kopf- und Feldsalat mit einer aus den Zutaten zubereiteten Salatsoße anmachen.

Kartoffeln: 50 g Kartoffeln, Schnittlauch. – Die Kartoffeln wie Salzkartoffeln (ohne Salz) garkochen und vor dem Servieren mit Schnittlauch bestreuen.

Erdbeerquark: 50 g Quark, 75 g Erdbeeren, Saccharin, Milch. – Den Quark mit etwas Milch verrühren, die Erdbeeren untermischen und nach Geschmack mit Saccharin abschmecken.

oder im Winter

Orangenquark: 50 g Quark, 50 g Orangenfruchtfleisch, Zitronensaft, evtl. Saccharin. – Den durchgepreßten Quark mit Zitronensaft und evtl. Saccharin gut verrühren und die in kleine Würfel geschnittene Orange untermischen.

Wenn erlaubt: 1 g Kochsalz (1 kleine Messerspitze).

Abendessen

Tatar: 75 g Schabefleisch, 10 g Zwiebeln, Gewürze: Pfeffer, Paprika, 75 g Radieschen (im Winter: Kopfsalat). – Das feine Schabefleisch mit den kleingeschnittenen Zwiebeln und den Gewürzen pikant abschmecken, auf Salatblättern anrichten und mit Radieschen garnieren.

Kopfsalat: 30 g Kopfsalat (1 kleiner Glasteller), 3 g Öl (ca. 1½ Teelöffel), Pfeffer, Essig, Kräuter. – Den zerpflückten, gewaschenen Kopfsalat mit Essig, Öl, Pfeffer und verschiedenen Kräutern anmachen.

Vollkornbrot (oder Toast): 50 g.

Butter oder hochwertige Margarine: 5 g.

Wenn erlaubt: 1 g Kochsalz (1 kleine Messerspitze).

Bemerkungen für den Arzt: Tageszufuhr ca. an Na = 26,2 mäq, Cl = 24,3 mäq, K = 59,9 mäq, Ca = 10,2 mäq (im Winter: Ca = 14,3 mäq), Eiweiß = 69,0 g, Fett = 19,7 g (im Winter: F = 22,6 g), Kohlehydrate = 79,8 g, Kalorien = 796. Der aus dem Na-Gehalt errechnete „Kochsalzgehalt" entspricht ca. 1,5 g Na Cl. Wenn ärztlich erlaubt, können nachträglich 2 g Kochsalz auf die fertigen Gerichte gestreut werden. Dann entspricht die Gesamt-Kochsalzzufuhr ca. 3,5 g Na Cl. *Tageszufuhr an Vitaminen:* A = 4730 I. E., B_1 = 1,03 mg, B_2 = 0,99 mg, C = 88,65. (Im Winter: A = 3260 I. E., B_1 = 1,10 mg, B_2 = 0,95 mg, C = 77,55 mg.) BE 6,5

1500 Kalorien (Schlemmerkarten) Vollkost

I. Frühstück

Pfirsichquark: 200 g Quark, 100 ccm Milch, 100 g Pfirsichfruchtfleisch, evtl. Saccharin, Zitronensaft. – Den durchgepreßten Quark mit der Milch, etwas Zitronensaft und evtl. Saccharin fest verschlagen. Pfirsich in kleine Würfel schneiden und unter den Quark mischen.

Orangensaft: 200 ccm Orangensaft, frisch oder ungesüßt aus Dosen.

Bohnenkaffee (ohne Zucker) nach Wunsch.

II. Frühstück

Tatar: 200 g Schabefleisch, 1 Eigelb, Pfeffer, Paprika, Zwiebeln, Kapern. – Das Schabefleisch mit dem Eigelb vermischen und mit den genannten Gewürzen und evtl. Zwiebeln und Kapern abschmecken.

Knäckebrot: 10 g (ca. 1 Scheibe).

Mittagessen

Lendensteak: 250 g Rinderlende, 5 g Öl (ca. 2½ Teelöffel), Pfeffer, Paprika. – Das vorbereitete Fleisch würzen und im heißen Öl von beiden Seiten anbraten. Eventuell etwas Flüssigkeit zugeben.

Champignons: 150 g Champignons, Petersilie. – Champignons aus der Dose oder frische in Scheibchen schneiden und in wenig Wasser dünsten, mit Petersilie bestreuen und über die Lendensteaks geben.

Wenn erlaubt: 1 g Kochsalz (1 kleine Messerspitze).

Abendessen

Kalbsgoulasch: 200 g Kalbfleisch, 5 g Öl (ca. 2½ Teelöffel), Pfeffer, Paprika. – Das in kleine Würfel geschnittene magere Kalbfleisch in heißem Öl anbraten, mit Pfeffer und Paprika bestreuen, Wasser zugeben und gardünsten.

Gedämpfte Tomaten: 200 g Tomaten, 10 g Butter oder hochwertige Margarine, Petersilie. – Tomaten blanchieren und enthäuten. Butter oder hochwertige Margarine in einem Topf zerlassen, Tomaten dazugeben und in der Röhre zugedeckt garen lassen. Vor dem Anrichten mit Petersilie bestreuen.

Wenn erlaubt: 1 g Kochsalz (1 kleine Messerspitze).

Bemerkungen für den Arzt: Tageszufuhr ca. an Na = 31,3 mäq, Cl = 30,2 mäq, K = 125,1 mäq, Ca = 28,4 mäq, Eiweiß = 192,5 g, Fett = 44,4 g, Kohlehydrate = 76,5 g, Kalorien = 1540. Der aus dem Na-Gehalt errechnete „Kochsalzgehalt" entspricht ca. 1,8 g Na Cl. Wenn ärztlich erlaubt, können nachträglich 2 g Kochsalz auf die fertigen Gerichte gestreut werden. Dann entspricht die Gesamt-Kochsalzzufuhr ca. 3,8 g Na Cl. *Tageszufuhr an Vitaminen:* A = 4683 I. E., B_1 = 2,01 mg, B_2 = 2,28 mg, C = 142,70 mg. BE 7

1500 Kalorien (Schlemmerkarten) Vollkost

I. Frühstück

Orangenjoghurt: 200 g Joghurt (ca. 1 Becher), 10 g Zucker (ca. 2 Teelöffel, gestrichen), 100 g Orangenfruchtfleisch, Zitronensaft. – Joghurt mit dem Zucker gut verschlagen und die in kleine Würfel geschnittene Orange untermischen. Mit Zitronensaft abschmecken.

Ei: 1 Stück, 3 bis 4 Min. kochen.

Bohnenkaffee (ohne Zucker) nach Wunsch.

II. Frühstück

Buttermilch: 200 ccm.

Mittagessen

Kalbskotelette: 200 g Kalbskotelette, 5 g Öl (ca. 2½ Teelöffel), Pfeffer, Paprika. – Das vorbereitete Kalbskotelette würzen und in heißem Öl braten. Wenn nötig, Flüssigkeit zugeben.

Erbsen: 150 g Erbsen, 10 g Butter oder hochwertige Margarine, Petersilie. – Frische Erbsen (oder aus der Dose) in wenig Wasser gardünsten. Butter oder hochwertige Margarine dazugeben und mit Petersilie bestreuen.

Banane: 250 g (mit Schale).

Wenn erlaubt: 1 g Kochsalz (1 kleine Messerspitze).

Abendessen

Rumpsteak: 200 g Rinderlende, 5 g Öl (ca. 2½ Teelöffel), Pfeffer, Paprika, Zwiebelringe. – Das vorbereitete Fleisch würzen und im heißen Öl mit einigen Zwiebelringen braten. Wenn nötig, etwas Wasser zugeben.

Bohnen: 200 g Bohnen, 10 g Butter oder hochwertige Margarine, Bohnenkraut, Pfeffer, Petersilie. – Bohnen waschen, Fäden abziehen, kleine ganz lassen, größere brechen. In der heißen Butter oder hochwertigen Margarine andünsten, Bohnenkraut und eine Spur Pfeffer dazugeben, mit wenig Wasser aufgießen und gardünsten. Mit Petersilie vor dem Anrichten bestreuen.

Wenn erlaubt: 1 g Kochsalz (1 kleine Messerspitze).

Bemerkungen für den Arzt: Tageszufuhr ca. an Na = 36,9 mäq, Cl = 36,2 mäq, K = 114,7 mäq, Ca = 38,3 mäq, Eiweiß = 123,9 g, Fett = 53,0 g, Kohlehydrate = 110,7 g, Kalorien = 1469. Der aus dem Na-Gehalt errechnete „Kochsalzgehalt" entspricht ca. 2,1 g Na Cl. Wenn ärztlich erlaubt, können nachträglich 2 g Kochsalz auf die fertigen Gerichte gestreut werden. Dann entspricht die Gesamt-Kochsalzzufuhr ca. 4,1 g Na Cl. *Tageszufuhr an Vitaminen:* A = 4915 I. E., B_1 = 1,54 mg, B_2 = 2,48 mg, C = 100,00 mg. BE 9

1500 Kalorien (Schlemmerkarten) Vollkost

I. Frühstück

Ananasquark: 200 g Quark, 100 ccm Milch, 100 g Ananas (Dose, ohne Zucker), Zitronensaft, evtl. Sacharin. – Den durchpreßten Quark mit der Milch, dem Zitronensaft und evtl. etwas Saccharin gut verschlagen und die Ananasstückchen untermischen.

Bohnenkaffee (ohne Zucker) nach Wunsch.

II. Frühstück

Joghurt: 200 g (ca. 1 Becher).

Apfel: 100 g.

Mittagessen

Rindergoulasch: 300 g Rindfleisch (Lende), 5 g Öl (ca. 2½ Teelöffel), Paprika, Zwiebeln. – Fleisch in 2 cm große Würfel schneiden, mit Paprika bestreuen und in dem sehr heißen Öl anbraten. Wenn das Fleisch braun ist, kleingeschnittene Zwiebeln zugeben und anbräunen. Mit kochender Flüssigkeit aufgießen und garen lassen.

Paprika-Tomaten-Gemüse: 100 g Tomaten, 100 g Paprika, 10 g Butter oder hochwertige Margarine, Petersilie. – Tomaten blanchieren, enthäuten und vierteln. Paprikaschote waschen, Kerne entfernen und in 1 cm breite Streifen schneiden. In der Butter oder hochwertigen Margarine andünsten, Tomaten zugeben und unter allmählicher Flüssigkeitszugabe im geschlossenen Topf gardünsten. Mit Petersilie bestreuen.

Wenn erlaubt: 1 g Kochsalz (1 kleine Messerspitze).

Abendessen

Kalbsschnitzel: 250 g Kalbsschnitzel, 5 g Öl (ca. 2½ Teelöffel), Pfeffer, Paprika, Zitronenspalten, Petersiliengrün. – 1½ cm dicke Schnitzel schneiden, klopfen und mit etwas Pfeffer und Paprika bestreuen. Im heißen Öl braten (wenn nötig, etwas Wasser zugeben). Mit Zitronenspalten und Petersiliengrün anrichten.

Spargel: 200 g Spargel, 10 g Butter oder hochwertige Margarine, Petersilie. – Spargel schälen, bündeln und in Wasser kochen (oder aus der Dose nehmen). Vor dem Anrichten mit der zerlassenen Butter oder hochwertigen Margarine übergießen und mit Petersilie bestreuen.

Wenn erlaubt: 1 g Kochsalz (1 kleine Messerspitze).

Bemerkungen für den Arzt: Tageszufuhr ca. an Na = 44,0 mäq, Cl = 35,5 mäq, K = 111,3 mäq, Ca = 32,4 mäq, Eiweiß = 168,8 g, Fett = 53,9 g, Kohlehydrate = 65,1 g, Kalorien = 1482. Der aus dem Na-Gehalt errechnete „Kochsalzgehalt" entspricht ca. 2,6 g Na Cl. Wenn ärztlich erlaubt, können nachträglich 2 g Kochsalz auf die fertigen Gerichte gestreut werden. Dann entspricht die Gesamt-Kochsalzzufuhr ca. 4,6 g Na Cl. *Tageszufuhr an Vitaminen:* A = 6895 I. E., B_1 = 1.56 mg, B_2 = 2,00 mg, C 172,8 mg. BE 5,5

1500 Kalorien (Schlemmerkarten) Vollkost

I. Frühstück

Aprikosenjoghurt: 200 g Joghurt (ca. 1 Becher), 10 g Zucker (ca. 2 Teelöffel gestrichen), 100 g Aprikosenfruchtfleisch, evtl. Saccharin, Zitronensaft. – Joghurt mit dem Zucker, Zitronensaft und nach Geschmack Saccharin gut verschlagen. Aprikosen in Würfel schneiden und untermischen.

Bohnenkaffee (ohne Zucker) nach Wunsch.

II. Frühstück

Tatar: 200 g Schabefleisch, 1 Eigelb, Pfeffer, Paprika, Zwiebeln, Kapern. – Das Schabefleisch mit dem Eigelb vermischen und mit den genannten Gewürzen und eventuell mit Zwiebeln und Kapern abschmecken.

Knäckebrot: 10 g (ca. 1 Scheibe).

Butter oder hochwertige Margarine: 10 g.

Mittagessen

Rumpsteak: 200 g Rinderlende, 5 g Öl (ca. 2$^1/_2$ Teelöffel). – Gut abgehangenes Fleisch in 2 cm dicke Scheiben schneiden, klopfen und im heißen Öl auf beiden Seiten kurz bräunen (ca. 4 Min.). Wenn nötig, etwas Wasser zugeben. Die Schnitten sollen innen saftig und rosa bleiben.

Lauchgemüse: 200 g Lauch, 10 g Butter oder hochwertige Margarine, Petersilie. – Lauch putzen und in 2 cm breite Streifen schneiden, gut waschen, in der zerlassenen Butter oder hochwertigen Margarine andünsten, mit etwas Wasser aufgießen und garen. Vor dem Anrichten mit Petersilie bestreuen.

Graubrot: 30 g.

Wenn erlaubt: 1 g Kochsalz (1 kleine Messerspitze).

Abendessen

Schellfisch: 300 g Schellfisch, 5 g Öl (ca. 2$^1/_2$ Teelöffel), Petersilie. – Das gewaschene Fischfilet mit Essig oder Zitronensaft säuern und durchziehen lassen. Im heißen Öl braten, wenn nötig etwas Flüssigkeit zugeben. Vor dem Anrichten mit Petersilie bestreuen.

Blattspinat: 250 g Spinat, 10 g Butter oder hochwertige Margarine, Muskat. – Spinat verlesen, waschen und in wenig Wasser kurz abkochen, abseihen, gut abtropfen lassen, in heißer Butter oder hochwertiger Margarine schwenken und mit etwas Muskat abschmecken.

Graubrot: 30 g.

Wenn erlaubt: 1 g Kochsalz (1 kleine Messerspitze).

Bemerkungen für den Arzt: Tageszufuhr ca. an Na = 137,8 mäq, Cl = 118,8 mäq, K = 127,2 mäq, Ca = 46,6 mäq, Eiweiß = 140,5 g, Fett = 59,5 g, Kohlehydrate = 70,3 g, Kalorien = 1478. Der aus dem Na-Gehalt errechnete „Kochsalzgehalt" entspricht ca. 8,0 g Na Cl. Wenn ärztlich erlaubt, können nachträglich 2 g Kochsalz auf die fertigen Gerichte gestreut werden. Dann entspricht die Gesamt-Kochsalzzufuhr ca. 10,0 g Na Cl. *Tageszufuhr an Vitaminen:* A = 41 975 I. E., B_1 = 1,76 mg, B_2 = 2,72 mg, C = 205,50 mg. BE 6

1500 Kalorien (Schlemmerkarten) Vollkost

I. Frühstück

Pfirsichquark: 200 g Quark, 100 ccm Milch, 100 g Pfirsich. – Quark mit der Milch verschlagen und die in Scheiben geschnittenen Pfirsiche darunter mischen.

Grapefruitsaft: 200 ccm.

Bohnenkaffee (ohne Zucker) nach Wunsch.

II. Frühstück

Buttermilch: 200 ccm.

Mittagessen

Lendensteak: 250 g Rindfleisch, 5 g Öl (ca. 2½ Teelöffel), Pfeffer, Paprika. – Das vorbereitete Fleisch würzen und im heißen Öl von beiden Seiten anbraten, eventuell etwas Flüssigkeit zugeben.

Butterbohnen: 200 g Bohnen, 10 g Butter oder hochwertige Margarine, Bohnenkraut, Petersilie. – Bohnen waschen, Fäden abziehen, brechen, in wenig Wasser gardünsten. Vor dem Anrichten in der Butter oder hochwertigen Margarine schwenken und mit Petersilie bestreuen. Bei Verwendung von Dosenbohnen diese nur kurz aufkochen.

Wenn erlaubt: 1 g Kochsalz (1 kleine Messerspitze).

Abendessen

Kalbskotelette: 250 g Kalbskotelette, 5 g Öl (ca. 2½ Teelöffel). – Das vorbereitete Kalbskotelette würzen und in heißem Öl braten. Wenn nötig, Flüssigkeit zugeben.

Gedämpfte Tomaten: 250 g Tomaten, 10 g Butter oder hochwertige Margarine. – Tomaten blanchieren und enthäuten. Butter in einem Topf zerlassen, Tomaten dazugeben und in der Röhre zugedeckt garen lassen. Vor dem Anrichten mit Petersilie bestreuen.

Graubrot: 30 g.

Wenn erlaubt: 1 g Kochsalz (1 kleine Messerspitze).

Bemerkungen für den Arzt: Tageszufuhr ca. an Na = 47,8 mäq, Cl = 33,9 mäq, K = 105,9 mäq, Ca = 35,0 mäq, Eiweiß = 163,4 g, Fett = 47,2 g, Kohlehydrate = 83,6 g, Kalorien = 1514. Der aus dem Na-Gehalt errechnete „Kochsalzgehalt" entspricht ca. 2,8 g Na Cl. Wenn ärztlich erlaubt, können nachträglich 2 g Kochsalz auf die fertigen Gerichte gestreut werden. Dann entspricht die Gesamt-Kochsalzzufuhr ca. 4,8 g Na Cl. *Tageszufuhr an Vitaminen:* A = 5135 I. E., B_1 = 1,62 mg, B_2 = 2,34 mg, C = 158,70 mg.

BE 7

1500 Kalorien (Schlemmerkarten) Vollkost

I. Frühstück

Joghurt mit Kirschen: 200 g Joghurt (ca. 1 Becher), 10 g Zucker (ca. 2 Teelöffel, gestrichen), 100 g Kirschen (Fruchtfleisch). – Joghurt kräftig verschlagen, die Kirschen unterheben und mit dem Zucker abschmecken. –

Orangensaft: 200 ccm, frisch gepreßt oder ungezuckert aus der Dose.

Ei: 1 Stück, 3 bis 4 Min. kochen.

Bohnenkaffee (ohne Zucker) nach Wunsch.

II. Frühstück

Wiener Würstchen: 100 g (ca. 1½ Stück).

Knäckebrot: 10 g (ca. 1 Scheibe).

Mittagessen

Kabeljaufilet gebraten: 400 g Kabeljau, 10 g Öl (ca. 5 Teelöffel), Zitronensaft, Pfeffer, Paprika. – Das gewaschene Fischfilet mit Essig oder Zitronensaft säuern, durchziehen lassen, würzen und in dem heißen Öl braten. Falls nötig, mit etwas Flüssigkeit aufgießen.

Erbsen- und Karottengemüse: 150 g Karotten, 100 g Erbsen, 10 g Butter oder hochwertige Margarine, Petersilie. – Karotten waschen, schaben, nochmals kurz waschen und in Streifen schneiden. Erbsen auspalen (oder Dosenerbsen verwenden) und beide Gemüse in wenig Flüssigkeit zugedeckt gardünsten. Nach dem Garen die Butter oder hochwertige Margarine dazutun, mit Petersilie bestreuen.

Wenn erlaubt: 1 g Kochsalz (1 kleine Messerspitze).

Abendessen

Lachsschinken: 100 g, dünn aufgeschnitten.

Quark pikant: 100 g Quark, Paprika, Kümmel, Petersilie, Schnittlauch. – Quark verschlagen und je nach Geschmack mit Kümmel, Paprika, Petersilie oder Schnittlauch abschmecken.

Kopfsalat: 40 g Kopfsalat (1 Glasteller), 3 g Öl (ca. 1½ Teelöffel), Essig oder Zitronensaft, Petersilie. – Den zerpflückten, gewaschenen Kopfsalat mit einer aus den angegebenen Zutaten zubereiteten Salatsoße anmachen.

Knäckebrot: 20 g (ca. 2 Scheiben).

Wenn erlaubt: 0,25 g Kochsalz (1 kleine Prise).

Bemerkungen für den Arzt: Tageszufuhr ca. an Na = 143,1 mäq, Cl = 140,3 mäq, K = 109,5 mäq, Ca = 34,1 mäq, Eiweiß = 143,6 g, Fett = 55,8 g, Kohlehydrate = 96,3 g, Kalorien = 1498. Der aus dem Na-Gehalt errechnete „Kochsalzgehalt" entspricht ca. 8,4 g Na Cl. Wenn ärztlich erlaubt, können nachträglich 1,25 g Kochsalz auf die fertigen Gerichte gestreut werden. Dann entspricht die Gesamt-Kochsalzzufuhr ca. 9,6 g Na Cl. *Tageszufuhr an Vitaminen:* A = 5546 I. E., B_1 = 1,80 mg, B_2 = 2,65 mg, C = 135,65 mg.

BE 8

1500 Kalorien (Schlemmerkarten) Vollkost

I. Frühstück

Orangenquark: 200 g Quark, 100 ccm Milch, 100 g Orangenfruchtfleisch. – Den Quark mit der Milch verschlagen. Die Orangen in Würfel schneiden und untermischen.

Bohnenkaffee nach Wunsch.

II. Frühstück

Tatar: 200 g Schabefleisch, 1 Eigelb, Paprika, Pfeffer, Kapern, Zwiebeln. – Das Schabefleisch mit dem Eigelb vermischen und mit den genannten Gewürzen und eventuell Zwiebeln und Kapern abschmecken.

Knäckebrot: 10 g (ca. 1 Scheibe).

Mittagessen

Kalbsmedaillon: 200 g Kalbfleisch (Lende), 5 g Öl (ca. 2½ Teelöffel), Paprika, Pfeffer. – Kalbfleisch in etwa 2 cm dicke Scheiben schneiden, leicht klopfen und in dem heißen Öl kurz anbraten.

Spargel: 200 g Spargel. – Spargel schälen, bündeln und in Wasser kochen (oder aus der Dose nehmen). Mit Petersilie bestreuen.

Graubrot: 30 g.

Wenn erlaubt: 1 g Kochsalz (1 kleine Messerspitze).

Abendessen

Kalbsschnitzel: 250 g Kalbfleisch, 10 g Öl (ca. 5 Teelöffel), Pfeffer, Paprika, Zitronenspalten, Petersiliengrün. – 1½ cm dicke Schnitzel schneiden, klopfen und mit etwas Pfeffer und Paprika bestreuen. Im heißen Öl braten (wenn nötig etwas Wasser zugeben) und mit Zitronenspalten und Petersiliengrün anrichten.

Champignons: 150 g Champignons. – Frische Champignons (oder aus der Dose) in Scheibchen schneiden und in wenig Flüssigkeit gardünsten. Mit Petersilie bestreuen.

Knäckebrot: 20 g (ca. 2 Scheiben).

Wenn erlaubt: 1 g Kochsalz (1 kleine Messerspitze).

Bemerkungen für den Arzt: Tageszufuhr ca. an Na = 40,4 mäq, Cl = 35,7 mäq, K = 120,4 mäq, Ca = 28,5 mäq, Eiweiß = 199,6 g, Fett = 50,9 g, Kohlehydrate = 76,0 g, Kalorien = 1509. Der aus dem Na-Gehalt errechnete „Kochsalzgehalt" entspricht ca. 2,3 g Na Cl. Wenn ärztlich erlaubt, können nachträglich 2 g Kochsalz auf die fertigen Gerichte gestreut werden. Dann entspricht die Gesamt-Kochsalzzufuhr ca. 4,3 g Na Cl. *Tageszufuhr an Vitaminen:* A = 2850 I. E., B_1 = 1,97 mg, B_2 = 2,39 mg, C = 125,00 mg. BE 6,5

1000 Kalorien (Schlemmerkarten) Vollkost

I. Frühstück

Früchtejoghurt: 200 g Joghurt (ca. 1 Becher), 30 g Orange (ohne Schale), 30 g Erdbeeren (frisch oder aus der Dose, ungezuckert), 30 g Apfel (ohne Schale), Zitronensaft, evtl. Saccharin. – Joghurt mit etwas Zitronensaft gut verschlagen. Das Obst in kleine Würfel schneiden und untermischen. Nach Wunsch mit Saccharin abschmecken.

Bohnenkaffee oder Tee (ohne Zucker) nach Wunsch.

II. Frühstück

Vollmilch: 150 ccm.

Mittagessen

Gegrilltes Filetsteak: 150 g Rindfleisch, 5 g Öl (ca. 2^1/$_2$ Teelöffel), Pfeffer. – Das Beefsteak von allen Häuten und Sehnen befreien, Fleisch leicht pfeffern und mit dem Öl bepinseln. Auf den Grillrost legen und 4 bis 5 Minuten von beiden Seiten braun grillen.

Böhnchen: 200 g Böhnchen, 5 g Butter oder hochwertige Margarine, Bohnenkraut, Petersilie. – Bohnen waschen, Spitzen abschneiden und Fäden abziehen. Kleine Bohnen können ganz bleiben, größere werden in Stücke geschnitten. Das Gemüse mit dem Bohnenkraut in wenig Wasser gardünsten. Zum Schluß die Butter oder hochwertige Margarine zugeben und mit etwas gehackter Petersilie bestreuen.

Wenn erlaubt: 0,5 g Kochsalz (1 Prise).

Abendessen

Kalbsgoulasch: 200 g Kalbfleisch, 5 g Öl (ca. 2^1/$_2$ Teelöffel), Pfeffer, Paprika. – Fleisch in kleine Würfel schneiden und im Öl anbräunen, mit Pfeffer und Paprika bestreuen, mit wenig Flüssigkeit aufgießen und gardünsten.

Blumenkohl: 100 g Blumenkohl, 10 g Butter oder hochwertige Margarine, 5 g Semmelbrösel. – Den vorbereiteten Blumenkohl in Wasser garkochen. Gemüse auf ein Sieb geben und abtropfen lassen. Die Semmelbrösel in der heißen Butter oder hochwertigen Margarine leicht rösten. Blumenkohl auf eine vorgewärmte Platte legen und die Semmelbrösel darübergeben.

Wenn erlaubt: 0,5 g Kochsalz (1 Prise).

Bemerkungen für den Arzt: Tageszufuhr ca. an Na = 31,4 mäq, Cl = 22,7 mäq, K = 66,2 mäq, Ca = 36,6 mäq, Eiweiß = 94,9 g, Fett = 43,5 g, Kohlehydrate = 48,0 g, Kalorien = 999. Der aus dem Na-Gehalt errechnete „Kochsalzgehalt" entspricht ca. 1,8 g Na Cl. Wenn ärztlich erlaubt, kann nachträglich 1 g Kochsalz auf die fertigen Gerichte gestreut werden. Dann entspricht die Gesamt-Kochsalzzufuhr ca. 2,8 g Na Cl. *Tageszufuhr an Vitaminen:* A = 2460 I. E., B_1 = 0,91 mg, B_2 = 1,65 mg, C = 131,40 mg.

BE 4

1000 Kalorien (Schlemmerkarten) Vollkost

I. Frühstück

Orangensaft: 100 ccm, frisch oder ungesüßt aus Dosen.

Ei: 1 Stück (3 bis 4 Minuten kochen).

Knäckebrot: 10 g (ca. 1 Scheibe).

II. Frühstück

Buttermilch: 150 ccm.

Knäckebrot: 10 g (ca. 1 Scheibe).

Butter oder hochwertige Margarine: 5 g.

Mittagessen

Kalbsschnitzel mit Champignon: 200 g Kalbsschnitzel, 5 g Öl (ca. 2$^1/_2$ Teelöffel), Pfeffer, Paprika, 150 g Champignon, 10 g Butter, Petersilie. – Rohe Champignon oder aus Dosen in Scheibchen schneiden und in der Butter dünsten. – Vorbereitetes Kalbsschnitzel mit etwas Pfeffer und Paprika bestreuen, mit Öl bepinseln und grillen oder im heißen Öl von beiden Seiten braten, wenn nötig unter Zugabe von etwas Bouillon. Beim Anrichten die Schnitzel mit den Champignons servieren und mit gehackter Petersilie bestreuen.

Wenn erlaubt: 0,5 g Kochsalz (1 Prise).

Abendessen

Schinken, roh, mager: 40 g.

Pikanter Quark: 100 g Quark, Schnittlauch, Paprika. – Den Quark gut verschlagen, mit Paprika abschmecken und mit reichlich Schnittlauch bestreuen.

Kopfsalat: 30 g Kopfsalat (1 kleiner Glasteller), 3 g Öl (ca. 1$^1/_2$ Teelöffel), Essig oder Zitronensaft, Petersilie, Schnittlauch. – Den zerpflückten, gewaschenen Kopfsalat mit einer aus den angegebenen Zutaten zubereiteten Salatsoße anmachen.

Knäckebrot: 10 g (ca. 1 Scheibe).

Butter oder hochwertige Margarine: 5 g.

Wenn erlaubt: 0,25 g Kochsalz (1 kleine Prise).

Bemerkungen für den Arzt: Tageszufuhr ca. an Na = 40,2 mäq, Cl = 39,1 mäq, K = 53,6 mäq, Ca = 19,7 mäq, Eiweiß = 96,9 g, Fett = 41,6 g, Kohlehydrate = 52,6 g, Kalorien = 1001. Der aus dem Na-Gehalt errechnete „Kochsalzgehalt" entspricht ca. 2,3 g Na Cl. Wenn ärztlich erlaubt, können nachträglich 0,75 g Kochsalz auf die fertigen Gerichte gestreut werden. Dann entspricht die Gesamt-Kochsalzzufuhr ca. 3,1 g Na Cl. *Tageszufuhr an Vitaminen:* A = 1668 I. E., B_1 = 1,33 mg, B_2 = 1,2 mg, C = 47,5 mg. BE 4,5

1000 Kalorien (Schlemmerkarten) Vollkost

I. Frühstück

Kräuterquark: 100 g Quark, Petersilie, Schnittlauch, Dill. – Den Quark gut verschlagen und mit den gehackten Kräutern vermischen.
Knäckebrot: 10 g (ca. 1 Scheibe).
Butter oder hochwertige Margarine: 5 g.
Tomatensaft: 200 ccm (ungesalzen, aus Dosen).

II. Frühstück

Beef Tatar: 100 g Schabefleisch, 1 Eigelb, Paprika, Pfeffer, Salatblatt. – Das feingemahlene Schabefleisch mit dem Eigelb, etwas Pfeffer und Paprika gut vermischen und auf einem Salatblatt anrichten.
Knäckebrot: 10 g (ca. 1 Scheibe).

Mittagessen

Roastbeef: 150 g Roastbeef, 5 g Öl (ca. 2½ Teelöffel), Pfeffer. – Fleisch mit Pfeffer einreiben und im heißen Öl von beiden Seiten hellbraun braten und dann auf den Grillrost einer Bratenpfanne legen. Im vorgeheizten Bratofen ca. 30 Minuten bei guter Mittelhitze garbraten. Das Fleisch soll innen noch roh sein. Von dem fertigen Braten 150 g abschneiden.

Erbsen-Karotten: 100 g Erbsen, 100 g Karotten, Muskat, Petersilie. – Enthülste Erbsen in wenig Wasser ca. 25 Minuten garkochen oder kleine Erbschen aus der Dose. Karotten putzen und in kleine Würfel schneiden und in wenig Wasser oder Bouillon gardünsten. Karotten mit den Erbsen vermischen, mit etwas Muskat abschmecken und mit gehackter Petersilie bestreuen.

Wenn erlaubt: 0,5 g Kochsalz (1 Prise).

Abendessen

Kabeljaufilet gedämpft: 200 g Kabeljaufilet, 5 g Öl (ca. 2½ Teelöffel), Pfeffer, Zitronensaft (Senf). – Fischfilet säubern, mit etwas Pfeffer einreiben und mit Zitronensaft beträufeln (wenn Salz erlaubt, evtl. mit etwas Senf bestreichen). Den Fisch in dem heißem Öl von beiden Seiten anbraten, mit Flüssigkeit aufgießen und auf kleiner Flamme gardünsten.

Feldsalat: 50 g Feldsalat (1 kleiner Glasteller), 3 g Öl (ca. 1½ Teelöffel), Zitronensaft, Pfeffer. – Feldsalat verlesen, waschen und auf ein Sieb zum Abtropfen geben. Aus Zitronensaft, etwas Pfeffer und dem Öl eine Marinade bereiten und kurz vor dem Servieren über den Feldsalat geben. –

Wenn erlaubt: 0,5 g Kochsalz (1 Prise).

Bemerkungen für den Arzt: Tageszufuhr ca. an Na = 45,1 mäq, Cl = 28,7 mäq, K = 79,6 mäq, Ca = 18,3 mäq, Eiweiß = 116,4 g, Fett = 35,2 g, Kohlehydrate = 43,4 g, Kalorien = 993. Der aus dem Na-Gehalt errechnete „Kochsalzgehalt" entspricht ca. 2,6 g Na Cl. Wenn ärztlich erlaubt, können nachträglich 1 g Kochsalz auf die fertigen Gerichte gestreut werden. Dann entspricht die Gesamt=Kochsalzzufuhr ca. 3,6 g Na Cl. *Tageszufuhr an Vitaminen:* A = 5500 I. E., B_1 = 1,21 mg, B_2 = 0,99 mg, C = 60 mg. BE 3,5

1000 Kalorien (Schlemmerkarten) Vollkost

I. Frühstück

Orangenjoghurt: 200 g Joghurt (ca. 1 Becher), 100 g Orange (ohne Schale), Zitronensaft. – Joghurt mit etwas Zitronensaft gut verschlagen und die in Würfelchen geschnittene Orange dazugeben.

Grapefruitsaft: 100 ccm, ungezuckert aus der Dose.

II. Frühstück

Buttermilch: 150 ccm.

Knäckebrot: 10 g (ca. 1 Scheibe).

Butter oder hochwertige Margarine: 5 g.

Mittagessen

Rumpsteak: 150 g Rindfleisch, mager, 5 g Öl (ca. 2^1/$_2$ Teelöffel), Pfeffer. – Rumpsteak mit Öl bestreichen und auf den Rost des vorgeheizten Grillgerätes legen. Bei großer Hitze auf jeder Seite ca. 4 Minuten braten. Kurz vor dem Anrichten mit etwas Pfeffer bestreuen. Rumpsteak vor dem Grillen nicht klopfen!

Tomaten-Kopfsalat: 150 g Tomaten, 30 g Kopfsalat (1 kleiner Glasteller), 3 g Öl (ca. 1^1/$_2$ Teelöffel), Essig, Pfeffer, geh. Kräuter. – Tomaten waschen und quer zur Blüte in Scheiben schneiden. Den Kopfsalat zerpflücken, waschen und abtropfen lassen. Gehackte Kräuter unter den Salat mischen. Aus Essig, Öl und Pfeffer eine Marinade bereiten; die Hälfte davon über die Tomaten geben und gut durchziehen lassen. Mit der anderen Hälfte kurz vor dem Anrichten den Kopfsalat anmachen.

Wenn erlaubt: 0,5 g Kochsalz (1 Prise).

Abendessen

Pariser Schnitzel: 150 g Kalbfleisch, 3 g Mehl (ca. ^{1}/$_2$ Teelöffel, gestrichen), 1 Ei, 5 g Öl (ca. 2^1/$_2$ Teelöffel). – Schnitzel klopfen, im Mehl wenden und danach in dem verquirlten Ei. Es soll möglichst die ganze Eimasse am Fleisch haften bleiben. In dem heißen Öl von beiden Seiten backen.

Kressesalat: 30 g Brunnen- oder Gartenkresse (1 kleiner Glasteller), 3 g Öl (ca. 1^1/$_2$ Teelöffel), Zitronensaft. – Kresse verlesen, waschen und mit Zitronensaft und Öl kurz vor dem Servieren anmachen.

Wenn erlaubt: 0,5 g Kochsalz (1 Prise).

Bemerkungen für den Arzt: Tageszufuhr ca. an Na = 38,7 mäq, Cl = 23,5 mäq, K = 64,5 mäq, Ca = 30,2 mäq, Eiweiß = 87,7 g, Fett = 42,9 g, Kohlehydrate = 48,7 g, Kalorien = 1000. Der aus dem Na-Gehalt errechnete „Kochsalzgehalt" entspricht ca. 2,3 g Na Cl. Wenn ärztlich erlaubt, können nachträglich 1 g Kochsalz auf die fertigen Gerichte gestreut werden. Dann entspricht die Gesamt-Kochsalzzufuhr ca. 3,3 g Na Cl. *Tageszufuhr an Vitaminen:* A = 4184 I. E., B_1 = 0,95 mg, B_2 = 1,50 mg, C = 139,90 mg. BE 4

1000 Kalorien (Schlemmerkarten) Vollkost

I. Frühstück

Paprikaquark: 100 g Quark, Paprika, geh. Petersilie. – Den Quark mit Paprika gut verschlagen und mit gehackter Petersilie bestreuen.

Knäckebrot: 10 g (ca. 1 Scheibe).

Tomatensaft: 200 ccm (ungesalzen aus Dosen).

II. Frühstück

Wiener Würstchen: 60 g (ca. 1 Stück).

Knäckebrot: 10 g (ca. 1 Scheibe).

Butter oder hochwertige Margarine: 5 g.

Mittagessen

Kalbsgoulasch: 200 g Kalbfleisch, 5 g Öl (ca. 2½ Teelöffel), Pfeffer, Paprika. – Fleisch in kleine Würfel schneiden und im Öl anbräunen, mit Pfeffer und Paprika bestreuen, mit wenig Flüssigkeit aufgießen und gardünsten.

Spargel-Kopfsalat: 100 g Spargel (geschält), 30 g Kopfsalat (1 kleiner Glasteller, 3 g Öl (ca. 1½ Teelöffel), Essig, Pfeffer, verschiedene gehackte Kräuter. – Spargel schälen, bündeln und in Wasser kochen (oder aus der Dose). Kopfsalat waschen, zerpflücken, abtropfen lassen und mit den gehackten Kräutern vermischen. Aus Essig, Öl und Pfeffer eine Marinade zubereiten, die Hälfte über den Spargel geben und gut durchziehen lassen, mit der anderen Hälfte den Kopfsalat kurz vor dem Anrichten anmachen.

Wenn erlaubt: 0,5 g Kochsalz (1 Prise).

Abendessen

Kaltes Roastbeef: 125 g Roastbeef (gebraten). – Das gebratene Roastbeef dünn aufschneiden und mit Petersiliensträußchen garnieren.

Paprika-Tomaten-Salat: 100 g Tomaten, 100 g Paprikaschote, 10 g Zwiebeln, 3 g Öl (ca. 1½ Teelöffel), Essig, Pfeffer. – Die Tomaten waschen und in Streifen schneiden. Paprikaschoten aufschneiden, Samengehäuse entfernen und das Gemüse in feine Streifen schneiden. Aus Essig, Öl, feingeschnittenen Zwiebeln und etwas Pfeffer eine Marinade bereiten und über die Gemüse gießen. Gut durchziehen lassen.

Knäckebrot: 10 g (ca. 1 Scheibe).

Butter oder hochwertige Margarine: 5 g.

Bemerkungen für den Arzt: Tageszufuhr ca. an Na = 36,0 mäq, Cl = 23,4 mäq, K = 73,2 mäq, Ca = 10,2 mäq, Eiweiß = 110,0 g, Fett = 39 g, Kohlehydrate = 44,3 g, Kalorien = 1003. Der aus dem Na-Gehalt errechnete „Kochsalzgehalt" entspricht ca. 2,1 g Na Cl. Wenn ärztlich erlaubt, können nachträglich 0,5 g Kochsalz auf die fertigen Gerichte gestreut werden. Dann entspricht die Gesamt-Kochsalzzufuhr ca. 2,6 g Na Cl. *Tageszufuhr an Vitaminen:* A = 4020 I. E., B_1 = 1,02 mg, B_2 = 1,09 mg, C = 178,3 mg. BE 3,5

1000 Kalorien (Schlemmerkarten) Vollkost

I. Frühstück

Bananenjoghurt: 200 g Joghurt (ca. 1 Becher), 65 g Banane ohne Schale (ca. 1 Banane ohne Schale), Zitronensaft, evtl. Saccharin. – Joghurt mit Zitronensaft gut verschlagen und die in feine Scheibchen geschnittene Banane dazugeben.

II. Frühstück

Beef Tatar: 125 g Schabefleisch, 1 Eigelb, 10 g Zwiebeln, Paprika, Pfeffer, Salatblatt. – Das feingemahlene Schabefleisch wird mit dem Eigelb, den feingeschnittenen Zwiebeln und den Gewürzen gut vermischt und auf einem Salatblatt angerichtet.

Knäckebrot: 10 g (ca. 1 Scheibe).

Mittagessen

Gedämpfter Schellfisch mit Tomaten: 200 g Schellfischfilet, 5 g Öl (ca. 2½ Teelöffel), 50 g Tomaten, Zitronensaft, Petersilie. – Das Filet waschen und mit Zitronensaft beträufeln. Tomaten blanchieren, enthäuten und in Scheiben schneiden. Öl in einer feuerfesten Form erhitzen, Fisch dazugeben und (evtl. mit etwas Flüssigkeit) zugedeckt dünsten. Kurz vor beendeter Garzeit Tomaten dazugeben und mitdünsten. Vor dem Anrichten mit geh. Petersilie bestreuen.

Endiviensalat: 30 g Endivien (ca. 1 kleiner Glasteller), 3 g Öl (ca. 1½ Teelöffel), Essig, Pfeffer. – Den geputzten Endiviensalat fein schneiden, waschen, abtropfen lassen und mit einer aus den angegebenen Zutaten hergestellten Salatsoße vor dem Servieren anmachen.

Wenn erlaubt: 0,5 g Kochsalz (1 Prise).

Abendessen

Filetsteak: 150 g Filetsteak, 5 g Öl (ca. 2½ Teelöffel), Pfeffer. – Das Filetsteak im heißen Öl auf jeder Seite ca. 4 Minuten braten.

Pfifferlinge: 150 g Pfifferlinge, 5 g Butter oder hochwertige Margarine, geh. Petersilie. – Pfifferlinge sorgfältig putzen, waschen und in Scheiben schneiden (oder Pilze aus der Dose). In der Butter oder hochwertigen Margarine unter Hinzugabe von wenig Wasser gardünsten. Vor dem Anrichten mit reichlich Petersilie bestreuen.

Kopfsalat: 30 g Kopfsalat (ca. 1 kleiner Glasteller), 3 g Öl (ca. 1½ Teelöffel), Zitronensaft, Pfeffer, versch. geh. Kräuter. – Den zerpflückten, gewaschenen Kopfsalat mit einer aus den angegebenen Zutaten zubereiteten Salatsoße anmachen.

Wenn erlaubt: 0,5 g Kochsalz (1 Prise).

Bemerkungen für den Arzt: Tageszufuhr ca. an Na = 55,9 mäq, Cl = 33,5 mäq, K = 82,4 mäq, Ca = 26,2 mäq, Eiweiß = 106,7 g, Fett = 41,1 g, Kohlehydrate = 41,6 g, Kalorien = 998. Der aus dem Na-Gehalt errechnete „Kochsalzgehalt" entspricht ca. 3,3 g Na Cl. Wenn ärztlich erlaubt, können nachträglich 1 g Kochsalz auf die fertigen Gerichte gestreut werden. Dann entspricht die Gesamt-Kochsalzzufuhr ca. 4,3 g Na Cl. *Tageszufuhr an Vitaminen:* A = 3083 I. E., B_1 = 0,85 mg, B_2 = 1,30 mg, C = 25,8 mg. BE 3,5

1000 Kalorien (Schlemmerkarten) Vollkost

I. Frühstück

Pfirsichquark: 100 g Quark, 100 g Pfirsich (Fruchtfleisch), Zitronensaft, evtl. Saccharin. – Den Quark mit Zitronensaft und evtl. Saccharin gut verschlagen und das in kleine Würfel geschnittene Pfirsichfruchtfleisch untermischen.

II. Frühstück

Joghurt: 200 g (ca. 1 Becher).

Mittagessen

Kalbssteak: 200 g Kalbssteak, 5 g Öl (ca. 2½ Teelöffel), Pfeffer, Paprika. – Kalbssteak mit etwas Pfeffer und Paprika einreiben und im heißen Öl von beiden Seiten braten.

Blattspinat: 200 g Spinat, 10 g Butter oder hochwertige Margarine, Muskat. – Der verlesene, gewaschene Spinat wird mit ganz wenig Wasser schnell gargedünstet und danach läßt man ihn auf einem Sieb abtropfen. In der heißen Butter oder hochwertigen Margarine schwenken und mit etwas Muskat abschmecken.

Wenn erlaubt: 0,5 g Kochsalz (1 Prise).

Abendessen

Beef Tatar: 150 g Schabefleisch, 1 Eigelb, 10 g Zwiebeln, Pfeffer, Paprika. – Das feingemahlene Schabefleisch wird mit dem Eigelb, den feingeschnittenen Zwiebeln und den Gewürzen gut vermischt und auf einem Salatblatt angerichtet.

Kopf-Spargel-Salat: 150 g Spargel (geschält), 30 g Kopfsalat (1 kleiner Glasteller), 5 g Öl (ca. 2½ Teelöffel), Pfeffer, Essig, gehackte Kräuter. – Spargel schälen, bündeln und in Wasser kochen (oder aus der Dose nehmen). Kopfsalat waschen, zerpflücken, abtropfen lassen. Aus Essig, Öl und Pfeffer eine Marinade zubereiten. Die Hälfte über den Spargel gießen und gut durchziehen lassen, mit der anderen Hälfte den Kopfsalat kurz vor dem Anrichten anmachen.

Knäckebrot: 10 g (ca. 1 Scheibe).

Wenn erlaubt: 0,5 g Kochsalz (1 Prise).

Bemerkungen für den Arzt: Tageszufuhr ca. an Na = 36,9 mäq, Cl = 29,7 mäq, K = 83,8 mäq, Ca = 35,9 mäq, Eiweiß = 113,0 g, Fett = 38,4 g, Kohlehydrate = 44,2 g, Kalorien = 1003. Der aus dem Na-Gehalt errechnete „Kochsalzgehalt" entspricht ca. 2,1 g Na Cl. Wenn ärztlich erlaubt, können nachträglich 1 g Kochsalz auf die fertigen Gerichte gestreut werden. Dann entspricht die Gesamt-Kochsalzzufuhr ca. 3,1 g Na Cl. *Tageszufuhr an Vitaminen:* A = 22 340 I. E., B_1 = 1,28 mg, B_2 = 2,10 mg, C = 185,4 mg.   BE 3,5

1900 Kalorien (Schonkost)

Frühstück

100 g Weißbrot, 10 g Butter oder hochwertige Margarine, 10 g Marmelade (ca. 1 Teelöffel), 1 Ei (3 Min. kochen), 5 g Malzkaffee (oder 10 g Bohnenkaffee „coffeinarm" oder 1 g Tee), 100 g Apfelmus (ungezuckert).

Mittagessen

Orangensaft: 100 ccm (frisch).

Gedünstetes Kalbssteak mit Kräuterbutter: 125 g Kalbfleisch, 2 g Öl (ca. 1 Teelöffel), 10 g Butter, Gewürze: Pfeffer, verschiedene Kräuter, Bouillon. – Schnitzelfleisch klopfen, würzen, kurz in Öl anbraten, etwas Bouillon aufgießen und gardünsten. Die kalte Butter mit feingehacktem Dill und Petersilie mischen, formen und vor dem Servieren auf das Steak geben.

Gedünstete Tomaten: 200 g Tomaten, 2 g Öl (ca. 1 Teelöffel), Gewürze: Petersilie. – Tomaten vom Stielansatz befreien, in heißem Wasser blanchieren und enthäuten. Öl in einen Topf geben und mit den Tomaten in der Backröhre gardünsten. Wenn nötig Flüssigkeit zugeben. Vor dem Anrichten mit Petersilie bestreuen.

Petersilienkartoffeln: 150 g Kartoffeln, 10 g Butter oder hochwertige Margarine, Gewürze: Petersilie. – Würfelig geschnittene Kartoffeln garkochen, Butter oder hochwertige Margarine erhitzen und die Kartoffeln darin schwenken. Mit Petersilie bestreuen.

Pfirsichkompott: 150 g Pfirsich, frisch oder Dunstpfirsiche, evtl. Saccharin. – Pfirsiche entkernen, enthäuten und in wenig Wasser gardünsten. Evtl. nach Geschmack mit Saccharin süßen.

Wenn erlaubt: 1 g Kochsalz (1 kleine Messerspitze).

Abendessen

Geflügelsalat: 100 g Huhnfleisch, 50 g Ananas, 2 g Öl (ca. 1 Teelöffel), Gewürze: Zitronensaft, Petersilie, Pfeffer. – Das gekochte, haut- und fettfreie Huhnfleisch in Würfel schneiden, die kleingeschnittene Ananas untermischen und mit Öl, Zitronensaft, Pfeffer und Petersilie abschmecken.

Feldsalat: 50 g Feldsalat (1 kleiner Glasteller), 2 g Öl (ca. 1 Teelöffel), Gewürze: Essig, Pfeffer. – Den verlesenen, gewaschenen Feldsalat mit Essig, Öl und Pfeffer anmachen.

Käse: 25 g Emmentaler Käse.

Weißbrot: 100 g (für Toast).

Butter oder hochwertige Margarine: 10 g.

Obst: 200 g Erdbeeren, 10 g Zucker (ca. 2 Teelöffel, gestrichen), 50 ccm Milch. – Die Erdbeeren zuckern und mit der Milch übergießen.

oder im Winter

Orangen gezuckert: 200 g Orangen, 10 g Zucker (ca. 2 Teelöffel, gestrichen).

Wenn erlaubt: 0,5 g Kochsalz (1 Prise).

Bemerkungen für den Arzt: Tageszufuhr ca. an Na = 62,6 mäq, Cl = 58,0 mäq, K = 86,9 mäq (im Winter: K = 95,5 mäq), Ca = 36,2 mäq, Eiweiß = 90,4 g, Fett = 60,2 g, Kohlehydrate = 227,2 g, Kalorien = 1901. Der aus dem Na-Gehalt errechnete „Kochsalzgehalt" entspricht ca. 3,7 g Na Cl (im Winter: 3,6 g Na Cl). Wenn ärztlich erlaubt, können nachträglich 1.5 g Kochsalz auf die fertigen Gerichte gestreut werden. Dann entspricht die Gesamt-Kochsalzzufuhr ca. 5,2 g Na Cl (im Winter: 5,1 g Na Cl). *Tageszufuhr an Vitaminen:* A = 6844 I. E., B_1 = 1,03 mg, B_2 = 1,22 mg, C = 288,05 mg.

BE 19

1900 Kalorien (Schonkost)

Frühstück

50 g Knäckebrot, 50 g Weißbrot, 20 g Butter oder hochwertige Margarine, 10 g Bienenhonig (ca. 1 Teelöffel), 1 g Tee (oder 5 g Malz- oder 10 g Bohnenkaffee „coffeinarm"), 50 g Quark, mit gehackter Petersilie und Dill abschmecken und wenn erlaubt, 0,25 g Kochsalz (1 kleine Prise), 100 g Birnenkompott (ohne Zucker).

Mittagessen

Chicoréerohkost: 100 g Chicorée, 10 g Rahm (10 % Fett, ca. 1 Eßlöffel), Gewürze: Zitronensaft, Petersilie. – Den gewaschenen Chicorée in Streifen schneiden, mit Rahm und Zitronensaft anmachen, mit Petersilie bestreuen.

Kalbssahnegulasch: 125 g Kalbfleisch, 3 g Öl (ca. 1½ Teelöffel), 10 g Sahne, dünn (ca. 1 Eßlöffel), Gewürze: Pfeffer, Paprika. – Fleisch in Würfel schneiden, mit etwas Paprika und Pfeffer bestreuen und in heißem Öl kurz anbraten. Mit wenig Flüssigkeit aufgießen und im geschlossenen Topf gardünsten. Danach mit der Sahne verfeinern.

Risotto: 50 g Reis (glasiert), 10 g Butter oder hochwertige Margarine, Gewürze: Curry. – Reis im erhitzten Fett anschwenken. Mit 150 ccm heißem Wasser aufgießen, zum Kochen bringen und in einem gut verschlossenen Topf 16 bis 20 Min. garquellen lassen. Mit etwas Curry abschmecken.

Kopfsalat: 50 g Kopfsalat (1 kleiner Glasteller), 2 g Öl (ca. 1 Teelöffel), Essig, Kräuter, Pfeffer. – Den zerpflückten, gewaschenen Kopfsalat mit einer aus den angegebenen Zutaten zubereiteten Salatsoße anmachen.

Orangensalat: 150 g Orange (ganze Frucht), 10 g Zucker (ca. 2 Teelöffel, gestrichen), evtl. Zitronensaft. – Die Orange in dünne Scheiben schneiden. Mit Zucker bestreuen und evtl. mit Zitronensaft beträufeln.

Wenn erlaubt: 1,5 g Kochsalz (1 Messerspitze).

Abendessen

Kalbshirn mit Ei: 150 g Kalbshirn, ½ Ei, 10 g Butter, Gewürze: Petersilie, Lorbeer, Pfefferkörner. – Das gewässerte, enthäutete Kalbshirn in dünne Scheiben schneiden. Mit Pfefferkörnern und Wacholderblatt blanchieren, in eine gebutterte Jenaer Glasschale geben, mit dem verquirlten halben Ei übergießen und zugedeckt im Backrohr stocken lassen. Petersilie.

Spargel- und Feldsalat: 30 g Feldsalat (1 kleiner Glasteller), 50 g Spargel, 5 g Öl (ca. 2½ Teelöffel), Gewürze: Pfeffer, Essig, Petersilie. – Den gekochten Spargel und den verlesenen, gewaschenen Feldsalat mit der aus den Zutaten zubereiteten Salatsoße anmachen. Spargel gut durchziehen lassen.

Petersilienkartoffeln: 200 g Kartoffeln, 10 g Butter, Gewürze: Petersilie. – Kartoffeln wie Salzkartoffeln (ohne Salz) garkochen. In zerlassener Butter schwenken und mit reichlich Petersilie bestreuen.

Aprikosenkompott: 150 g Aprikosen (Fruchtfleisch) oder Dunstaprikosen, evtl. Saccharin. – Die entkernten Aprikosen in wenig Wasser gardünsten.

Wenn erlaubt: 1 g Kochsalz (1 kleine Messerspitze).

Bemerkungen für den Arzt: Tageszufuhr ca. an Na = 31,7 mäq, Cl = 31,5 mäq, K = 95,5 mäq, Ca = 19,9 mäq, Eiweiß = 76,3 g, Fett = 71,9 g, Kohlehydrate = 222,5 g, Kalorien = 1904. Der aus dem Na-Gehalt errechnete „Kochsalzgehalt" entspricht ca. 1,8 g Na Cl. Wenn ärztlich erlaubt, können nachträglich 2,75 g Kochsalz auf die fertigen Gerichte gestreut werden. Dann entspricht die Gesamt-Kochsalzzufuhr ca. 4,6 g Na Cl. *Tageszufuhr an Vitaminen:* A = 11 524 I. E., B_1 = 0,92 mg, B_2 = 1,02 mg, C = 153,15 mg. BE 18,5

1900 Kalorien (Schonkost)

Frühstück

100 g Weißbrot, 15 g Butter oder hochwertige Margarine, 40 g Kalbsbraten, 10 g Marmelade (ca. 1 Teelöffel), 5 g Malzkaffee (oder 10 g Bohnenkaffee „coffeinarm" oder 1 g Tee), 100 g Pfirsichkompott.

Mittagessen

Tomatensaft: 100 ccm (aus Büchsen).

Kalbfleischbällchen: 125 g Kalbfleisch, ½ Ei, 20 g Weißbrot, 200 ccm Bouillon, Gewürze: Pfeffer, Paprika. – Das durch die Maschine gedrehte Kalbfleisch mit dem halben Ei und dem in kaltem Wasser eingeweichten und ausgedrückten Weißbrot vermischen und mit den Gewürzen pikant abschmecken. Fleischmasse zu Bällchen formen und in der Bouillon garen.

Chicoréesalat: 200 g Chicorée, 20 g Rahm (20 % Fett, ca. 2 Eßlöffel), Gewürze: Zitronensaft, Petersilie. – Den geputzten Chicorée in Streifen schneiden, mit Rahm und Zitronensaft anmachen und mit feingehackter Petersilie bestreuen.

Kartoffelpüree: 150 g Kartoffeln, 50 ccm Milch, 10 g Butter oder hochwertige Margarine, Gewürze: Muskat. – Die gekochten Kartoffeln heiß passieren, mit der heißen Milch und dem Fett kräftig schlagen. Evtl. mit Muskat abschmecken.

Apfelkompott: 100 g Äpfel, geschält (im Winter: 200 g Äpfel), Zitronensaft und -schale, 10 g Zucker (ca. 2 Teelöffel, gestrichen). – Die geschälten Apfelstücke mit dem Zucker und Zitronenschale in wenig Wasser gardünsten, mit Zitronensaft abschmecken.

Wenn erlaubt: 1 g Kochsalz (1 kleine Messerspitze).

Abendessen

Omelette mit Champignons: 2 Eier, 3 g Öl (ca. 1½ Teelöffel), Gewürze: Pfeffer, Petersilie, 200 g Champignons, 5 g Butter oder hochwertige Margarine. – Die geputzten, in feine Scheiben geschnittenen Champignons mit dem Fett gardünsten. Eier mit 2 Eierschalen Wasser verrühren und im Öl backen (ohne braune Kruste). Mit Petersilie bestreuen und mit den Champignons servieren.

Kopfsalat: 50 g Kopfsalat (1 kleiner Glasteller), 3 g Öl (ca. 1½ Teelöffel), Gewürze: Zitronensaft, Pfeffer, Kräuter. – Den zerpflückten, gewaschenen Kopfsalat mit einer aus den Zutaten zubereiteten Salatsoße anmachen.

Petersilienkartoffeln: 150 g Kartoffeln, 10 g Butter oder hochwertige Margarine Gewürze: Petersilie. – Kartoffelstücke garkochen. Mit zerlassenem Fett schwenken und mit reichlich Petersilie bestreuen.

Kischkompott: 100 g Kirschen, 10 g Zucker (ca. 2 Teelöffel, gestrichen). – Dunstkirschen zuckern.

Wenn erlaubt: 1 g Kochsalz (1 kleine Messerspitze).

Bemerkungen für den Arzt: Tageszufuhr ca. an Na = 67,9 mäq, Cl = 72,1 mäq, K = 147,7 mäq, Ca = 34,2 mäq, Eiweiß = 90,7 g, Fett = 65,1 g, Kohlehydrate = 235,7 g, Kalorien = 1902. Der aus dem Na-Gehalt errechnete Kochsalzgehalt entspricht ca. 4,0 g Na Cl. Wenn ärztlich erlaubt, können nachträglich 2 g Na Cl auf die fertigen Gerichte gestreut werden. Dann entspricht die Gesamt-Kochsalzzufuhr ca. 6,0 g NaCl. *Tageszufuhr an Vitaminen:* A = 13 895 I. E., B_1 = 1,60 mg, B_2 = 1,75 mg, C = 155,4 mg. BE 19,5

1900 Kalorien (Schonkost)

Frühstück

50 g Weißbrot, 50 g Knäckebrot, 15 g Butter oder hochwertige Margarine, 10 g Honig (ca. 1 Teelöffel), 15 g Käse (20%/o F. i. T.), 1 g Tee (oder 10 g Bohnenkaffee „coffeinarm" oder 5 g Malzkaffee ohne Zucker), 100 g Aprikosenkompott (ungezuckert).

Mittagessen

Karottenrohkost: 150 g Karotten, Gewürze: Zitronensaft, Petersilie. – Die geschälten Karotten fein raffeln und mit Zitronensaft abschmecken. Auf einem Salatblatt anrichten und mit Petersilie bestreuen.

Kalbsbraten: 125 g Kalbfleisch, 5 g Öl (ca. 2½ Teelöffel), Gewürze: Pfeffer, Paprika, etwas Möhren, 1 Sellerieblatt. – Das Öl erhitzen und das gewürzte Fleisch zusammen mit den Möhrenstückchen und dem Sellerieblatt leicht von allen Seiten anbraten, etwas Flüssigkeit zugießen und gardünsten. Bei strenger Schonkost grillen.

Blumenkohl: 200 g Blumenkohl, 10 g Butter oder hochwertige Margarine, Gewürze: Petersilie, Muskat. – Blumenkohlröschen in kochendes Wasser geben und garkochen. Mit zerlassener Butter oder hochwertiger Margarine begießen, evtl. mit Muskat abschmecken und mit Petersilie bestreuen.

Butterkartoffeln: 150 g Kartoffeln, 10 g Butter oder hochwertige Margarine. – Die Kartoffeln wie Salzkartoffeln (ohne Salz) garkochen und in zerlassener Butter oder hochwertiger Margarine schwenken.

Bananenquark: 80 g Quark, 80 g Banane (ohne Schale), Zitronensaft, evtl. Milch. – Den durchgepreßten Quark evtl. mit etwas Milch und Zitronensaft verrühren. Die in Scheiben geschnittene Banane untermischen und evtl. mit Saccharin abschmecken.

Wenn erlaubt: 1 g Kochsalz (1 kleine Messerspitze).

Abendessen

Kalte Platte: 50 g Kalbsbraten, 50 g Lachsschinken. – Kalbsbraten und Lachsschinken dünn aufschneiden, rollen und auf einem Plättchen mit Petersiliensträußchen anrichten.

Tomatensalat: 200 g Tomaten, 3 g Öl (ca. 1½ Teelöffel), Gewürze: Pfeffer, Essig, Petersilie. – Die gewaschenen Tomaten mit Essig und Öl anmachen und mit etwas Pfeffer und Petersilie bestreuen.

Weißbrot: 100 g (für Toast).

Butter oder hochwertige Margarine: 10 g.

Tee: 1 g (ohne Zucker).

Grapefruit: 200 g (ganze Frucht).

Wenn erlaubt: 1 g Kochsalz (1 kleine Messerspitze).

Bemerkungen für den Arzt: Tageszufuhr ca. an Na = 72,0 mäq, Cl = 71,3 mäq, K = 114,5 mäq, Ca = 37,2 mäq, Eiweiß = 102,9 g, Fett = 55,4 g, Kohlehydrate = 212,0 g, Kalorien = 1884. Der aus dem Na-Gehalt errechnete „Kochsalzgehalt" entspricht ca. 4,2 g Na Cl. Wenn ärztlich erlaubt, können nachträglich 2 g Kochsalz auf die fertigen Gerichte gestreut werden. Dann entspricht die Gesamt-Kochsalzzufuhr ca. 6,2 g Na Cl. *Tageszufuhr an Vitaminen:* A = 10 769 I. E., B_1 = 1,82 mg, B_2 = 1,24 mg, C = 322,2 mg. BE 18

1900 Kalorien (Schonkost)

Frühstück

100 g Weißbrot, 20 g Butter oder hochwertige Margarine, 10 g Marmelade (ca. 1 Teelöffel), 1 Ei (3 bis 4 Min. kochen), 10 g Malzkaffee (oder 10 g Bohnenkaffee „coffeinarm" oder 1 g Tee ohne Zucker, evtl. mit Saccharin), 200 g Apfelkompott (ungezuckert).

Mittagessen

Grapefruitsaft: 200 ccm (aus der Büchse).

Ged. Heilbuttfilet: 200 g Heilbuttfilet, 10 g Butter oder hochwertige Margarine, Gewürze: Petersilie, Zitronensaft. – Das Heilbuttfilet mit Zitronensaft einreiben, mit 5 g Butter in einem Topf im Backofen dämpfen. Die restliche zerlassene Butter oder hochwertige Margarine vor dem Servieren über den Fisch gießen und mit Petersilie bestreuen.

Spargel- und Kopfsalat: 150 g Spargel, 30 g Kopfsalat (1 kleiner Glasteller), 5 g Öl (ca. 2½ Teelöffel), Gewürze: Essig, Pfeffer, Petersilie. – Spargel schälen, bündeln und garkochen. Mit Essig, Öl und Pfeffer marinieren, gut durchziehen lassen und vor dem Anrichten mit Petersilie bestreuen. Den zerpflückten, gewaschenen Kopfsalat mit Essig, Öl, Pfeffer und verschiedenen gehackten Kräutern anmachen.

Petersilienkartoffeln: 150 g Kartoffeln, 10 g Butter oder hochwertige Margarine, Gewürze: Petersilie. – Die gekochten Kartoffelstücke vor dem Anrichten mit der zerlassenen Butter oder hochwertiger Margarine übergießen und mit Petersilie bestreuen.

Obstsalat: 100 g Orange, 50 g Apfel, 10 g Zucker (ca. 2 Teelöffel, gestrichen), Zitronensaft. – Früchte schälen und in kleine Würfel schneiden. Zucker untermischen und mit Zitronensaft beträufeln. Gut durchziehen lassen.

Wenn erlaubt: 1 g Kochsalz (1 kleine Messerspitze).

Abendessen

Tatar: 125 g Schabefleisch, ½ Ei, Gewürze: Pfeffer, Paprika. – Schabefleisch mit dem halben Ei gut vermengen, pikant abschmecken und auf einem Salatblatt anrichten.

Feldsalat: 50 g Feldsalat (1 kleiner Glasteller), 2 g Öl (ca. 1 Teelöffel), Gewürze: Essig, Kräuter. – Den verlesenen, gewaschenen Feldsalat mit einer aus den Zutaten zubereiteten Salatsoße anmachen.

Weißbrot: 100 g (für Toast).
Butter oder hochwertige Margarine: 10 g.
Banane: 100 g mit Schale (ca. 1 Frucht).

Wenn erlaubt: 1 g Kochsalz (1 kleine Messerspitze).

Bemerkungen für den Arzt: Tageszufuhr ca. an Na = 70,1 mäq, Cl = 52,8 mäq, K = 96,1 mäq, Ca = 16,3 mäq, Eiweiß = 103,9 g, Fett = 54,4 g, Kohlehydrate = 220,9 g, Kalorien = 1882. Der aus dem Na-Gehalt errechnete „Kochsalzgehalt" entspricht ca. 4,1 g Na Cl. Wenn ärztlich erlaubt, können nachträglich 2 g Kochsalz auf die fertigen Gerichte gestreut werden. Dann entspricht die Gesamt-Kochsalzzufuhr ca. 6,1 g Na Cl. *Tageszufuhr an Vitaminen:* A = 5720 I. E., B_1 = 1,39 mg, B_2 = 1,57 mg, C = 274,5 mg. BE 18,5

1900 Kalorien (Schonkost)

Frühstück

100 g Weißbrot, 15 g Butter oder hochwertige Margarine, 10 g Bienenhonig (ca. 1 Teelöffel), 50 g Quark (mit Petersilie und wenn erlaubt, 0,25 g Kochsalz [1 kleine Prise] abgeschmeckt), 1 g Tee (oder 10 g Bohnenkaffee „coffeinarm" oder 5 g Malzkaffee ohne Zucker, evtl. mit Saccharin), 100 g Birnen (Kompott, ungezuckert).

Mittagessen

Sellerierohkost: 50 g Sellerie, 50 g Apfel, Zitronensaft, Petersilie. – Den geschälten Sellerie und Apfel ganz fein raffeln und mit Zitronensaft abschmecken. Auf einem Salatblatt anrichten und mit gehackter Petersilie bestreuen.

Brisoletten: 125 g Kalbfleisch, 1/2 Ei, 10 g Rahm (ca. 1 Eßlöffel), 10 g Butter oder hochwertige Margarine, Gewürze: Paprika, Muskat. – Das gemahlene Fleisch mit dem halben Ei und Gewürzen gut mischen. Frikadellen formen und in einer gefetteten Jenaer Glasschale im heißen Backrohr gardünsten. Vor dem Anrichten mit Sahne übergießen.

Spinat: 200 g Spinat, 10 g Butter oder hochwertige Margarine, 2 g Mehl ca. 1/4 Teelöffel, gestrichen), Gewürze: Muskat. – Den gewaschenen Spinat kurz in kochendem Wasser blanchieren, abgießen und durch die Fleischmaschine geben. Aus dem Fett, Mehl und etwas Spinatwasser eine Schwitze herstellen, den Spinat darin aufkochen und mit einer Spur Muskat abschmecken.

Butterkartoffeln: 150 g Kartoffeln, 10 g Butter oder hochwertige Margarine. - Kartoffelstücke weichkochen und im zerlassenen Fett schwenken.

Ananas-Erdbeer-Salat: 100 g Ananas (ungezuckert aus Dosen), 100 g Erdbeeren, Zitronensaft. – Die Ananas wird in Streifen geschnitten und die Erdbeeren werden geviertelt. Früchte mischen und mit etwas Zitronensaft abschmecken.

oder im Winter

Ananas: 175 g Ananas (ungezuckert aus Dosen).

Wenn erlaubt: 1 g Kochsalz (1 kleine Messerspitze).

Abendessen

Orangensaft: 100 ccm, frisch.

Rühreier: 2 Eier, 10 g Butter oder hochwertige Margarine, Gewürze: Pfeffer, Petersilie. – Eier mit etwas Wasser verquirlen, Fett in einer Pfanne erhitzen, Eier dazugeben und stocken lassen. Mit einer Spur Pfeffer und Petersilie bestreuen.

Gedünstete Tomate: 200 g Tomaten, 10 g Butter oder hochwertige Margarine, Gewürze: Petersilie. – Tomaten vom Stielansatz befreien, in heißem Wasser blanchieren und enthäuten, mit Petersilie bestreuen und im heißen Fett im geschlossenen Topf langsam gardünsten (wenn nötig Flüssigkeit zugießen).

Kartoffelpüree: 150 g Kartoffeln, 50 ccm Milch, Gewürze: Muskat. – Die gekochten Kartoffeln heiß passieren und mit der heißen Milch kräftig schlagen. Evtl. mit Muskat abschmecken.

Apfelkompott: 100 g Apfel, Zitronensaft, evtl. Sacharin. – Geschälte Apfelstückchen mit Zitronensaft in wenig Wasser gardünsten. Evtl. mit Saccharin abschmecken.

Wenn erlaubt: 1 g Kochsalz (1 kleine Messerspitze).

1900 Kalorien (Schonkost)

Frühstück

50 g Weißbrot, 50 g Knäckebrot, 20 g Butter oder hochwertige Margarine, 40 g Kalbsbraten, 10 g Marmelade (ca. 1 Teelöffel), 5 g Malzkaffee (oder 10 g Bohnenkaffee „coffeinarm" ohne Zucker), 100 g Pfirsichkompott (ungezuckert).

Mittagessen

Orangensaft: 100 ccm (frisch).

Huhnfleisch: 150 g Huhnfleisch, 10 g Butter oder hochwertige Margarine. – Gekochtes Huhnfleisch enthäuten und in etwas Fett von beiden Seiten kurz anbraten.

Prinzeßböhnchen: 200 g Böhnchen, 10 g Butter oder hochwertige Margarine, Gewürze: Pfeffer, Bohnenkraut. – Die geputzten Böhnchen mit etwas Bohnenkraut im Fett andünsten, mit wenig Flüssigkeit aufgießen und garen lassen. Mit einer Spur Pfeffer abschmecken.

Kartoffelpüree: 150 g Kartoffeln, 50 ccm Milch, 5 g Butter oder hochwertige Margarine, Gewürze: Muskat. – Die gekochten Kartoffeln heiß passieren und mit der heißen Milch und dem Fett kräftig schlagen. Evtl. mit Muskat abschmecken.

Obst: 100 g Erdbeeren, frisch (im Winter: 150 g Mandarinen).

Wenn erlaubt: 1 g Kochsalz (1 kleine Messerspitze).

Abendessen

Fleischsalat: 100 g Kalbfleisch, gebraten, 50 g Roastbeef, gebraten, 50 g Tomate, 3 g Öl (ca. 1½ Teelöffel), Gewürze: Essig, Petersilie, Pfeffer. – Das Fleisch und die Tomate in Streifen schneiden. Mit Essig, Öl und Pfeffer abschmecken. Mit Petersilie bestreuen und auf Salatblättern anrichten.

Kopfsalat: 50 g Kopfsalat (1 kleiner Glasteller), 2 g Öl (ca. 1 Teelöffel), Gewürze: Essig, Kräuter, Pfeffer. – Den gewaschenen, zerpflückten Kopfsalat mit einer aus den Zutaten hergestellten Salatsoße anmachen.

Weißbrot: 100 g (für Toast).

Butter oder hochwertige Margarine: 10 g.

Wenn erlaubt: 0,5 g Kochsalz (1 Prise).

Bemerkungen für den Arzt: Tageszufuhr ca. an Na = 47,8 mäq, Cl = 45,3 mäq, K = 95,0 mäq (im Winter: K = 104,7 mäq), Ca = 22,6 mäq, Eiweiß = 115,0 g, Fett = 64,9 g, Kohlehydrate = 194,3 g, Kalorien = 1890. Der aus dem Na-Gehalt errechnete „Kochsalzgehalt" entspricht ca. 2,8 g Na Cl. Wenn ärztlich erlaubt, können nachträglich 1,5 g Kochsalz auf die fertigen Gerichte gestreut werden. Dann entspricht die Gesamt-Kochsalzzufuhr ca. 4,3 g Na Cl. *Tageszufuhr an Vitaminen:* A = 5219 I. E., B_1 = 1,31 mg, B_2 = 1,26 mg, C = 186,2 mg (im Winter: A = 5789 I. E., B_1 = 1,38 mg, B_2 = 1,23 mg, C = 172,2 mg). BE 16

◄

Bemerkungen für den Arzt: Tageszufuhr ca. an Na = 41,9 mäq, Cl = 41,4 mäq, K = 119,7 mäq (im Winter: K = 129,3 mäq), Ca = 30,4 mäq, Eiweiß = 78.0 g, Fett = 73,5 g, Kohlehydrate = 205,3 g, Kalorien = 1900. Der aus dem Na-Gehalt errechnete „Kochsalzgehalt" entspricht ca. 2,4 g Na Cl. Wenn ärztlich erlaubt, können nachträglich 2,25 g Na Cl auf die fertigen Gerichte gestreut werden. Dann ist die Gesamt=Kochsalzzufuhr ca. 4,7 g Na Cl. *Tageszufuhr an Vitaminen:* A = 25 642 I. E., B_1 = 1,33 mg, B_2 = 1,69 mg, C = 367,2 mg (im Winter: C = 313,8 mg). BE 17

1900 Kalorien (Schonkost)

Frühstück

100 g Weißbrot (oder Toast), 10 g Butter oder hochwertige Margarine, 10 g Bienenhonig (ca. 1 Teelöffel), 1 Ei (3 bis 4 Min. kochen), 1 g Tee (oder 5 g Malzkaffee oder 10 g Bohnenkaffee „coffeinarm"), 100 g Banane mit Schale (ca. 1 Frucht).

Mittagessen

Orangenjoghurt: 100 g Joghurt (ca. ¹/₂ Becher), 50 g Orangenfruchtfleisch, Zitronensaft, evtl. Saccharin. – Joghurt mit etwas Zitronensaft und evtl. Saccharin gut verschlagen und die kleingeschnittenen Orangenwürfel untermischen.

Kalbfleischbällchen: 125 g Kalbfleisch, 1 Eiweiß, Paprika, Pfeffer, Muskat, Petersilie, Semmelmehl. – Das durch die Maschine gegebene Kalbfleisch mit dem Eiweiß, den Gewürzen und etwas Semmelmehl und Flüssigkeit vermischen, gehackte Petersilie zugeben und zu Klopse formen. In abgeschmeckter Bouillon garen.

Karottengemüse: 200 g Karotten, 5 g Butter oder hochwertige Margarine, Petersilie, Muskat. – Die geputzten, gewaschenen Karotten in wenig Wasser (oder Bouillon) garen, Butter oder hochwertige Margarine zugeben und mit einer Spur Muskat abschmecken. Mit Petersilie bestreuen.

Kartoffelpüree: 200 g Kartoffeln, 50 ccm Milch, evtl. Muskat. – Die gekochten Kartoffeln heiß passieren, mit heißer Milch fest verschlagen und evtl. mit Muskat abschmecken.

Birnenkompott: 150 g Birnen (Fruchtfl.), Zitronensaft, Zimt, evtl. Saccharin. – Die geschälten Birnen mit etwas Zimtstange in wenig Wasser gardünsten, mit Zitronensaft und evtl. Saccharin abschmecken.

Wenn erlaubt: 1,5 g Kochsalz (1 Messerspitze).

Abendessen

Gefüllte Schinkenröllchen: 70 g gekochter Schinken (mager), 200 g Spargel (frisch oder Dosenspargel), Salatblatt, Petersilie, Essig, Pfeffer. – Den Spargel in etwas Essigsud gut durchziehen lassen. Danach auf die dünngeschnittenen Schinkenscheiben geben, rollen und auf Salatblättern anrichten. Mit Petersiliensträußchen garnieren.

Kopfsalat: 50 g Kopfsalat (1 kleiner Glasteller), 3 g Öl (ca. 1¹/₂ Teelöffel), Essig, Pfeffer, Kräuter. – Den gewaschenen, zerpflückten Kopfsalat mit einer aus den angegebenen Zutaten hergestellten Salatsoße anmachen. –

Weißbrot: 100 g (für Toast).

Butter oder hochwertige Margarine: 10 g.

Wenn erlaubt: 0,5 g Kochsalz (1 Prise).

Bemerkungen für den Arzt: Tageszufuhr ca. an Na = 124,7 mäq, Cl = 122,7 mäq, K = 97,1 mäq, Ca = 29,0 mäq, Eiweiß = 87,9 g, Fett = 60,9 g, Kohlehydrate = 208,7 g, Kalorien = 1861. Der aus dem Na-Gehalt errechnete „Kochsalzgehalt" entspricht ca. 7,3 g Na Cl. Wenn ärztlich erlaubt, können nachträglich 2 g Kochsalz auf die fertigen Gerichte gestreut werden. Dann entspricht die Gesamt-Kochsalzzufuhr ca. 9,3 g Na Cl. *Tageszufuhr an Vitaminen:* A = 8221 I. E., B_1 = 2,05 mg, B_2 = 1,74 mg, C = 172,4 mg.   BE 17,5

1900 Kalorien (Schonkost)

Frühstück

50 g Knäckebrot, 40 g Weißbrot (ca. 1 Brötchen), 10 g Butter oder hochwertige Margarine, 10 g Marmelade (ca. 1 Teelöffel), 30 g Streichkäse (20% F.i.T.), 1 g Tee (oder 10 g Bohnenkaffee „coffeinarm" oder 5 g Malzkaffee).

Mittagessen

Bouillon: 200 ccm (entfettet).

Käseomelette: 2 Eier, 20 g geriebenen Emmentaler, 10 g Butter oder hochwertiger Margarine, 20 g Goudakäse (1 Scheibe). – Eier mit etwas Wasser verquirlen und den geriebenen Käse hinzufügen, das Fett in der Pfanne zerlassen und die Eimasse darin erstarren lassen. Die Oberfläche des Omeletts mit der Käsescheibe belegen und garbraten lassen.

Sellerie- und Kopfsalat: 150 g Sellerie, 30 g Kopfsalat (1 kleiner Glasteller), 3 g Öl (ca. 1½ Telöffel), Essig, Pfeffer, Kräuter, Zitronensaft. – Den gegarten Sellerie schälen und in kleine Würfel schneiden. Mit Essig, Öl und Pfeffer gut durchziehen lassen. Den zerpflückten, gewaschenen Kopfsalat kurz vor dem Anrichten mit Marinade anmachen.

Kartoffelpüree: 200 g Kartoffeln, 50 ccm Milch, evtl. Muskat. – Die gekochten Kartoffeln heiß passieren, mit heißer Milch fest verschlagen.

Buttermilchspeise: 100 ccm Buttermilch, 150 g Erdbeeren, 3 g Gelatine (1½ Blatt), Zitronensaft, Saccharin. – Die Hälfte der Erdbeeren fein mixen und unter die mit Zitronensaft (und evtl. Saccharin) abgeschmeckte Buttermilch schlagen. Die ganzen Erdbeeren und die in 10 ccm heißem Wasser aufgelöste Gelatine ebenfalls dazugeben, kaltstellen und nach dem Festwerden stürzen, mit einer Erdbeere garnieren.

oder im Winter

Quarkspeise: 50 g Quark, 15 g Sahne (20%, ca. 1½ Eßlöffel), 10 g Zucker (ca. 2 Teelöffel, gestrichen), Zitronensaft. – Den durchgepreßten Quark mit der Sahne, dem Zucker und Zitronensaft gut verschlagen oder mixen.

Wenn erlaubt: 1 g Kochsalz (1 kleine Messerspitze).

Abendessen

Sahneschnitzel: 100 g Kalbfleisch, 20 g Sahne (20% Fett, ca. 2 Eßlöffel), 3 g Öl (ca. 1½ Teelöffel), Pfeffer, Paprika. – Kalbschnitzel würzen. Im heißen Öl von beiden Seiten kurz andünsten. Mit wenig Wasser oder Bouillon aufgießen und zugedeckt garen lassen. Sahne dazugeben.

Chicorée: 200 g Chirorée, 10 g Butter oder hochwertige Margarine, Petersilie. – Chirorée putzen, der Länge nach halbieren und den bitteren Kern herausschneiden. Im heißen Fett von allen Seiten kurz andünsten, mit wenig Wasser aufgießen und garen lassen. Mit Petersilie bestreuen.

Kartoffelschnee: 100 g Kartoffeln, 10 g Butter oder hochwertige Margarine. – Die gegarten Kartoffeln auf den vorgewärmten Teller pressen, das zerlassene Fett übergießen.

Obst: 150 g Banane (mit Schale).

Wenn erlaubt: 1 g Kochsalz (1 kleine Messerspitze).

Bemerkungen für den Arzt: Tageszufuhr ca. an Na = 60,4 mäq, Cl = 68,9 mäq, K = 96,0 mäq (im Winter: K = 107,8 mäq), Ca = 58,2 mäq, Eiweiß = 90,5 g, Fett = 78,5 g, Kohlehydrate = 200,7 g, Kalorien = 1894. Der aus dem Na-Gehalt errechnete „Kochsalzgehalt" entspricht ca. 3,5 g Na Cl. Wenn ärztlich erlaubt, können nachträglich 2 g Na Cl auf die fertigen Gerichte gestreut werden. Dann entspricht die Gesamt-Kochsalzzufuhr ca. 5,5 g Na Cl. *Tageszufuhr an Vitaminen:* A = 13 129 I. E., B_1 = 1,17 mg, B_2 = 1,98 mg, C = 214,4 mg (im Winter: 124,15 mg).

BE 16,5

1900 Kalorien (Schonkost)

Frühstück

100 g Weißbrot (oder Toast), 10 g Butter oder hochwertige Margarine, 10 g Bienenhonig (ca. 1 Teelöffel), 30 g Leberwurst, 1 g Tee (oder 5 g Malzkaffee oder 10 g Bohnenkaffee „coffeinarm"), 100 g Apfel.

Mittagessen

Orangensaft: 200 ccm, frisch (oder ungesüßt aus Dosen).

Kalbszunge: 150 g Kalbszunge, Wurzelwerk. – Kalbszunge in kochendem Sud zusetzen, weichkochen, häuten, in Scheiben schneiden und mit etwas Brühe anrichten.

Gemüsereis: 40 g Reis, 20 g Möhren, 20 g Sellerie, 20 g Spargel, 10 g Butter oder hochwertige Margarine, Petersilie, Muskat. – Den gewaschenen Reis in kochendem Wasser ca. 20 Min. garkochen, abgießen und mit kaltem Wasser überbrausen. Das gegarte, kleingeschnittene Gemüse in der Butter oder hochwertigen Margarine andünsten, Reis dazugeben, mit einer Spur Muskat abschmecken und vor dem Anrichten mit reichlich Petersilie bestreuen.

Kopfsalat: 30 g Kopfsalat (1 kleiner Glasteller), 3 g Öl (ca. 1½ Teelöffel), Zitronensaft, Kräuter, Pfeffer. – Den gewaschenen Kopfsalat mit einer aus den angegebenen Zutaten bereiteten Salatsoße anmachen.

Erdbeerjoghurt: 100 g Joghurt (ca. ½ Becher), 100 g Erdbeeren, Zitronensaft. – Joghurt mit Zitronensaft gut verschlagen und Erdbeeren dazugeben.

oder im Winter

Grapefruit mit Banane: 100 g Grapefruit (ganze Frucht), 70 g Banane (ohne Schale), Zitronensaft, evtl. Saccharin. – Grapefruit halbieren, Fruchtfleisch herausnehmen, in Würfel schneiden, Bananen in Scheibchen schneiden, mit dem Grapefruitfleisch mischen, mit Zitronensaft und evtl. Saccharin abschmecken und in die Grapefruitschalen füllen.

Wenn erlaubt: 1,5 g Kochsalz (1 Messerspitze).

Abendessen

Fruchtsuppe: 200 ccm Apfelsaft, 50 ccm Orangensaft, 30 g Banane (ohne Schale), 50 g Orangenfruchtfleisch, 50 g Erdbeeren (Winter: Dunsterdbeeren), 5 g Mondamin (ca. 1 Teelöffel, gestrichen), Zitronensaft, evtl. Saccharin. – Apfel- und Orangensaft zum Kochen bringen und mit dem Mondamin binden. Die kleingeschnittenen Früchte dazugeben. Mit Zitronensaft und evtl. Saccharin abschmecken und kaltstellen.

Weißbrot: 50 g (für Toast).

Butter oder hochwertige Margarine: 10 g.

Streichkäse: 40 g (20% F. i. T.).

Bemerkungen für den Arzt: Tageszufuhr ca. an Na = 46,2 mäq (im Winter: Na = 38,3 mäq), Cl = 37,2 mäq, K = 64,0 mäq (im Winter: K = 70,7 mäq), Ca = 22,8 mäq (im Winter: Ca = 16,4 mäq), Eiweiß = 67,7 g, Fett = 68,3 g, Kohlehydrate = 223,7 g, Kalorien = 1895. Der aus dem Na-Gehalt errechnete „Kochsalzgehalt" entspricht ca. 2,7 g Na Cl (im Winter: 2,2 g Na Cl). Wenn ärztlich erlaubt, können nachträglich 1,5 g Na Cl auf die fertigen Gerichte gestreut werden. Dann entspricht die Gesamtkochsalzzufuhr ca. 4,2 g NaCl (im Winter: 3,7 g Na Cl). *Tageszufuhr an Vitaminen:* A = 7135 I. E., B_1 = 0,99 mg, B_2 = 1,75 mg, C = 264,3 mg
BE 18,5

1900 Kalorien (Schonkost)

Frühstück

50 g Weißbrot, 30 g Zwieback, 10 g Butter oder hochwertige Margarine, 10 g Marmelade (ca. 1 Teelöffel), 50 g Quark mit Kräutern oder Paprika abgeschmeckt und wenn erlaubt, 0,25 g Kochsalz (1 kleine Prise), 1 g Tee (oder 5 g Malzkaffee oder 10 g Bohnenkaffee „coffeinarm"), 100 g Apfel geschält oder als Kompott.

Mittagessen

Sellerie-Apfel-Rohkost: 100 g Sellerie, 50 g Apfel, Zitronensaft. – Den gekochten Sellerie schälen und in kleine Würfel schneiden, geschälte, gewürfelte Äpfel dazugeben, mischen und mit Zitronensaft abschmecken.

Kalbskotelette gegrillt: 150 g Kalbskotelette (mit Knochen), 5 g Öl (ca. 2½ Teelöffel), Pfeffer, Paprika. – Das vorbereitete Kalbskotelette mit Pfeffer und Paprika würzen, mit Öl bestreichen und grillen. Wenn kein Grill vorhanden, im heißen Öl kurz anbraten und in wenig Flüssigkeit garen.

Mischgemüse: 50 g Karotten, 50 g Spargel, 100 g Blumenkohl, 10 g Butter oder hochwertige Margarine, Petersilie, Muskat. – Die geschälten, gewürfelten Karotten in der Butter andünsten, mit wenig Wasser oder Bouillon aufgießen und garen lassen. Die Blumenkohlröschen und den gegarten, kleingeschnittenen Spargel dazugeben und mit einer Spur Muskat abschmecken. Petersilie.

Kartoffelbrei: 200 g Kartoffeln, 50 ccm Milch, evtl. Muskat. – Die gekochten Kartoffeln heiß passieren, mit heißer Milch fest verschlagen.

Apfelmus: 200 g Äpfel, Zitronensaft. – Äpfel vierteln und mit Schale in wenig Wasser garkochen, durchpassieren und mit Zitronensaft abschmecken.

Wenn erlaubt: 1 g Kochsalz (1 kleine Messerspitze).

Abendessen

Kalbsbraten: 50 g, **Roastbeef:** 50 g, Salatblatt, Petersilie, Tomatenscheibe. – Braten dünn aufschneiden, auf Plättchen anrichten und mit Salatblättern, Petersilie und Tomatenscheibe garnieren.

Diätetischer Gurkensalat: 200 g Gurken, 20 g Rahm (20 %, ca. 2 Eßlöffel), Essig, Dill, Borretsch. – Gurken schälen, der Länge nach aufschneiden, mit Löffel Kerngehäuse entfernen und auf einer Raffel grob raffeln. Mit Rahm, Essig und Kräutern anmachen und gut durchziehen lassen.

oder im Winter

Kopf- und Spargelsalat: 30 g Kopfsalat (1 kleiner Glasteller), 100 g Spargel, 3 g Öl (ca. 1½ Teelöffel), Essig, Pfeffer, Kräuter. – Spargel aus der Dose oder eingemachten im Essigsud gut durchziehen lassen. Kopfsalat zerpflücken, waschen und mit Essig, Öl und Kräutern anmachen.

Weißbrot: 80 g. – Butter **oder hochwertige Margarine:** 20 g.

Pfirsichkompott: 200 g Pfirsich (Fruchtfleisch). – Pfirsiche blanchieren, enthäuten und mit wenig Wasser gardünsten.

Wenn erlaubt: 0,5 g Kochsalz (1 Prise).

Bemerkungen für den Arzt: Tageszufuhr ca. an Na = 44,1 mäq, Cl = 41,0 mäq, K = 102,7 mäq (im Winter: K = 113,8 mäq), Ca = 25,0 mäq, Eiweiß = 90,0 g, Fett = 61,2 g, Kohlehydrate = 233,3 g, Kalorien = 1906. Der aus dem Na-Gehalt errechnete „Kochsalzgehalt" entspricht ca. 2,6 g Na Cl. Wenn ärztlich erlaubt, können nachträglich 1,75 g Na Cl auf die fertigen Gerichte gestreut werden. Dann ist die Gesamt-Kochsalzzufuhr ca. 4,3 g Na Cl. *Tageszufuhr an Vitaminen:* A = 5750 I. E., B_1 = 1,28 mg, B_2 = 1,33 mg, C = 214,7 mg. (Im Winter: A = 5873 I. E., B_1 = 1,28 mg, B_2 = 1,31 mg, C = 211,9 mg.) BE 19,5

1900 Kalorien (Schonkost)

Frühstück

100 g Weißbrot, 10 g Butter oder hochwertige Margarine, 10 g Bienenhonig (ca. 1 Teelöffel), 1 Ei (ca. 3 bis 4 Min. kochen), 5 g Malzkaffee (oder 10 g Bohnenkaffee „coffeinarm" oder 1 g Tee), 150 g Birnenkompott (ungezuckert).

Mittagessen

Tomatensaft: 200 ccm (aus Büchsen).

Kabeljauröllchen auf Spinat: 200 g Kabeljaufilet, 20 g gerieb. Emmentaler, 10 g Butter oder hochwertige Margarine, 200 g Spinat, 5 g Mehl (ca. 1 Teelöffel, gestrichen), 10 g Butter oder hochwertige Margarine, Zitronensaft, Muskat. – Das gesäuberte Fischfilet mit Zitronensaft einreiben, mit Käse bestreuen und zusammenrollen. Den Spinat wie üblich vorbereiten, mit Mehl binden und mit einer Spur Muskat abschmecken. Spinat in eine feuerfeste Form geben, Fischröllchen darauf setzen, mit Butter- oder hochwertigen Margarineflöckchen belegen und im Ofen garen lassen.

Kartoffelpüree: 200 g Kartoffeln, 50 ccm Milch, evtl. Muskat. – Die gekochten Kartoffeln heiß passieren, mit heißer Milch fest verschlagen und evtl. mit Muskat abschmecken.

Orangensalat: 130 g Orange (Fruchtfleisch), Zitronensaft. – Orange schälen, in feine Scheibchen schneiden und je nach Geschmack mit Zitronensaft beträufeln.

Wenn erlaubt: 1,5 g Kochsalz (1 Messerspitze).

Abendessen

Gefüllte Tomaten: 150 g Tomaten, 80 g Quark, Petersilie, Paprika. – Tomaten blanchieren, häuten, Deckel abschneiden und aushöhlen. Quark mit dem Tomatenfruchtfleisch und gehackter Petersilie vermischen, mit etwas Paprika abschmecken und in die Tomaten füllen. Auf Salatblättern anrichten und mit Petersilie garnieren.

Weißbrot: 100 g (für Toast).

Butter oder hochwertige Margarine: 10 g.

Streichkäse: 60 g (30%/o F. i. T.).

Wenn erlaubt: 0,25 g Kochsalz (1 kleine Prise).

Bemerkungen für den Arzt: Tageszufuhr ca. an Na = 109,7 mäq, Cl = 88,6 mäq, K = 111,9 mäq, Ca = 84,2 mäq, Eiweiß = 110,9 g, Fett = 62,0 g, Kohlehydrate = 204,5 g, Kalorien = 1905. Der aus dem Na=Gehalt errechnete „Kochsalzgehalt" entspricht ca. 6,4 g Na Cl. Wenn ärztlich erlaubt, können nachträglich 1,75 g Kochsalz auf die fertigen Gerichte gestreut werden. Dann entspricht die Gesamt-Kochsalzzufuhr ca. 8,2 g Na Cl. *Tageszufuhr an Vitaminen:* A = 28 235 I. E., B_1 = 2,12 mg, B_2 = 1,52 mg, C = 305,6 mg. BE 17

1900 Kalorien (Schonkost)

Frühstück

30 g Knäckebrot (ca. 3 Scheiben), 45 g Weißbrot, 10 g Butter oder hochwertige Margarine, 50 g Lachsschinken, 1 g Tee (oder 10 g Bohnenkaffee „coffeinarm" oder 5 g Malzkaffe).

Mittagessen

Grapefruit: 150 g (ganze Frucht).

Kalbfleisch-Gemüseeintopf: 150 g Kalbfleisch, 50 g Möhren, 50 g Sellerie, 50 g Spargel, 50 g Blumenkohl, 200 g Kartoffeln, 10 g Butter oder hochwertige Margarine, Muskat, Petersilie, Pfeffer. – Geputzte, in kleine Würfel geschnittene Möhren und Sellerie und kleingewürfelte Kartoffeln in der Butter oder hochwertigen Margarine andünsten, mit Wasser oder Bouillon aufgießen und garen lassen. Gekochte Blumenkohlröschen und Spargelstücke dazugeben, ebenfalls das gekochte, gewürfelte Kalbfleisch. Nochmals gut durchkochen lassen. Mit Pfeffer und Muskat abschmecken und mit Petersilie bestreuen.

Vanille-Bananen-Joghurt: 150 g Joghurt (ca. ¾ Becher), 60 g Banane (ohne Schale), 10 g Vanillezucker (ca. 2 Teelöffel, gestrichen), Zitronensaft. – Joghurt mit Zitronensaft und Vanillezucker gut verschlagen. Banane in Scheibchen schneiden und untermischen. Mit einer Kirsche garnieren.

Wenn erlaubt: 1 g Kochsalz (1 kleine Messerspitze).

Abendessen

Rinderlende gegrillt: 150 g Rinderlende, 5 g Öl (ca. 2½ Teelöffel), Pfeffer. – Das vorbereitete Fleisch mit etwas Pfeffer bestreuen, mit Öl bestreichen und grillen.

Champignons: 200 g Champignons, 20 g Butter oder hochwertige Margarine, Petersilie. – Kleine Champignons (aus der Dose oder frische), in Scheibchen geschnitten in der Butter oder hochwertigen Margarine andünsten, mit etwas Wasser aufgießen und vor dem Anrichten mit Petersilie bestreuen.

Kartoffelbrei: 200 g Kartoffeln, 50 ccm Milch, evtl. Muskat. – Die gekochten Kartoffeln heiß passieren, mit heißer Milch fest verschlagen und evtl. mit Muskat abschmecken.

Aprikosenkompott: 200 g Aprikosen, frisch (ohne Kerne), evtl. Saccharin,

oder im Winter

Dunstaprikosen: 200 g.

Wenn erlaubt: 1,5 g Kochsalz (1 Messerspitze).

Bemerkungen für den Arzt: Tageszufuhr ca. an Na = 61,4 mäq, Cl = 62,0 mäq, K = 157,2 mäq, Ca = 28,8 mäq, Eiweiß = 114,6 g, Fett = 57,2 g, Kohlehydrate = 211,5 g, Kalorien = 1907. Der aus dem Na-Gehalt errechnete „Kochsalzgehalt" entspricht ca. 3,6 g Na Cl. Wenn ärztlich erlaubt, können nachträglich 2,5 g Kochsalz auf die fertigen Gerichte gestreut werden. Dann entspricht die Gesamt-Kochsalzzufuhr ca. 6,1 g Na Cl. *Tageszufuhr an Vitaminen·* A = 9178 I. E., B_1 = 2,27 mg, B_2 = 1,91 mg, C = 232,60 mg. BE 17,5

1900 Kalorien (Schonkost)

Frühstück

100 g Weißbrot, 10 g Butter oder hochwertige Margarine, 10 g Bienenhonig (ca. 1 Teelöffel), 50 g Quark mit Kräutern oder Paprika abschmecken und wenn erlaubt, 0,25 g Kochsalz (1 kleine Prise), 5 g Malzkaffee (oder 10 g Bohnenkaffee „coffeinarm" oder 1 g Tee).

Mittagessen

Bouillon: 200 ccm (entfettet).

Huhnfleisch: 150 g Huhnfleisch, 50 ccm Hühnerbrühe. – Das gekochte Huhnfleisch häuten und mit Hühnerbrühe anrichten.

Gedünstete Tomaten: 200 g Tomaten, 10 g Butter oder hochwertige Margarine. – Tomaten kreuzweise einschneiden, blanchieren und enthäuten. Butter oder hochwertige Margarine in einem Tiegel zerlaufen lassen, Tomaten hineinsetzen und zugedeckt im Backofen gardünsten lassen.

Kartoffelbrei: 200 g Kartoffeln, 50 ccm Milch, evtl. Muskat. – Die gekochten Kartoffeln heiß passieren, mit heißer Milch fest verschlagen und evtl. mit Muskat abschmecken.

Obstsalat: 30 g Bananenfruchtfleisch, 30 g Orangenfruchtfleisch, 30 g Erdbeeren, 30 g Pfirsichfruchtfleisch, 20 g Zucker (ca. 4 Teelöffel, gestrichen), Zitronensaft. – Banane in Scheibchen schneiden, Orange und Pfirsich in Würfel, Erdbeeren und Zucker untermischen und mit Zitronensaft abschmecken.

Wenn erlaubt: 1,5 g Kochsalz (1 Messerspitze).

Abendessen

Fleischsalat: 75 g Kalbsbraten, 75 g Roastbeef, 50 g Tomate, 5 g Öl (ca. 2½ Teelöffel), Essig, Pfeffer, Petersilie. – Gegartes Kalbfleisch und Roastbeef in Streifchen schneiden, abgezogene Tomatenwürfel dazugeben, mit Essig, Öl und Pfeffer abschmecken und mit Petersilie bestreuen.

Kopfsalat: 30 g Kopfsalat (1 kleiner Glasteller), 3 g Öl (ca. 1½ Teelöffel), Zitronensaft, Pfeffer, Kräuter. – Den zerpflückten, gewaschenen Kopfsalat mit einer aus den angegebenen Zutaten hergestellten Salatsoße anmachen.

Weißbrot: 100 g (für Toast).

Butter oder hochwertige Margarine: 10 g.

Obst: 200 g Äpfel, frisch (bei strenger Schonkost schälen oder als Kompott).

Wenn erlaubt: 0,5 g Kochsalz (1 Prise).

Bemerkungen für den Arzt: Tageszufuhr ca. an Na = 84,3 mäq, Cl = 81,2 mäq, K = 106,8 mäq, Ca = 24,3 mäq, Eiweiß = 114,2 g, Fett = 48,5 g, Kohlehydrate = 225,9 g, Kalorien = 1899. Der aus dem Na-Gehalt errechnete „Kochsalzgehalt" entspricht ca. 4,9 g Na Cl. Wenn ärztlich erlaubt, können nachträglich 2,25 g Kochsalz auf die fertigen Gerichte gestreut werden. Dann entspricht die Gesamt-Kochsalzzufuhr ca. 7,2 g Na Cl. *Tageszufuhr an Vitaminen:* A = 5875 I. E., B_1 = 1,19 mg, B_2 = 1,08 mg, C = 191,06 mg. BE 19

1500 Kalorien (Schonkost)

Frühstück

100 g Weißbrot, 10 g Butter oder hochwertige Margarine, 50 g Quark mit geh. Petersilie und etwas Paprika abgeschmeckt und wenn erlaubt, 0,25 g Kochsalz (1 kleine Prise), 10 g Marmelade (ca. 1 Teelöffel), 5 g Malzkaffee (oder 10 g Bohnenkaffee „coffeinarm" oder 1 g Tee).

Mittagessen

Kohlrabirohkost (im Winter dafür 100 g Orangensalat): 50 g Kohlrabi, 50 g Orange, etwas Zitronensaft, geh. Petersilie. – Kurz vor dem Anrichten Kohlrabi schälen, raspeln und die in kleine Würfelchen geschnittene Orange dazugeben, mischen, mit Zitronensaft abschmecken und mit feingehackter Petersilie bestreuen.

Brisoletten in Rahmsoße: 125 g Kalbfleisch, $^1/_2$ Ei, 10 g Sahne, dünn (ca. 1 Eßlöffel), 10 g Butter oder hochwertige Margarine, Gewürze: Muskat, Pfeffer, Petersilie. – Fleisch durch die Fleischmaschine drehen und mit dem verquirlten halben Ei, den Gewürzen, etwas Flüssigkeit und der gehackten Petersilie gut mischen. Aus der Fleischmasse längliche Frikadellen formen, in einen Topf mit der zerlassenen Butter oder hochwertigen Margarine geben und zugedeckt in der Bratröhre garen lassen. Mit etwas Sahne übergießen.

Möhrengemüse: 200 g Möhren, 5 g Butter oder hochwertige Margarine, Gewürze: Petersilie, Muskat. – Die in kleine Würfel geschnittenen Möhren mit der Butter oder hochwertigen Margarine und etwas Wasser gardünsten, mit Muskat abschmecken und reichlich gehackter Petersilie bestreuen.

Kartoffelpüree: 150 g Kartoffeln, 50 ccm Milch, 10 g Butter oder hochwertige Margarine, evtl. Muskat. – Die gekochten Kartoffeln heiß passieren, mit der heißen Milch und der Butter oder hochwertigen Margarine kräftig schlagen. Evtl. mit Muskat abschmecken.

Zitronenspeise: 1 Ei, 50 ccm Milch, 30 ccm Wasser, $^1/_2$ Zitrone, 2 g Gelatine (1 Blatt), Süßstoff nach Geschmack. – Milch mit Eigelb und aufgelöster Gelatine heiß aufschlagen (nicht kochen). Nach dem Abkühlen Zitronensaft und abgeriebene Zitronenschale mit steifgeschlagenem Eiweiß und evtl. Süßstoff darunterziehen und nach dem Erkalten stürzen.

Wenn erlaubt: 1,5 g Kochsalz (1 Messerspitze).

Abendessen

Tatar: 100 g Schabefleisch, 1 Eigelb, Gewürze: Pfeffer, Muskat, Paprika, geh. Petersilie. – Schabefleisch mit den genannten Gewürzen und dem Eigelb gut mischen und pikant abschmecken.

Kopfsalat: 30 g Kopfsalat (1 kleiner Glasteller), 2 g Öl (ca. 1 Teelöffel), Gewürze: Kräuter, Zitronensaft. – Den zerpflückten, gewaschenen Kopfsalat mit einer aus den angegebenen Zutaten hergestellten Salatsoße kurz vor dem Anrichten anmachen.

Weißbrot: 50 g (für Toast).

Butter oder hochwertige Margarine: 10 g.

Wenn erlaubt: 0,5 g Kochsalz (1 Prise).

Bemerkungen für den Arzt: Tageszufuhr ca. an Na = 48,9 mäq, Cl = 47,0 mäq, K = 78,0 mäq, Ca = 31,7 mäq (im Winter: Na = 52,4 mäq, Cl = 48,0 mäq, K = 69,5 mäq, Ca = 31,5 mäq), Eiweiß = 93,4 g, Fett = 57,3 g, Kohlehydrate = 141,6 g, Kalorien = 1498. Der aus dem Na-Gehalt errechnete „Kochsalzgehalt" entspricht ca. 2,9 g NaCl (im Winter: 3,1 g NaCl). Wenn ärztlich erlaubt, können nachträglich 2,25 g Kochsalz auf die fertigen Gerichte gestreut werden. Dann entspricht die Gesamt-Kochsalzzufuhr ca. 5,1 g NaCl (im Winter: 5,3 g NaCl). *Tageszufuhr an Vitaminen:* A = 7672 I. E., B_1 = 1,27 mg, B_2 = 1,46 mg, C = 109,55 mg (im Winter: A = 7767 I. E., B_1 = 128 mg, B_2 = 1,45 mg, C = 120,05 mg). BE 12

1500 Kalorien (Schonkost)

Frühstück

100 g Weißbrot, 10 g Butter oder hochwertige Margarine, 30 g Kalbsbraten, 10 g Marmelade (ca. 1 Teelöffel), 1 g Tee (oder 10 g Bohnenkaffee „coffeinarm" oder 5 g Malzkaffee).

Mittagessen

Kopfsalat: 30 g Kopfsalat (1 kleiner Glasteller), 2 g Öl (ca. 1 Teelöffel), Gewürze: Zitronensaft, Kräuter, Eischeibe, Radieschen. – Den zerpflückten, gewaschenen Kopfsalat mit einer aus den angegebenen Zutaten zubereiteten Salatsoße anmachen. Mit Radieschen und Eischeibe garnieren.

Leberragout: 150 g Kalbsleber, 3 g Öl (ca. 1½ Teelöffel), 30 g Apfel, 5 ccm Wein (ca. 1 Teelöffel), Gewürze: Zitronensaft. – Leber häuten, in Würfel schneiden und zusammen mit kleinen Apfelstückchen in Öl andünsten (ohne Kruste). Etwas Flüssigkeit zugießen und kurze Zeit im geschlossenen Topf gardünsten. Mit Wein und einigen Tropfen Zitronensaft abschmecken.

Spinat: 200 g Spinat, 5 g Butter, Gewürze: Muskat, Pfeffer. – Den Spinat gut waschen, blanchieren und passieren. In Butter oder hochwertiger Margarine anschwitzen, mit etwas Flüssigkeit aufgießen und mit Muskat und Pfeffer würzen.

Kartoffelpüree: 150 g Kartoffeln, 50 ccm Milch, Gewürze: Muskat. – Die gekochten Kartoffeln heiß passieren und mit der heißen Milch kräftig schlagen. Evtl. mit Muskat abschmecken.

Apfelringe: 100 g Apfel, Gewürze: Zitronensaft, evtl. Süßstoff. – Apfel schälen, Kerngehäuse ausstechen und in 1 cm breite Scheiben schneiden. In wenig Wasser mit etwas Zitronensaft weichkochen. Auf einem Glasteller anrichten und mit dem Apfelsud übergießen.

Wenn erlaubt: 1,5 g Kochsalz (1 Messerspitze).

Abendessen

Gesulzte Hechtschnitten: 150 g Hechtfleisch, 3 g Gelatine (1½ Blatt), ½ Ei, 100 ccm Fischfond, Essig. – Die Gelatine in 100 ccm Fischfond auflösen. Die Hälfte davon in eine Form gießen und nach dem Erkalten mit Eischeiben belegen. Danach das gekochte Fleisch darauflegen und den restlichen Fischfond aufgießen. Nach dem Erkalten stürzen und mit Petersilie garnieren.

Tomatensalat: 100 g Tomaten, 3 g Öl (ca. 1½ Teelöffel), Gewürze: Essig, Pfeffer, Petersilie. – Die Tomaten in dünne Scheiben schneiden und mit Marinade begießen. Mit feingehackter Petersilie bestreuen.

Weißbrot: 100 g.

Butter oder hochwertige Margarine: 10 g.

Tee: 1 g (ohne Zucker).

Wenn erlaubt: 1 g Kochsalz (1 kleine Messerspitze).

Bemerkungen für den Arzt: Tageszufuhr ca. an Na = 61,3 mäq, Cl = 54,3 mäq, K = 90,3 mäq, Ca = 21,0 mäq, Eiweiß = 99,9 g, Fett = 42,6 g, Kohlehydrate = 167,4 g, Kalorien = 1503. Der aus dem Na-Gehalt errechnete „Kochsalzgehalt" entspricht ca. 3,6 g Na Cl. Wenn ärztlich erlaubt, können nachträglich 2,5 g Kochsalz auf die fertigen Gerichte gestreut werden. Dann entspricht die Gesamt-Kochsalzzufuhr ca. 6,1 g Na Cl. *Tageszufuhr an Vitaminen:* A = 62 006 I. E., B_1 = 1,43 mg, B_2 = 5,89 mg, C = 240,40 mg.

BE 14

1500 Kalorien (Schonkost)

Frühstück

50 g Weißbrot, 50 g Knäckebrot, 10 g Butter oder hochwertige Margarine, 10 g Marmelade (ca. 1 Teelöffel), 30 g Streichkäse (20% F. i. T.), 1 g Tee (oder 5 g Malz- oder 10 g Bohnenkaffee „coffeinarm").

Mittagessen

Sellerie-Apfel-Rohkost: 50 g Sellerie, 30 g Apfel, Gewürze: Zitronensaft. – Kurz vor dem Anrichten Sellerie schälen, in dünne Streifchen schneiden, den geriebenen Apfel untermischen und mit Zitronensaft abschmecken.

Kalbsteak: 125 g Kalbfleisch, 3 g Öl (ca. 1½ Teelöffel), Gewürze: Pfeffer. – Kalbsteak mit etwas Pfeffer bestreuen, mit Öl bestreichen und grillen.

Kopfsalat: 30 g Kopfsalat (1 kleiner Glasteller), 3 g Öl (ca. 1½ Teelöffel), Gewürze: Zitronensaft, Kräuter, Pfeffer. – Den zerpflückten, gewaschenen Kopfsalat mit einer aus den angegebenen Zutaten hergestellten Salatsoße anmachen.

Petersilienkartoffeln: 150 g Kartoffeln, 5 g Butter oder hochwertige Margarine, Gewürze: Petersilie. – Die gekochten Kartoffeln mit der Butter oder hochwertigen Margarine und der feingehackten Petersilie vorsichtig im geschlossenen Topf schütteln.

Bananen in Gelee: 100 g Banane ohne Schale, 50 ccm Weißwein, 50 ccm Wasser, 2 g Gelatine (1 Blatt), etwas Zitronensaft, evtl. Saccharin. – Den Weißwein mit dem Wasser mischen (evtl. Saccharin) und die in 10 ccm heißem Wasser aufgelöste Gelatine dazugeben. In ein Dessertförmchen etwas von der Flüssigkeit geben und erkalten lassen, fächerartig mit Bananenscheiben auslegen, diese mit Zitronensaft beträufeln und mit der restlichen Flüssigkeit aufgießen. Nach dem Erkalten stürzen.

Wenn erlaubt: 1,5 g Kochsalz (1 Messerspitze).

Abendessen

Joghurtspeise: 100 g Joghurt (ca. ½ Becher), 50 g Apfel, 50 g Orange (ohne Schale), 50 g Banane (ohne Schale), Zitronensaft, evtl. Saccharin. – Joghurt gut durchschlagen, mit dem in Würfel geschnittenen Obst mischen und mit Zitronensaft und evtl. mit Saccharin abschmecken.

Kalbsbratenaufschnitt: 65 g.

Weißbrot: 100 g.

Butter oder hochwertige Margarine: 5 g.

Tee: 1 g.

Bemerkungen für den Arzt: Tageszufuhr ca. an Na = 59,5 mäq, Cl = 51,6 mäq, K = 71,7 mäq, Ca = 23,9 mäq, Eiweiß = 82,6 g, Fette = 35,8 g, Kohlehydrate = 199,1 g, Kalorien = 1502. Der aus dem Na-Gehalt errechnete „Kochsalzgehalt" entspricht ca. 3,5 g Na Cl. Wenn ärztlich erlaubt, können nachträglich 1,5 g Kochsalz auf die fertigen Gerichte gestreut werden. Dann entspricht die Gesamt-Kochsalzzufuhr ca. 5,0 g Na Cl. *Tageszufuhr an Vitaminen:* A = 2905 I. E., B_1 = 0,98 mg, B_2 = 0,84 mg, C = 84,65 mg. BE 16,5

1500 Kalorien (Schonkost)

Frühstück

100 g Weißbrot, 10 g Butter oder hochwertige Margarine, 10 g Marmelade (ca. 1 Teelöffel), 50 g Quark (evtl. mit versch. Kräutern abgeschmeckt und wenn erlaubt 0,25 g Kochsalz [1 kleine Prise]), 5 g Malzkaffee (oder 10 g Bohnenkaffee „coffeinarm" oder 1 g Tee).

Mittagessen

Ged. Kabeljaufilet: 250 g Kabeljaufilet, 10 g Butter oder hochwertige Margarine, 10 g Sahne, dünn (ca. 1 Eßlöffel), Gewürze: Petersilie, Zitronensaft. – Das gewaschene Fischfilet mit Zitronensaft beträufeln. Einen Topf mit der Butter oder hochwertigen Margarine ausstreichen, das Filet dazugeben und im geschlossenen Topf in der Röhre garen. Vor dem Anrichten mit Sahne begießen und Petersilie bestreuen.

Gemischter Salat: 30 g Kopfsalat (1 kleiner Glasteller), 50 g Wachsböhnchen, 50 g Spargel, 5 g Öl (ca. 2½ Teelöffel), Gewürze: Zitronensaft, Pfeffer, Kräuter. – Aus Zitronensaft, Öl, Pfeffer und Kräutern eine Salatsoße herstellen. Die Hälfte über die gekochten Böhnchen und den Spargel geben und gut durchziehen lassen. Den zerpflückten, gewaschenen Kopfsalat kurz vor dem Anrichten mit der restlichen Salatsoße vermischen.

Petersilienkartoffeln: 150 g Kartoffeln, 5 g Butter oder hochwertige Margarine, Petersilie. – Die gekochten Kartoffeln mit der Butter oder hochwertigen Margarine und der feingehackten Petersilie im geschlossenen Topf vorsichtig schütteln.

Obst: 125 g Erdbeeren, frisch (im Winter: Dunsterdbeeren).

Wenn erlaubt: 1,5 g Kochsalz (1 Messerspitze).

Abendessen

Huhnfleisch: 50 g, **Kalbszunge:** 30 g, Petersilie. – Zunge dünn aufschneiden, mit dem Huhnfleisch auf einer Platte anrichten und mit Petersiliensträußchen garnieren.

Tomatensalat: 200 g Tomaten, 2 g Öl (ca. 1 Teelöffel), Gewürze: Essig, Petersilie. – Die gewaschenen Tomaten dünn aufschneiden, mit Essig und Öl anmachen, gut durchziehen lassen und mit Petersilie bestreuen.

Weißbrot: 100 g.

Butter oder hochwertige Margarine: 10 g.

Bemerkungen für den Arzt: Tageszufuhr ca. an Na = 53,9 mäq, Cl = 55,2 mäq, K = 80,8 mäq, Ca = 15,2 mäq (im Winter: Na = 55,4 mäq, Cl = 55,3 mäq, K = 93,9 mäq, Ca = 14,4 mäq), Eiweiß = 99,5 g, Fett = 46,3 g, Kohlehydrate = 158,1 g, Kalorien = 1509. Der aus dem Na-Gehalt errechnete „Kochsalzgehalt entspricht ca. 3,1 g Na Cl (im Winter: 3,2 g Na Cl). Wenn ärztlich erlaubt, können nachträglich 1,75 g Kochsalz auf die fertigen Gerichte gestreut werden. Dann entspricht die Gesamt-Kochsalzzufuhr 4,9 g Na Cl (im Winter: 5 g Na Cl). *Tageszufuhr an Vitaminen:* A = 4603 I. E., B_1 = 1,04 mg, B_2 = 0,78 mg, C = 188,15 g. BE 13

1500 Kalorien (Schonkost)

Frühstück

100 g Weißbrot, 10 g Butter oder hochwertige Margarine, 10 g Marmelade (ca. 1 Teelöffel), 30 g Streichkäse (20% F.i.T.), 1 g Tee (oder 10 g Bohnenkaffee „coffeinarm" oder 5 g Malzkaffee).

Mittagessen

Tomatensaft: 200 ccm aus der Büchse.

Kalbsbraten: 100 g Kalbsfilet, 5 g Öl (ca. 2½ Teelöffel), Gewürze: Pfeffer, Paprika. – Kalbfleisch mit etwas Pfeffer und Paprika würzen, im heißen Öl beiderseitig anbraten (keine braune Kruste!), mit etwas Flüssigkeit aufgießen und im geschlossenen Topf gardünsten.

Blumenkohlgemüse: 200 g Blumenkohl, 5 g Butter oder hochwertige Margarine, Gewürze: Muskat, Petersilie, Zitronenschale. – Den geputzten Blumenkohl in Wasser mit einer Zitronenschale garen. Abschütten, mit zerlassener Butter oder hochwertiger Margarine übergießen und mit Petersilie bestreuen.

Petersilienkartoffeln: 150 g Kartoffeln, Petersilie. – Kartoffeln wie üblich (ohne Kochsalz) kochen. Vor dem Anrichten mit reichlich Petersilie bestreuen.

Orangenquark: 100 g Quark, 100 g Orange, Zitronensaft, etwas Milch, evtl. Saccharin. – Quark passieren und mit etwas Milch und Zitronensaft sahnig schlagen, mit der kleingeschnittenen Orange mischen und evtl. mit Saccharin abschmecken.

Wenn erlaubt: 1,5 g Kochsalz (1 Messerspitze).

Abendessen

Roastbeefröllchen: 100 g Roastbeef, 30 g Quark, 10 g Sahne (20%, ca. 1 Eßlöffel), Gewürze: Petersilie. – Quark passieren, mit der Sahne gut durchschlagen und mit feingehackter Petersilie mischen. Dünne Roastbeefscheiben mit dem Quark bestreichen und rollen.

Kopfsalat: 30 g Kopfsalat (1 kleiner Glasteller), 3 g Öl (ca. 1½ Teelöffel), Gewürze: Kräuter, Zitronensaft, Pfeffer. – Den zerpflückten, gewaschenen Kopfsalat mit einer aus den angegebenen Zutaten zubereiteten Salatsoße anmachen. Den Salat auf eine Platte geben, die Roastbeefröllchen dazugeben und mit Petersiliensträußchen garnieren.

Weißbrot: 100 g.

Butter oder hochwertige Margarine: 10 g.

Wenn erlaubt: 0,5 g Kochsalz (1 Prise).

Bemerkungen für den Arzt: Tageszufuhr ca. an Na = 73,9 mäq, Cl = 54,4 mäq, K = 70,1 mäq, Ca = 23,2 mäq, Eiweiß = 109,9 g, Fett = 39,7 g, Kohlehydrate = 164,3 g, Kalorien = 1501. Der aus dem Na-Gehalt errechnete „Kochsalzgehalt" entspricht ca. 4,3 g Na Cl. Wenn ärztlich erlaubt, können nachträglich 2 g Kochsalz auf die fertigen Gerichte gestreut werden. Dann entspricht die Gesamt-Kochsalzzufuhr 6,3 g Na Cl. *Tageszufuhr an Vitaminen:* A = 5005 I. E., B_1 = 1,10 mg, B_2 = 1,01 mg, C = 257,23 mg. BE 13,5

1500 Kalorien (Schonkost)

Frühstück

100 g Weißbrot, 10 g Butter oder hochwertige Margarine, 1 Ei (3 Min. kochen), 10 g Marmelade (ca. 1 Teelöffel), 1 g Tee (oder 5 g Malz- oder 10 g Bohnenkaffee „coffeinarm").

Mittagessen

Grapefruit: 100 g (½ Grapefruit). – Die Frucht halbieren und mit dem Messer das Fruchtfleisch von der Schale trennen.

Ged. Hähnchen: 150 g Hähnchen, 10 g Butter oder hochwertige Margarine, Gewürze: Rosmarin. – Hähnchen mit Rosmarin einreiben, in Butter oder hochwertiger Margarine kurz anbraten, mit Flüssigkeit aufgießen und im geschlossenen Topf gardünsten.

Spargel: 200 g Spargel, 10 g Butter oder hochwertige Margarine, Gewürze: Petersilie. – Spargel schälen, bündeln und in Wasser kochen oder aus der Dose nehmen. Zum Anrichten mit zerlassener Butter oder hochwertiger Margarine übergießen und mit Petersilie bestreuen.

Petersilienkartoffeln: 150 g Kartoffeln, Gewürze: Petersilie. – Die gekochten Kartoffeln vor dem Anrichten mit reichlich Petersilie bestreuen.

Obstsalat: 30 g Apfelfruchtfleisch, 30 g Orangenfruchtfleisch, 20 g Bananenfruchtfleisch, 20 g Ananasfruchtfleisch, Zitronensaft. – Die Früchte schälen, entkernen und in Würfel schneiden. Mit Zitronensaft (und evtl. Saccharin) abschmecken und nett anrichten.

Wenn erlaubt: 1,5 g Kochsalz (1 Messerspitze).

Abendessen

Kalbsbraten: 50 g, **Lachsschinken:** 50 g, **Tomaten:** 100 g. – Kalbsbraten und Lachsschinken dünn aufschneiden. Auf einem Plättchen mit der in Achtel geschnittenen Tomate und Petersiliensträußchen anrichten.

Weißbrot: 100 g.

Butter oder hochwertige Margarine: 10 g.

Tee: 1 g.

Bemerkungen für den Arzt: Tageszufuhr ca. an Na = 71,7 mäq, Cl = 72,6 mäq, K = 77,2 mäq, Ca = 13,3 mäq, Eiweiß = 89,6 g, Fett = 45,9 g, Kohlehydrate = 165,1 g, Kalorien = 1500. Der aus dem Na-Gehalt errechnete „Kochsalzgehalt" entspricht ca. 4,2 g Na Cl. Wenn ärztlich erlaubt, können nachträglich 1,5 g Kochsalz auf die fertigen Gerichte gestreut werden. Dann entspricht die Gesamt-Kochsalzzufuhr 5,7 g Na Cl. *Tageszufuhr an Vitaminen:* A = 5692 I. E., B_1 = 1,92 mg, B_2 = 1,33 mg, C = 230,60 mg. BE 14

1500 Kalorien (Schonkost)

Frühstück

100 g Weißbrot, 10 g Butter oder hochwertige Margarine, 10 g Marmelade (ca. 1 Teelöffel), 40 g Kalbsbraten, 1 g Tee (oder 5 g Malzkaffee oder 10 g Bohnenkaffee „coffeinarm").

Mittagessen

Möhrenrohkost: 50 g Möhren, Gewürze: Zitronensaft, Petersilie. – Die geschälten und gewaschenen Möhren fein reiben, mit Zitronensaft abschmekken und mit feingehackter Petersilie bestreuen.

Roastbeef: 125 g Rindfleisch, 5 g Öl (ca. 2½ Teelöffel), Gewürze: Pfeffer. – Das vorbereitete Fleisch mit etwas Pfeffer würzen, mit Öl bestreichen, beiderseits kurz anbraten (keine braune Kruste), mit wenig Wasser aufgießen und im geschlossen Topf gardünsten. Mit dem Bratenfond anrichten.

Wachsböhnchen: 200 g Wachsböhnchen, 5 g Butter oder hochwertige Margarine, Gewürze: Bohnenkraut, Petersilie, Muskat oder Pfeffer. – Die zugerichteten Wachsböhnchen mit der Butter, dem Bohnenkraut und etwas Flüssigkeit gardünsten, würzen und mit Petersilie bestreuen.

Kartoffeln: 150 g Kartoffeln. – Kartoffeln wie üblich (ohne Kochsalz) kochen.

Apfelkompott: 200 g Äpfel (ungeschält), Zimt, Zitronensaft, evtl. Saccharin. – Äpfel schälen, in Viertel schneiden und in etwas Wasser mit einem Stückchen Zimtstange garen. Mit Zitronensaft und evtl. Saccharin abschmecken.

Wenn erlaubt: 1,5 g Kochsalz (1 Messerspitze).

Abendessen

Pikanter Quark: 150 g Quark, 10 g Sahne, dünn (ca. 1 Eßlöffel), Gewürze: Petersilie, Paprika, Tomatenscheiben. – Quark passieren und mit der Sahne gut durchschlagen. Eine Hälfte Quark mit Paprika abschmecken und eine mit gehackter Petersilie. In Schüsselchen spritzen und mit Tomatenscheiben garnieren.

Kopfsalat: 30 g Kopfsalat (1 kleiner Glasteller), 3 g Öl (ca. 1½ Teelöffel), Gewürze: Kräuter, Zitronensaft, Pfeffer. – Den zerpflückten, gewaschenen Kopfsalat mit einer aus den angegebenen Zutaten zubereiteten Salatsoße anmachen.

Weißbrot: 100 g.

Butter oder hochwertige Margarine: 10 g.

Aprikosenkompott: 100 g Aprikosen, frisch (im Winter: Dunstaprikosen), evtl. Saccharin. – Aprikosen entkernen und in etwas Wasser gardünsten. Evtl. mit Saccharin abschmecken.

Wenn erlaubt: 1 g Kochsalz (1 kleine Messerspitze).

Bemerkungen für den Arzt: Tageszufuhr ca. an Na = 49,2 mäq, Cl = 50,8 mäq, K = 82,0 mäq, Ca = 20,7 mäq, Eiweiß = 87,5 g, Fett = 37,2 g, Kohlehydrate = 190 g, Kalorien = 1501. Der aus dem Na-Gehalt errechnete „Kochsalzgehalt" entspricht ca. 2,9 g Na Cl. Wenn ärztlich erlaubt, können nachträglich 2,5 g Kochsalz auf die fertigen Gerichte gestreut werden. Dann entspricht die Gesamt-Kochsalzzufuhr ca. 5,4 g Na Cl. *Tageszufuhr an Vitaminen:* A = 6797 I. E. B_1 = 1,11 mg, B_2 = 0,96 mg, C = 99,95 mg. BE 16

1500 Kalorien (Schonkost)

Frühstück

75 g Weißbrot (oder Brötchen), 10 g Butter oder hochwertige Margarine, 10 g Honig (ca. 1 Teelöffel), 20 g Leberwurst, 1 g Tee (oder 5 g Malzkaffee oder 10 g Bohnenkaffee „coffeinarm").

Mittagessen

Orangensaft: 100 ccm (frisch oder aus der Dose).

Gemüseplatte: 100 g Blumenkohl, 100 g Tomaten, 100 g Karotten, 100 g Spargel, 100 g Prinzeßböhnchen, 100 g Kartoffeln, 10 g Butter oder hochwertige Margarine, Petersilie, Bohnenkraut. – Gemüse und Kartoffeln putzen, zerkleinern, je nach Gemüseart. Die Tomaten müssen enthäutet werden. Auf einer Platte geschmackvoll anrichten, mit zerlassenem Fett übergießen und mit Petersilie bestreuen.

Rührei: 2 Eier, 5 g Öl (ca. 2½ Teelöffel). – Die Eier mit etwas Wasser verschlagen (etwa 1 EBl.), und lockeres Rührei bereiten. Zusammen mit dem Gemüse anrichten, mit Petersilie bestreuen, gleich servieren.

Gegrillte Banane: 80 g Banane (ohne Schale), 10 g Preiselbeermarmelade (ca. 1 Teelöffel). – Die Bananenschale öffnen, aber nicht entfernen, in die Röhre oder unter den Grill legen. Vor dem Servieren mit Preiselbeermarmelade bestreichen.

Wenn erlaubt: 1,5 g Kochsalz (1 Messerspitze).

Abendessen

Serbisches Reisfleisch: 100 g Kalbfleisch, 50 g Reis, 5 g Öl (ca. 2½ Teelöffel), 10 g Tomatenmark, Gewürze: Paprika, Petersilie. – Das in kleine Stücke geschnittene Kalbfleisch wird in dem heißen Öl leicht angebräunt und mit wenig Flüssigkeit aufgegossen. Zugedeckt gardünsten lassen. Nachdem man den Reis körnig gekocht hat, vermischt man ihn mit dem Fleisch, gibt Paprika und Tomatenmark dazu und bestreut mit Petersilie.

Kopfsalat: 50 g Kopfsalat (1 kleiner Glasteller), 3 g Öl (ca. 1½ Teelöffel), Zitronensaft, Petersilie. – Kopfsalat sorgfältig waschen und zerpflücken. Aus den genannten Zutaten eine Marinade bereiten und darübergießen.

Grapefruit: 200 g Grapefruit (mit Schale).

Wenn erlaubt: 1 g Kochsalz (1 kleine Messerspitze).

Bemerkungen für den Arzt: Tageszufuhr ca. an Na = 29,4 mäqu, Cl = 30,4 mäqu, K = 86,7 mäqu, Ca = 22,7 mäqu, Eiweiß = 62,6 g, Fett = 50,6 g, Kohlehydrate = 169,3 g, Kalorien = 1502. Der aus dem Na-Gehalt errechnete „Kochsalzgehalt" entspricht ca. 1,7 g Na Cl. Wenn ärztlich erlaubt, können nachträglich 2,5 g Kochsalz auf die fertigen Gerichte gestreut werden. Dann entspricht die Gesamt-Kochsalzzufuhr ca. 4,2 g Na Cl. *Tageszufuhr an Vitaminen:* A = 9599 I. E., B_1 = 1,22 mg, B_2 = 1,59 mg, C = 299,0 mg.

BE 14

1500 Kalorien (Schonkost)

Frühstück

75 g Weißbrot, 10 g Butter oder hochwertige Margarine.

Müsli: 20 g Haferflocken, 10 g geriebene Nüsse (ca. 4 schwach gehäufte Teelöffel), 100 g Apfel, 10 g Rosinen (ca. 2 Teelöffel), 100 g Weintrauben (im Winter: 100 g Orangen ohne Schale), 100 g Joghurt (ca. $^1/_2$ Becher), Zitronensaft. – Haferflocken mit etwas Zitronensaft beträufeln, Apfel mit der Schale auf einer groben Reibe reiben, Weintrauben evtl. halbieren und entkernen. Rosinen und geriebene Nüsse und Joghurt untermischen. Nach Geschmack mit Saccharin süßen. – 1 g Tee (oder 5 g Malzkaffee oder 10 g Bohnenkaffee „coffeinarm").

Mittagessen

Bouillon: 200 ccm, Petersilie. – Entfettete Bouillon verwenden. Mit Petersilie bestreuen.

Zungenragout: 75 g Kalbszunge, 10 g Butter oder hochwertige Margarine, 5 g Mehl (ca. 1 Teelöffel, gestrichen), Zitronensaft, etwas Tomatenmark. – Zunge abziehen und in feine Würfel schneiden. Aus der Butter oder hochwertigen Margarine und dem Mehl helle Einbrenne bereiten, mit Zungenbrühe aufgießen, mit den genannten Gewürzen abschmecken.

Blattspinat: 150 g Spinat, Gewürze: Muskat. – Jungen Spinat verlesen, waschen, in wenig Wasser kurz abkochen, abseihen, gut abtropfen lassen. Mit wenig Muskat würzen.

Kartoffelschnee: 100 g Kartoffeln. – Die wie üblich gekochten Kartoffeln durch eine Presse geben und locker anrichten.

Orangenquark: 75 g Quark, 75 g Orangenfruchtfleisch, Zitronensaft, Saccharin. – Quark durch ein Sieb pressen. Die Orangen entweder als Saft oder als kleingeschnittene Stücke darunter mischen. Mit Zitronensaft und Saccharin abschmecken.

Wenn erlaubt: 1,5 g Kochsalz (1 Messerspitze).

Abendessen

Tomaten gefüllt mit Rührei: 100 g Tomaten (ca. 2 Stück), 1 Ei, 20 ccm Milch (ca. 4 Teelöffel), Petersilie, Gewürze: etwas Muskat, 5 g Öl (ca. $2^1/_2$ Teelöffel). – Feste Tomaten in kochendes Wasser halten, dann in kaltes Wasser tun und die Haut abziehen. Vorsichtig den Deckel abschneiden und aushöhlen. Das Ei mit Milch, etwas Muskat und Petersilie verrühren und lockeres Rührei herstellen. Die Tomaten werden damit gefüllt und der Deckel daraufgesetzt. Kurze Zeit in die Röhre stellen, dann sofort servieren.

Weißbrot: 50 g (evtl. auch als Toast).

Butter oder hochwertige Margarine: 10 g.

Wenn erlaubt: 1 g Kochsalz (1 kleine Messerspitze).

Bemerkungen für den Arzt: Tageszufuhr ca. an Na = 63,1 mäq, Cl = 59,8 mäq, K = 81,8 mäq, Ca = 30,0 mäq, Eiweiß = 58,2 g, Fett = 61,1 g, Kohlehydrate = 216,1 g, Kalorien = 1497. Der aus dem Na-Gehalt errechnete „Kochsalzgehalt" entspricht ca. 3,7 g Na Cl. Wenn ärztlich erlaubt, können nachträglich 2,5 g Kochsalz auf die fertigen Gerichte gestreut werden. Dann entspricht die Gesamt-Kochsalzzufuhr ca. 6,2 g Na Cl. *Tageszufuhr an Vitaminen:* A = 4801 I. E., B_1 = 1,02 mg, B_2 = 1,17 mg, C = 180,73 mg. BE 13,5

1500 Kalorien (Schonkost)

Frühstück

75 g Weißbrot (als Toast), 10 g Butter oder hochwertige Margarine, 10 g Marmelade (ca. 1 Teelöffel), 30 g Streichkäse (20% F. i. T.), 1 g Tee (oder 5 g Malzkaffee oder 10 g Bohnenkaffee „coffeinarm").

Mittagessen

Grapefruitsaft: 100 ccm (frisch oder aus der Dose).

Kalbsfrikassee: 100 g Kalbfleisch, 10 g Butter oder hochwertige Margarine, 5 g Mehl (ca. 1 Teelöffel, gestrichen), Gewürze: etwas Zitronensaft, Pfeffer, Paprika. – Das Fleisch waschen und in Stücke schneiden. In Butter oder hochwertiger Margarine von allen Seiten andünsten, mit etwas Flüssigkeit aufgießen. Wenn das Fleisch gar ist, legieren und mit Gewürzen abschmecken.

Prinzeßbohnen: 150 g Prinzeßbohnen, Bohnenkraut. – Feine junge Bohnen waschen, Fäden abziehen, kleine ganz lassen, größere brechen oder schneiden. In wenig Flüssigkeit mit Bohnenkraut gardünsten.

Reis: 50 g Reis. – Reis waschen, in kochendes Wasser streuen, etwa 20 Min. springend kochen lassen, abseihen, kalt abschrecken, abtropfen lassen und in die offene heiße Röhre zum Trocknen schieben.

Kopfsalat: 30 g Kopfsalat (1 kleiner Glasteller), 3 g Öl (ca. 1½ Teelöffel), Zitronensaft, Petersilie. – Salat waschen und zerpflücken, aus den Zutaten eine Marinade bereiten, über den Salat gießen und gut durchziehen lassen.

Pfirsichkompott: 150 g Pfirsiche, frisch (oder Dunstpfirsiche). – Pfirsiche in kaltes Wasser geben, bis zum Kochen kommen lassen, dann in kaltes zurückgeben und Haut abziehen. Pfirsiche halbieren, entsteinen und in wenig Flüssigkeit gardünsten.

Wenn erlaubt: 1,5 g Kochsalz (1 Messerspitze).

Abendessen

Italienischer Salat: 50 g Roastbeef, 50 g Kalbsbraten, 100 g Apfel, 5 g Öl (ca. 2½ Teelöffel), Gewürze: Zitronensaft, Petersilie, etwas Pfeffer. – Roastbeef und Kalbsbraten in schmale Streifen schneiden. Den Apfel schälen, achteln und in schmale Stücke schneiden. Aus den Zutaten eine Marinade bereiten und über den Salat gießen, gut durchziehen lassen. Auf einem Salatblatt anrichten.

Weißbrot: 75 g.

Butter oder hochwertige Margarine: 10 g.

Tomaten: 100 g.

Wenn erlaubt: 1 g Kochsalz (1 kleine Messerspitze).

Bemerkungen für den Arzt: Tageszufuhr ca. an Na = 37,2 mäq, Cl = 36,2 mäq, K = 58,5 mäq, Ca = 12,6 mäq, Eiweiß = 83 g, Fett = 44,9 g, Kohlehydrate = 171,2 g, Kalorien = 1496. Der aus dem Na-Gehalt errechnete „Kochsalzgehalt" entspricht ca. 2,2 g Na Cl. Wenn ärztlich erlaubt, können nachträglich 2,5 g Kochsalz auf die fertigen Gerichte gestreut werden. Dann entspricht die Gesamt-Kochsalzzufuhr ca. 4,7 g Na Cl. *Tageszufuhr an Vitaminen:* A = 5945 I. E., B_1 = 0,79 mg, B_2 = 1,00 mg, C = 112,05 mg. BE 14,5

1500 Kalorien (Schonkost)

Frühstück

90 g Weißbrot, 10 g Butter oder hochwertige Margarine, 10 g Marmelade (ca. 1 Teelöffel), 1 Ei (4 Min. kochen), 80 g Banane (mit Schale, ca. 1 kleine Frucht), 1 g Tee (oder 5 g Malzkaffee oder 10 g Bohnenkaffee „coffeinarm").

Mittagessen

Tomatensaft: 100 ccm (aus der Büchse).

Züricher Kalbsrollen: 100 g Kalbfleisch, 20 g gek. Schinken, ¼ Ei, 10 g Butter oder hochwertige Margarine, 100 ccm Bouillon, Gewürze: Petersilie, etwas Pfeffer. – Das Fleisch wird gewaschen, geklopft und gewürzt. Nach Geschmack mit etwas Tomatenmark bestreichen. Die Scheibe gekochten Schinken und das viertel Ei einlegen. Zusammenrollen und mit Band umwickeln oder mit Hölzchen feststecken oder mit Rouladenklammern befestigen. In dem Fett wird die Kalbsrolle leicht angebräunt, mit Bouillon aufgegossen und gargedünstet.

Karottengemüse: 150 g Karotten, 5 g Butter oder hochwertige Margarine, Petersilie. – Die Karotten werden ganz gekocht. Danach schneidet man sie in ganz schmale Scheiben, übergießt sie mit dem Fett und richtet mit gewiegter Petersilie an.

Kartoffelschnee: 100 g Kartoffeln. – Kartoffeln wie üblich kochen, danach sofort durch eine Presse geben und locker anrichten.

Apfelkompott: 150 g Äpfel, Zitronensaft und -schale, Saccharin. – Äpfel schälen, in Stücke schneiden und in wenig Flüssigkeit mit Zitronensaft und -schale gardünsten. Evtl. mit Saccharin süßen.

Wenn erlaubt: 1,5 g Kochsalz (1 Messerspitze).

Abendessen

Nudelauflauf: 20 g Fadennudeln, 125 ccm Vollmilch, 10 g Butter oder hochwertige Margarine, 10 g Zucker (ca. 2 Teelöffel, gestrichen), 1 Ei. – Nudeln brechen, in die kochende Milch einrühren, garkochen. Das Fett, Zucker und Eigelb schaumig rühren. Nudeln daruntermengen, Schnee unterziehen, in kleiner Auflaufform, die etwas ausgefettet sein muß, 15 Min. backen.

Aprikosenkompott: 120 g Aprikosen, frisch (oder Dunstaprikosen), Zitronenschale und -saft, Saccharin. – Die Aprikosen halbieren, entkernen und in wenig Flüssigkeit gardünsten, evtl. mit Saccharin abschmecken.

Bemerkungen für den Arzt: Tageszufuhr ca. an Na = 66,7 mäq, Cl = 59,3 mäq, K = 85,8 mäq, Ca = 21,2 mäq, Eiweiß = 62,9 g, Fett = 55,4 g, Kohlehydrate = 174,2 g, Kalorien = 1499. Der aus dem Na-Gehalt errechnete „Kochsalzgehalt" entspricht ca. 3,9 g Na Cl. Wenn ärztlich erlaubt, können nachträglich 1,5 g Kochsalz auf die fertigen Gerichte gestreut werden. Dann entspricht die Gesamt-Kochsalzzufuhr ca. 5,4 g Na Cl. *Tageszufuhr an Vitaminen:* A = 10 638 I. E., B_1 = 1,09 mg, B_2 = 1,23 mg, C = 74,50 mg. BE 14,5

1500 Kalorien (Schonkost)

Frühstück

75 g Weißbrot (evtl. auch als Toast), 10 g Butter oder hochwertige Margarine, 10 g Marmelade (ca. 1 Teelöffel), 50 g Quark, mit Paprika und Schnittlauch und wenn erlaubt, 0,25 g Kochsalz (1 kleine Prise) abschmekken, 1 g Tee (oder 5 g Malzkaffee oder 10 g Bohnenkaffee „coffeinarm").

Mittagessen

Vollmilch: 125 ccm.

Kabeljau gedünstet mit frischen Tomaten: 200 g Kabeljaufilet, 10 g Butter oder hochwertige Margarine, 10 g Tomatenmark, 150 g Tomaten, 5 g Mehl (ca. 1 Teelöffel, gestrichen), 10 g Rahm (ca. 1 Eßlöffel), etwas Zitronensaft. – Fisch säubern, mit Zitronensaft säuern. In der heißen Butter oder hochwertigen Margarine etwa 5 Min. durchdünsten, mit etwas Flüssigkeit aufgießen, das Tomatenmark dazutun. Tomaten in Scheiben schneiden, zum Fisch geben, mit dem Fisch gardünsten. Zuletzt den Fisch mit Rahm bestreichen, die Soße binden, abschmecken.

Kopfsalat: 30 g Kopfsalat (1 kleiner Glasteller), 3 g Öl (ca. 1½ Teelöffel), Gewürze: Zitronensaft, Pfeffer, Petersilie. – Den Kopfsalat sorgfältig waschen und zerpflücken. Aus dem Öl mit den Gewürzen eine Marinade bereiten und den Salat gut darin durchziehen lassen.

Kartoffeln: 100 g Kartoffeln. – Kartoffeln wie üblich (ohne Kochsalz) kochen.

Orangenjoghurt: 150 g Joghurt (ca. ¾ Becher), 100 g Orange, Zitronensaft. – Die Orange in kleine Scheiben schneiden, alles Weiße entfernen, Joghurt gut durchschlagen und mit den Früchten vermischen. –

Wenn erlaubt: 1,5 g Kochsalz (1 Messerspitze).

Abendessen

Gedünstetes Kalbshirn: 150 g Hirn, 10 g Butter oder hochwertige Margarine, 5 g Mehl (ca. 1 Teelöffel, gestrichen), 75 ccm Bouillon, 10 g Rahm (ca. 1 Eßlöffel), Gewürze: Zitronensaft, Pfeffer. – Hirn wässern, blanchieren, in kaltes Wasser geben, bis zum Kochen kommen lassen, in kaltes Wasser geben, häuten. Helle Einbrenne herstellen, mit Bouillon auffüllen, Hirn zugeben. Kurz durchziehen lassen, legieren und abschmecken. Nicht mehr kochen!

Gemischter Salat: 30 g Kopfsalat (1 kleiner Glasteller), 100 g Karotten, 5 g Öl (ca. 2½ Teelöffel), Gewürze: etwas Pfeffer, Zitrone, Petersilie. – Kopfsalat gut waschen, abtropfen lassen und zerpflücken. Karotten kochen und in schmale Scheiben schneiden. Aus den Zutaten eine Marinade bereiten und über Kopfsalat und Karotten gießen, letztere gut durchziehen lassen.

Kartoffelbrei: 100 g Kartoffeln, 50 ccm Vollmilch, Gewürze: Muskat. – Kartoffeln wie üblich kochen, heiß durchpressen, mit kochender Milch fest durchschlagen, würzen. Kartoffelbrei darf nicht mehr kochen. Deshalb erst kurz vor Gebrauch herstellen.

Wenn erlaubt: 1 g Kochsalz (1 kleine Messerspitze).

Bemerkungen für den Arzt: Tageszufuhr ca. an Na = 61,9 mäq, Cl = 60,8 mäq, K = 94,6 mäq, Ca = 35,0 mäq, Eiweiß = 82,8 g, Fett = 64,2 g, Kohlehydrate = 135,6 g, Kalorien = 1500. Der aus dem Na-Gehalt errechnete „Kochsalzgehalt" entspricht ca. 3,6 g Na Cl. Wenn ärztlich erlaubt, können nachträglich 2,75 g Na Cl auf die fertigen Gerichte gestreut werden. Dann entspricht die Gesamt-Kochsalzzufuhr ca. 6,4 g Na Cl. *Tageszufuhr an Vitaminen:* A = 6439 I. E., B_1 = 0,99 mg, B_2 = 1,12 mg, C = 137,90 mg. BE 11,5

1500 Kalorien (Schonkost)

Frühstück

75 g Weißbrot (evtl. auch als Toast), 10 g Butter oder hochwertige Margarine, 30 g Leberwurst, 10 g Marmelade (ca. 1 Teelöffel), 1 g Tee (oder 5 g Malzkaffee oder 10 g Bohnenkaffee „coffeinarm").

Mittagessen

Orangensaft: 100 ccm (frisch oder aus Dosen, ungezuckert).

Königsberger Klopse: 75 g Kalbfleisch, 50 g Rindfleisch, 25 g Brötchen, ½ Ei, 100 ccm Bouillon, 5 g Mehl (ca. 1 Teelöffel, gestrichen), Gewürze: Zitronensaft, Pfeffer, wenig Basilikum. – Fleisch waschen, mit den eingeweichten und gut ausgedrückten Semmeln zweimal durch die Maschine geben, mit den Gewürzen vermischen und das halbe Ei untermengen. Fleischteig gut durchkneten. Man formt kleine Knödel und kocht sie langsam. Aus Bouillon und Mehl bereitet man eine Soße, schmeckt diese mit etwas Zitronensaft ab und legt die Knödel hinein. Gut durchziehen lassen.

Spargel: 200 g Spargel, 5 g Butter oder hochwertige Margarine. – Wenn man frischen Spargel hat, schält man ihn vom Kopf aus, schneidet die holzigen Teile ab und kocht ihn 20 bis 30 Min. Mit dem zerlassenen Fett übergießen. Dosenspargel braucht nur warm gemacht zu werden.

Kartoffeln: 100 g. – Kartoffeln wie üblich (ohne Kochsalz) kochen.

Obstsalat: 50 g Banane, 50 g Apfel, 50 g Orange, Zitronensaft. – Banane und Apfel schälen und in Scheiben schneiden. Orange schälen, alles Weiße sorgfältig entfernen, in Querscheiben schneiden und dabei entkernen. Vorsichtig vermischen, mit Zitronensaft abschmecken, kalt stellen.

Wenn erlaubt: 1,5 g Kochsalz (1 Messerspitze).

Abendessen

Omelette mit Pfifferlingen: 2 Eier, 10 g Butter oder hochwertige Margarine, 200 g Pfifferlinge, 5 g Butter oder hochwertige Margarine, Petersilie. – Die Eier mit 2 Eierschalen Wasser verschlagen und im Fett langsam auf kleiner Flamme backen. Die Pilze putzen, waschen, gut abtropfen lassen, große halbieren oder vierteln, kleine ganz lassen. Im Fett mit ganz wenig Flüssigkeit bei guter Hitze gardünsten und mit gewiegter Petersilie überstreuen. Die Pilze werden auf die eine Omelettehälfte gelegt und die andere Hälfte wird darüber geklappt.

Kopf-Tomaten-Salat: 100 g Tomaten, 30 g Kopfsalat (1 kleiner Glasteller), 5 g Öl (ca. 2½ Teelöffel), Gewürze: Essig, Pfeffer, Kräuter. – Die enthäuteten Tomaten in feine Scheiben schneiden und in der aus den angegebenen Zutaten hergestellten Salatsoße gut durchziehen lassen. Den zerpflückten, gewaschenen Kopfsalat ebenfalls mit der Salatsoße kurz vor dem Anrichten anmachen.

Birnenkompott: 130 g Birnen, frisch (oder Dunstbirnen), etwas Zitronenschale, Zimt und evtl. Saccharin. – Die Birnen schälen und achteln. In wenig kochendem Fond leicht ziehen lassen.

Wenn erlaubt: 1,5 g Kochsalz (1 Messerspitze).

Bemerkungen für den Arzt: Tageszufuhr ca. an Na = 68,7 mäq, Cl = 43,5 mäq, K = 91,1 mäq, Ca = 17,7 mäq, Eiweiß = 71,6 g, Fett = 56,5 g, Kohlehydrate = 156,5 g, Kalorien = 1497. Der aus dem Na-Gehalt errechnete „Kochsalzgehalt" entspricht ca. 4,0 g Na Cl. Wenn ärztlich erlaubt, können nachträglich 2,5 g Kochsalz auf die fertigen Gerichte gestreut werden. Dann entspricht die Gesamt-Kochsalzzufuhr ca. 6,5 g Na Cl. *Tageszufuhr an Vitaminen:* A = 8945 I. E., B_1 = 1,12 mg, B_2 = 1,80 mg, C = 192,06 mg. BE 13

1500 Kalorien (Schonkost)

Frühstück

75 g Weißbrot (evtl. auch als Toast), 10 g Butter oder hochwertige Margarine, 10 g Honig (ca. 1 Teelöffel), 30 g Streichkäse (30%/o F.i.T.), 1 g Tee (oder 5 g Malzkaffee oder 10 g Bohnenkaffee „coffeinarm").

Mittagessen

Grapefruitsaft: 100 ccm (ungezuckert aus Dosen).

Rahmschnitzel gedünstet: 125 g Kalbfleisch, 5 g Öl (ca. $2^{1}/_{2}$ Teelöffel), 100 ccm Bouillon, 10 g saure Sahne (ca. 1 Eßlöffel), 5 g Mehl (ca. 1 Teelöffel, gestrichen), Gewürze: Pfeffer, Zitronensaft. – Kalbfleisch in Mehl wenden, in dem heißen Öl leicht andämpfen und mit der heißen Bouillon nach und nach aufgießen. Etwa 20 Min. langsam zugedeckt gardünsten lassen. Zum Schluß abschmecken und den Rahm dazugeben.

Gedünstete Tomaten: 200 g Tomaten, Petersilie. – Bei den Tomaten entfernt man die Blüten, schneidet sie kreuzweise oben ein, blanchiert sie in heißem Wasser und enthäutet sie. Dann werden die Tomaten in etwas Flüssigkeit zugedeckt gargedünstet.

Kartoffeln: 100 g Kartoffeln. – Kartoffeln wie üblich (ohne Kochsalz) kochen.

Joghurt mit Früchten: 100 g Joghurt (ca. $^{1}/_{2}$ Becher), 30 g Banane (ohne Schale), 50 g Pfirsiche (im Winter 50 g Apfel), 50 g Orange (Fruchtfleisch), evtl. Saccharin nach Geschmack, etwas Zitronensaft. – Die Früchte werden in kleine Stücke geschnitten und in ein Spitzglas gefüllt. Das Joghurt schmeckt man mit Saccharin und Zitronensaft ab und gibt es über die Früchte.

Wenn erlaubt: 1,5 g Kochsalz (1 Messerspitze).

Abendessen

Geflügelsalat: 100 g Huhnfleisch, 50 g Ananas, 50 g Spargel, Gewürze: Zitronensaft, Pfeffer, Petersilie. – Das gekochte Huhnfleisch wird in schmale Streifen geschnitten, Ananas und Spargel schneidet man in schmale Stücke und vermischt alles vorsichtig miteinander. Abschmecken.

Weißbrot: 75 g (Toast).

Butter oder hochwertige Margarine: 10 g.

Erdbeerkompott: 200 g Erdbeeren (im Winter: Dunsterdbeeren). – Erdbeeren waschen und die Blüten entfernen. In wenig Wasser vorsichtig gardünsten.

Wenn erlaubt: 1 g Kochsalz (1 kleine Messerspitze).

Bemerkungen für den Arzt: Tageszufuhr ca. an Na = 64,6 mäq, Cl = 63,7 mäq, K = 83,5 mäq, Ca = 41,4 mäq, Eiweiß = 84,6 g, Fett = 43,5 g, Kohlehydrate = 162,8 g, Kalorien = 1497. Der aus dem Na-Gehalt errechnete „Kochsalzgehalt" entspricht ca. 3,8 g Na Cl. Wenn ärztlich erlaubt, können nachträglich 2,5 g Kochsalz auf die fertigen Gerichte gestreut werden. Dann entspricht die Gesamt-Kochsalzzufuhr ca. 6,3 g Na Cl. *Tageszufuhr an Vitaminen:* A = 5775 I. E., B_1 = 1,00 mg, B_2 = 1,39 mg, C = 290,35 mg. BE 13,5

1000 Kalorien (Schonkost)

Frühstück

75 g Weißbrot, 5 g Butter oder hochwertige Margarine, 30 g Streichkäse (20%/o F.i.T.), 5 g Malzkaffee oder 10 g Bohnenkaffee „coffeinarm" oder 1 g Tee ohne Zucker).

Mittagessen

Tomatensaft: 100 ccm (aus der Büchse).
Gefüllte Gemüsegurken: 100 g Schabefleisch, ½ Eigelb, 250 g Gurken, Gewürze: Thymian, Curry, Dill, Pfeffer. – Gurken schälen, der Länge nach halbieren und die Kerne entfernen. Fein gehacktes Schabefleisch mit dem ½ Eigelb und etwas Flüssigkeit vermischen, pikant abschmecken und in die Gurken füllen. Mit wenig Flüssigkeit im geschlossenen Topf gardünsten.
oder im Winter
Kalbfleischpudding: 100 g Kalbfleisch, 20 g altes Weißbrot (oder ½ Brötchen), 5 g Butter oder hochwertige Margarine, Gewürze: Petersilie, Pfeffer, Paprika. – Fleisch und das eingeweichte, gut ausgedrückte Weißbrot durch die Maschine geben und die Masse mit dem Ei, den Gewürzen und etwas Flüssigkeit vermischen. Der Teig wird in eine kleine, gut ausgefettete Form gegeben und im Wasserbad zugedeckt gekocht. Vor dem Anrichten stürzen.
Kopfsalat: 30 g Kopfsalat (1 kleiner Glasteller), 3 g Öl (ca. 1½ Teelöffel), Gewürze: Zitronensaft, Kräuter, Pfeffer. – Den gewaschenen, zerpflückten Kopfsalat mit einer aus den Zutaten hergestellten Salatsoße anmachen.
Kartoffeln: 100 g Kartoffeln. – Kartoffeln wie Salzkartoffeln (ohne Salz) garen.
oder im Winter
Kartoffelbrei: 75 g Kartoffeln, 25 ccm Milch. – Die Kartoffeln wie üblich garen, durch die Kartoffelpresse geben und mit der heißen Milch verschlagen.
Orangenquark: 50 g Quark, 50 g Orangenfleisch, Zitronensaft, evtl. Saccharin. – Den durchgepreßten Quark gut verschlagen und die in kleine Würfel geschnittene Orange untermischen. Evtl. mit Saccharin und Zitronensaft abschmecken.
Wenn erlaubt: 1,5 g Kochsalz (1 Messerspitze).

Abendessen

Geflügelsalat: 100 g Huhn, mager, 50 g Spargel, 50 g Champignon, 5 g Quark (ca. 1 Teelöffel), 10 g Milch (ca. 2 Teelöffel), Gewürze: Ketchup, Zitronensaft, geh. Petersilie. – Das magere Huhnfleisch in Würfel schneiden, ebenso den gekochten Spargel und die Champignons. Quark mit der Milch verrühren, mit Ketchup und Zitronensaft abschmecken und diese mit dem Fleisch und dem Gemüse gut vermischen. Auf Salatblättern anrichten und mit gehackter Petersilie bestreuen.
Weißbrot: 45 g.
Butter oder hochwertige Margarine: 5 g.
Apfel: 100 g (ohne Schale, entfällt im Winter).
Wenn erlaubt: 1 g Kochsalz (1 kleine Messerspitze).

Bemerkungen für den Arzt: Tageszufuhr ca. an Na = 41,0 mäq, Cl = 31,8 mäq, K = 61,4 mäq (im Winter: K = 51,0 mäq), Ca = 11,3 mäq, Eiweiß = 79,7 g, Fett = 21,8 g, Kohlehydrate = 116,8 g, Kalorien = 1007. Der aus dem Na-Gehalt errechnete „Kochsalzgehalt" entspricht ca. 2,4 g Na Cl. Wenn ärztlich erlaubt, können nachträglich 2,5 g Kochsalz auf die fertigen Gerichte gestreut werden. Dann entspricht die Gesamt-Kochsalzzufuhr ca. 4,9 g Na Cl. *Tageszufuhr an Vitaminen:* A = 4276 I. E., B_1 = 0,94 mg, B_2 = 1,05 mg, C = 119,0 mg. (Im Winter: A = 3774 I. E., B_1 = 0,79 mg, B_2 = 0,93 mg, C = 84,48 mg.) BE 9,5

1000 Kalorien (Schonkost)

Frühstück

75 g Weißbrot, 5 g Butter oder hochwertige Margarine, 40 g Kalbsbraten, 1 g Tee (oder 10 g Bohnenkaffee „coffeinarm" oder 5 g Malzkaffee ohne Zucker).

Mittagessen

Möhrenrohkost: 50 g Möhren, Zitronensaft, geh. Petersilie. – Geschälte gewaschene Möhren fein raffeln, mit etwas Zitronensaft vermischen und mit feingehackter Petersilie bestreuen.

Leberknödel: 100 g Kalbsleber, 15 g Semmelbrösel, ¼ Ei, Gewürze: Muskat, Majoran, Petersilie. – Leber durch die Fleischmaschine geben, mit den Semmelbröseln und dem Viertel Ei gut vermischen, mit den Gewürzen und der Petersilie abschmecken, zu Knödeln formen und im heißen (nicht kochenden Wasser) garen. Mit etwas Bouillon servieren.

Blattspinat: 150 g Blattspinat, 5 g Butter oder hochwertige Margarine, Gewürze: Muskat. – Spinat gut waschen, in die erhitzte Butter oder hochwertige Margarine geben und gardünsten. Evtl. etwas Flüssigkeit zugeben. Mit einer Spur Muskat abschmecken.

Kartoffelschnee: 75 g Kartoffeln. – Kartoffelstücke garen, abgießen und durch die Kartoffelpresse auf einen heißen Teller geben.

Buttermilchspeise: 100 ccm Buttermilch, 3 g Gelatine (1½ Blatt), Zitronensaft, Zitronenschale, evtl. Saccharin, Kirsche. – Buttermilch mit Zitronensaft, abgeriebener Zitronenschale und nach Geschmack Saccharin gut verquirlen und mit der eingeweichten, aufgelösten Gelatine verschlagen, in Förmchen geben, kaltstellen und nach dem Erkalten stürzen. Mit einer Kirsche garnieren.

Wenn erlaubt: 1,5 g Kochsalz (1 Messerspitze).

Abendessen

Pikanter Quark: 100 g Quark, 30 ccm Milch, Gewürze: Paprika, Petersilie, Curry. – Durchgepreßter Quark wird mit der Milch gut verschlagen. Einen Teil mit Paprika, einen Teil mit Curry und einen Teil mit gehackter Petersilie abschmecken. In kleinen Förmchen anrichten.

Weißbrot: 50 g für Toast.

Butter oder hochwertige Margarine: 5 g.

Tee: 1 g.

Grapefruit: 150 g (ohne Schale).

Wenn erlaubt: 1 g Kochsalz (1 kleine Messerspitze).

Bemerkungen für den Arzt: Tageszufuhr ca. an Na = 40,5 mäq, Cl = 36,3 mäq, K = 66,6 mäq, Ca = 24,6 mäq, Eiweiß = 73,1 g, Fett = 21,5 g, Kohlehydrate = 114,0 g, Kalorien = 1002. Der aus dem Na-Gehalt errechnete „Kochsalzgehalt" entspricht ca. 2,4 g Na Cl. Wenn ärztlich erlaubt, können nachträglich 2,5 g Kochsalz auf die fertigen Gerichte gestreut werden. Dann entspricht die Gesamt-Kochsalzzufuhr ca. 4,9 g Na Cl. Tageszufuhr an *Vitaminen:* A = 42 974 I. E., B_1 = 1,04 mg, B_2 = 4,12 mg, C = 202,9 mg. BE 9,5

1000 Kalorien (Schonkost)

Frühstück

75 g Weißbrot, 5 g Butter oder hochwertige Margarine, 10 g Marmelade (ca. 1 Teelöffel), 1 g Tee (oder 10 g Bohnenkaffee „coffeinarm" oder 5 g Malzkaffee).

Mittagessen

Orangensaft: 100 g Orange (ohne Schale) zu Saft pressen (oder 100 ccm Saft aus der Dose, ungezuckert).

Nierchen gedünstet: 100 g Niere, 5 g Öl (ca. 2½ Teelöffel), 10 g Rahm (10% Fett, ca. 1 Eßlöffel), Gewürze: Muskat, Pfeffer. – Gesäuberte Niere ganz fein schneiden, in das erhitzte Öl geben, andünsten, mit etwas Flüssigkeit aufgießen und garen. Mit einer Spur Pfeffer und Muskat würzen und vor dem Anrichten mit Rahm verfeinern.

Kohlrabigemüse: 150 g Kohlrabi, Gewürze: Petersilie, Muskat. – Geschälte Kohlrabi fein raffeln und in wenig Flüssigkeit garen. Herzblättchen in feine Streifen schneiden, blanchieren und zu den Kohlrabi geben. Mit etwas Muskat abschmecken und mit Petersilie bestreuen.

oder im Winter

Prinzeßbohnen: 150 g (aus der Dose).

Kartoffelschnee: 75 g Kartoffeln. – Die Kartoffelstücke garen, abgießen und durch die Kartoffelpresse auf einen heißen Teller geben.

Apfelkompott: 100 g Apfel (ohne Schale), Zimtstange, Zitronenschale. – Geschälten Apfel in wenig Wasser mit einem Stückchen Zimtstange und Zitronenschale garen.

Wenn erlaubt: 1,5 g Kochsalz (1 Messerspitze).

Abendessen

Krebssalat in Grapefruit mit Tomaten: 100 g Krebsfleisch, 100 g Grapefruit (mit Schale), 15 g Quark (ca. 3 Teelöffel), 100 g Tomaten, Ketchup, Dill, Zitronensaft, Pfeffer, Petersilie. – Grapefruit halbieren, Fruchtfleisch herausnehmen und in kleine Würfel schneiden. Den gut verschlagenen Quark mit Ketchup, Zitronensaft, einer Spur Pfeffer und feingehacktem Dill vermischen. Die ebenfalls in Würfel geschnittene Tomate mit dem Krebsfleisch und Grapefruit vermischen, die Quarksoße übergießen und in die Grapefruitschalen füllen. Mit Petersilie bestreuen.

Weißbrot: 50 g als Toast.

Butter oder hochwertige Margarine: 5 g.

Wenn erlaubt: 1 g Kochsalz (1 kleine Messerspitze).

Bemerkungen für den Arzt: Tageszufuhr ca. an Na = 50,0 mäq, Cl = 45,3 mäq, K = 54,7 mäq (im Winter: K = 59,9 mäq), Ca = 12,0 mäq, Eiweiß = 55,3 g, Fett = 20,6 g, Kohlehydrate = 132,9 g, Kalorien = 999. Der aus dem Na-Gehalt errechnete „Kochsalzgehalt" entspricht ca. 2,9 g Na Cl. Wenn ärztlich erlaubt, können nachträglich 2,5 g Kochsalz auf die fertigen Gerichte gestreut werden. Dann entspricht die Gesamt-Kochsalzzufuhr ca. 5,4 g Na Cl.
Tageszufuhr an Vitaminen: A = 2899 I. E., B_1 = 0,86 mg, B_2 = 2,55 mg, C = 193,11 mg. (Im Winter: A = 3949 I. E., B_1 = 0,86 mg, B_2 = 2,64 mg, C = 169,11 mg. B 11

1000 Kalorien (Schonkost)

Frühstück

75 g Weißbrot, 5 g Butter oder hochwertige Margarine, 50 g Quark (mit Paprika und wenn erlaubt 0,25 g Kochsalz [1 kleine Prise] abgeschmeckt), 5 g Malzkaffee oder 1 g Tee oder 10 g Bohnenkaffee „coffeinarm").

Mittagessen

Vollmilch: 125 ccm.

Seezunge mit gedünsteten Gurken: 200 g Seezungenfilet, 5 g Butter oder hochwertige Margarine, 100 g Gurken, Zitronensaft, Dill, Borretsch, Pfeffer. – Fischfilet mit Zitronensaft einreiben, mit etwas Pfeffer würzen. Butter oder hochwertige Margarine in eine Jenaer Glasschale geben und Fisch darin garen. Geschälte Gurken in kleine Würfel schneiden, mit etwas Flüssigkeit gardünsten. Über den Fisch geben und mit den gehackten Kräutern bestreuen.

oder im Winter

Seezunge mit gedünsteten Tomaten: für Gurken: 100 g Tomaten, Kräuter. – Die blanchierten, abgezogenen Tomaten in Scheiben schneiden, über den Fisch geben und mit gehackten Kräutern bestreuen.

Endiviensalat: 50 g Endivien, 2 g Öl (ca. 1 Teelöffel), Gewürze: Zitronensaft, Pfeffer, Kräuter. – Endivien kleinschneiden und waschen. Mit Zitronensaft, Öl, Pfeffer und Kräutern anmachen.

Kartoffelwürfel: 75 g Kartoffeln, Petersilie. – Kartoffeln in kleine Würfel schneiden, garen und mit Petersilie bestreuen.

Mokkagelee: 5 g Kaffee (coffeinarm), $^1/_2$ Eiweiß, 50 ccm Milch, 50 ccm Wasser, 3 g Gelatine (1$^1/_2$ Blatt), evtl. Süßstoff. – Das coffeinfreie Kaffeemehl mit dem heißen Wasser filtrieren, mit der heißen Milch aufgießen, die eingeweichte und ausgedrückte Gelatine dazugeben und evtl. mit Saccharin abschmecken. Die Speise kaltstellen und kurz vor dem Steifwerden das geschlagene Eiweiß unterziehen.

Wenn erlaubt: 1,5 g Kochsalz (1 Messerspitze).

Abendessen

Waldorfsalat: 100 g Sellerie, 30 g Orange (ohne Schale), 30 g Apfel (ohne Schale), 30 g Ananas (aus der Dose, ungezuckert), 5 g Quark (ca. 1 Teelöffel), Gewürze: Zitronensaft, Petersilie, Meerrettich. – Geschälte Sellerieknolle (roh oder gegart) in ganz feine Streifen schneiden, Orange, Apfel und Ananas in kleine Würfel schneiden und mischen. Mit einer Marinade aus Quark, Zitronensaft, etwas geriebenen Meerrettich und Petersilie pikant anmachen.

Ei: 1 Stück weichgekocht (3 bis 4 Min.).

Weißbrot: 50 g.

Tee: 1 g.

Wenn erlaubt: 1 g Kochsalz (1 kleine Messerspitze).

Bemerkungen für den Arzt: Tageszufuhr ca. an Na = 44,3 mäq, Cl = 42,1 mäq, K = 62,8 mäq (im Winter: K = 70,6 mäq), Ca = 38,9 mäq, Eiweiß = 70,7 g, Fett = 23,9 g, Kohlehydrate = 117,4 g, Kalorien = 1003. Der aus dem Na-Gehalt errechnete „Kochsalzgehalt" entspricht ca. 2,6 g Na Cl. Wenn ärztlich erlaubt, können nachträglich 2,75 g Kochsalz auf die fertigen Gerichte gestreut werden. Dann entspricht die Gesamt-Kochsalzzufuhr ca. 5,3 g Na Cl. *Tageszufuhr an Vitaminen:* A = 5107 I. E., B_1 = 0,73 mg, B_2 = 1,09 mg, C = 65,9 mg. (Im Winter: A = 6107 I. E., B_1 = 0,71 mg, B_2 = 1,09 mg, C = 87,8 mg.) BE 10

1000 Kalorien (Schonkost)

Frühstück

75 g Weißbrot, 5 g Butter oder hochwertige Margarine, 30 g Streichkäse (20% F. i. T.), 5 g Malzkaffee (oder 10 g Bohnenkaffee „coffeinarm" oder 1 g Tee ohne Zucker).

Mittagessen

Kohlrabirohkost: 50 g Kohlrabiknollen, Petersilie, Zitrone. – Geschälte Kohlrabi fein raffeln, mit Zitronensaft vermischen und mit feingewiegter Petersilie bestreuen.
oder im Winter
Chicoréerohkost: 75 g Chicorée, 50 g Apfel, Zitronensaft, Petersilie. – Chicorée waschen, halbieren und den bitteren Kern entfernen. In feine Streifen schneiden und mit dem feingeraffelten Apfel vermischen. Mit Zitronensaft abschmecken und mit Petersilie bestreuen.
Siedfleisch: 125 g Rindfleisch (mager). – Gekochtes, mageres Rindfleisch mit Bouillon anrichten.
Gemüsekartoffeln: 75 g Kartoffeln (im Winter: 50 g Kartoffeln), 25 g Möhren, 25 g Sellerie, 25 g Lauch, Gewürze: Muskat, Majoran, Petersilie. – Das in kleine Würfel geschnittene Gemüse mit etwas Wasser andünsten, die ebenfalls in Würfel geschnittenen Kartoffeln dazugeben, würzen und garen. Vor dem Anrichten mit Petersilie bestreuen.
Kopfsalat: 30 g Kopfsalat (1 kleiner Glasteller), 3 g Öl (ca. 1½ Teelöffel), Gewürze: Zitronensaft, Pfeffer, Kräuter. – Den gewaschenen, zerpflückten Kopfsalat mit einer aus den angegebenen Zutaten hergestellten Salatsoße anmachen.
Apfelschnee: 50 g Apfel, ½ Eiweiß, Zitrone, Saccharin. – Eiweiß sehr steif schlagen und mit dem feingeriebenen Apfel vermischen, mit Zitronensaft und evtl. Saccharin abschmecken.
Wenn erlaubt: 1,5 g Kochsalz (1 Messerspitze).

Abendessen

Rührei: 1 Ei, 3 g Öl (ca. 1½ Teelöffel), evtl. Muskat, Petersilie. – Das aufgeschlagene Ei mit etwas Wasser verquirlen, mit Muskat würzen und in einer mit Öl ausgepinselten Pfanne stocken lassen. Mit gehackter Petersilie bestreuen.
Gedünstete Tomaten: 200 g Tomaten, 5 g Butter oder hochwertige Margarine, Petersilie. – Tomaten blanchieren, die Haut abziehen, in eine mit Butter oder hochwertiger Margarine ausgestrichene feuerfeste Form geben und im Ofen im geschlossenen Topf garen.
Weißbrot: 50 g.
Wassermelone: 100 g (im Winter: 100 g Mandarinen).
Tee: 1 g.
Wenn erlaubt: 1 g Kochsalz (1 kleine Messerspitze).

Bemerkungen für den Arzt: Tageszufuhr ca. an Na = 32,8 mäq, Cl = 29,7 mäq, K = 53,9 mäq (im Winter: K = 69,1 mäq), Ca = 11,0 mäq (im Winter: Ca = 19,8 mäq), Eiweiß = 62,8 g. Fett = 29,6 g, Kohlehydrate = 110,7 g, Kalorien = 1001. Der aus dem Na-Gehalt errechnete „Kochsalzgehalt" entspricht ca. 1,9 g Na Cl. Wenn ärztlich erlaubt, können nachträglich 2,5 g Kochsalz auf die fertigen Gerichte gestreut werden. Dann entspricht die Gesamt-Kochsalzzufuhr ca. 4,4 g Na Cl. *Tageszufuhr an Vitaminen:* A = 5722 I. E., B_1 = 0,77 mg, B_2 = 0,96 mg, C = 92,94 mg. (Im Winter: A = 8277 I. E., B_1 = 0,83 mg, B_2 = 1,06 mg, C = 110,69 mg.)

BE 9

1000 Kalorien (Schonkost)

Frühstück

75 g Weißbrot, 5 g Butter oder hochwertige Margarine, 40 g Kalbsbraten, 5 g Malzkaffee (oder 10 g Bohnenkaffee „coffeinarm" oder 1 g Tee ohne Zucker).

Mittagessen

Grapefruit: 100 g (ganze Frucht).

Kalbsfrikassee: 100 g Kalbfleisch, 3 g Mehl (ca. $^1/_2$ Teelöffel, gestrichen), $^1/_2$ Eigelb, 5 g Butter oder hochwertige Margarine, Gewürze: Pfeffer, Lorbeer. – Rohes, in kleine Würfel geschnittenes Kalbfleisch im Fett andünsten und mit Flüssigkeit aufgießen, ein Lorbeerblatt zugeben und garen lassen, Mehl mit etwas Wasser verquirlen und einlaufen lassen. Mit dem halben Eigelb legieren und mit einer Spur Pfeffer abschmecken.

Spargel: 200 g Spargel, 5 g Butter oder hochwertige Margarine, Petersilie. – Spargel schälen, bündeln und in Wasser kochen. Vor dem Anrichten mit zerlassenem Fett begießen und mit Petersilie bestreuen.

Kartoffelschnee: 75 g Kartoffeln. – Kartoffelstücke garen, abgießen und durch die Kartoffelpresse auf einen heißen Teller geben.

Obst: 100 g Erdbeeren (im Winter: Dunsterdbeeren), frisch oder als Kompott.

Wenn erlaubt: 1,5 g Kochsalz (1 Messerspitze).

Abendessen

Tatar: 75 g Schabefleisch, $^1/_2$ Ei, Gewürze: Pfeffer, Paprika, Salatblatt, evtl. Kapern. – Das feine Schabefleisch mit dem halben Ei gut vermischen, mit den Gewürzen pikant abschmecken und auf einem Salatblatt anrichten.

Kopf- und Tomatensalat: 100 g Tomaten, 30 g Kopfsalat (1 kleiner Glasteller), 2 g Öl (ca. 1 Teelöffel), Gewürze: Essig, Pfeffer, geh. Kräuter. – Tomaten blanchieren, abziehen und in dünne Scheiben schneiden. – Kopfsalat waschen und zerpflücken. Mit der aus den genannten Zutaten hergestellten Salatsoße anmachen. Die Tomaten gut durchziehen lassen.

Weißbrot: 50 g (für Toast).

Butter oder hochwertige Margarine: 5 g.

Wenn erlaubt: 1 g Kochsalz (1 kleine Messerspitze).

Bemerkungen für den Arzt: Tageszufuhr ca. an Na = 32,7 mäq, Cl = 31,6 mäq, K = 61,2 mäq, Ca = 13,1 mäq, Eiweiß = 68,3 g, Fett = 27,8 g, Kohlehydrate = 104,5 g, Kalorien = 999. Der aus dem Na-Gehalt errechnete „Kochsalzgehalt" entspricht ca. 1,9 g Na Cl. Wenn ärztlich erlaubt, können nachträglich 2,5 g Kochsalz auf die fertigen Gerichte gestreut werden. Dann entspricht die Gesamt-Kochsalzzufuhr ca. 4,4 g Na Cl. *Tageszufuhr an Vitaminen:* A = 4248 I. E., B_1 = 1,03 mg, B_2 = 1,28 mg, C = 174,65 mg. BE 8,5

1000 Kalorien (Schonkost)

Frühstück

75 g Weißbrot, 5 g Butter oder hochwertige Margarine, 10 g Marmelade (ca. 1 Teelöffel), 5 g Malzkaffee (oder 10 g Bohnenkaffee „coffeinarm" oder 1 g Tee).

Mittagessen

Bouillon: 150 ccm, entfettet, Petersilie.

Züricher Kalbsrollen: 100 g Kalbfleisch, 25 g gekochten Schinken, ¼ gekochtes Ei, 5 g Öl (ca. 2½ Teelöffel), Bouillon. – Fleisch waschen, klopfen und als Fülle den gekochten Schinken und das Viertel Ei einlegen. Das Fleisch zusammenrollen, binden oder mit einem Hölzchen zusammenstekken und in dem heißen Öl leicht anbräunen. Mit etwas Bouillon aufgießen und langsam garen lassen.

Blumenkohl: 200 g Blumenkohl, Petersilie. – Blumenkohl putzen, gut waschen, in kochendes Wasser geben, etwa 30 bis 40 Minuten garen und vor dem Anrichten mit Petersilie bestreuen.

Kartoffeln: 75 g Kartoffeln, Petersilie. – Kartoffeln wie üblich garen und vor dem Servieren mit Petersilie bestreuen.

Preiselbeerschnee: 30 g Preiselbeermarmelade, ½ Eiweiß. – Das Eiweiß ganz steif schlagen und vorsichtig unter die Preiselbeeren ziehen.

Wenn erlaubt: 1,5 g Kochsalz (1 Messerspitze).

Abendessen

Wiener Reisfleisch: 75 g Kalbfleisch, 40 g Reis, 5 g Tomatenmark, 3 g Öl (ca. 1½ Teelöffel), Gewürze: Paprika, Petersilie. – Fleisch waschen, in Würfel schneiden und in dem Öl mit dem Tomatenmark leicht anbräunen, etwas Bouillon zugeben und ca. eine halbe Stunde dünsten. Danach wird der gewaschene Reis eingestreut und so viel Flüssigkeit zugegeben, daß er gut kochen kann. Der Reis soll langsam aufquellen. Mit etwas Paprika abschmecken und vor dem Servieren mit Petersilie bestreuen.

Kopfsalat: 50 g Kopfsalat (1 kleiner Glasteller), 3 g Öl (ca. 1½ Teelöffel), Zitronensaft, versch. Kräuter. – Der zerpflückte, gewaschene Kopfsalat wird mit einer aus den angegebenen Zutaten hergestellten Salatsoße angemacht.

Tee: 1 g (ohne Zucker).

Wenn erlaubt: 1 g Kochsalz (1 kleine Messerspitze).

Bemerkungen für den Arzt: Tageszufuhr ca. an Na = 54,0 mäq, Cl = 46,2 mäq, K = 44,9 mäq, Ca = 16,5 mäq, Eiweiß = 65,9 g, Fett = 29,3 g, Kohlehydrate = 113,5 g, Kalorien = 1013. Der aus dem Na-Gehalt errechnete „Kochsalzgehalt" entspricht ca. 3,1 g Na Cl. Wenn ärztlich erlaubt, können nachträglich 2,5 g Kochsalz auf die fertigen Gerichte gestreut werden. Dann entspricht die Gesamt-Kochsalzzufuhr ca. 5,6 g Na Cl. *Tageszufuhr an Vitaminen:* A = 9360 I. E., B_1 = 0,89 mg, B_2 = 0,89 mg, C = 162,45 mg. BE 9,5

1000 Kalorien (Schonkost)

Frühstück

50 g Weißbrot (oder Toast), 5 g Butter oder hochwertige Margarine, 10 g Marmelade (ca. 1 Teelöffel), 5 g Malzkaffee (oder 10 g Bohnenkaffee „coffeinarm" oder 1 g Tee).

Mittagessen

Tomatensaft: 150 ccm, aus der Büchse.

Käseschnitzel: 100 g Kalbfleisch, 5 g Butter oder hochwertige Margarine, 15 g geriebenen Käse (ca. 1 Eßlöffel), Gewürze: Pfeffer, Paprika. – Das vorbereitete Kalbsschnitzel würzen, in der heißen Butter oder hochwertigen Margarine kurz von beiden Seiten andünsten, heiße Flüssigkeit nach und nach zugeben und zugedeckt ca. 20 Min. gardünsten. Kurz vor dem Anrichten mit dem Käse bestreuen.

Gedünstete Tomaten: 200 g Tomaten, 100 ccm Bouillon, Gewürze: Petersilie, Pfeffer. – Tomaten blanchieren, häuten, in Viertel schneiden. In der heißen Bouillon ca. 10 Min. dünsten, mit einer Spur Pfeffer abschmecken und mit reichlich gewiegter Petersilie bestreuen.

Kartoffelschnee: 50 g Kartoffeln. – Die gekochten, noch heißen Kartoffeln vor dem Servieren auf den heißen Teller pressen.

Obst: 150 g Orange (ohne Schale).

Wenn erlaubt: 1,5 g Kochsalz (1 Messerspitze).

Abendessen

Rührei mit Schinken: 1 Ei, 20 ccm Milch, 25 g gekochten Schinken, 5 g Öl (ca. 2½ Teelöffel), Petersilie. – Das Ei mit der Milch und gewiegter Petersilie gut verquirlen und in kleine Würfel geschnittenen Schinken zugeben. Die Eimasse ins heiße Öl geben und so lange unter leichtem Zusammenschlagen auf dem Feuer lassen, bis die Masse flockig ist.

Weißbrot: 50 g (oder Toast).

Butter oder hochwertige Margarine: 10 g.

Wenn erlaubt: 1 g Kochsalz (1 kleine Messerspitze).

Bemerkungen für den Arzt: Tageszufuhr ca. an Na = 66,7 mäq, Cl = 52,7 mäq, K = 52,1 mäq, Ca = 16,0 mäq, Eiweiß = 53,1 g, Fett = 41,8 g, Kohlehydrate = 92,1 g, Kalorien = 1000. Der aus dem Na-Gehalt errechnete „Kochsalzgehalt" entspricht ca. 3,9 g Na Cl. Wenn ärztlich erlaubt, können nachträglich 2,5 g Kochsalz auf die fertigen Gerichte gestreut werden. Dann entspricht die Gesamt-Kochsalzzufuhr ca. 6,4 g Na Cl. *Tageszufuhr an Vitaminen:* A = 4740 I. E., B_1 = 0,79 mg, B_2 = 0,76 mg, C = 120,06 mg. BE 7,5

1000 Kalorien (Schonkost)

Frühstück

50 g Weißbrot (oder Toast), 5 g Butter oder hochwertige Margarine, 1 Ei (3 bis 4 Min. kochen), 10 g Bienenhonig (ca. 1 Teelöffel), 1 g Tee (oder 5 g Malzkaffee oder 10 g Bohnenkaffee „coffeinarm").

Mittagessen

Buttermilch: 100 ccm.

Kalbfleischbällchen: 100 g Kalbfleisch, 20 g Brötchen (ca. $1/2$), 100 ccm Bouillon, $1/3$ Ei, Petersilie, Muskat. – Das durch die Maschine gedrehte Kalbfleisch mit dem eingeweichten, ausgedrückten halben Brötchen, dem Drittel Ei, Muskat und feingewiegter Petersilie gut mischen, zu Klopsen formen und in der heißen Bouillon garen lassen.

Karottengemüse: 150 g Karotten, 5 g Butter oder hochwertige Margarine, Petersilie, Muskat. – Die geschälten, gewürfelten Karotten in der zerlassenen Butter oder hochwertigen Margarine anschwenken, mit wenig Wasser aufgießen und garen lassen. Mit einer Spur Muskat abschmecken und mit reichlich Petersilie bestreuen.

Kartoffelschnee: 50 g Kartoffeln. – Die gekochten, noch heißen Kartoffeln vor dem Servieren auf den heißen Teller oder auf eine Platte pressen.

Bratapfel: 100 g Apfel (ganze Frucht). – Einem festen Apfel das Gehäuse entfernen, oben mit dem Messer leicht einschneiden und in eine Pfanne mit ganz wenig Wasser setzen. Bei mittlerer Hitze in der Röhre ohne Deckel garen.

Wenn erlaubt: 1,5 g Kochsalz (1 Messerspitze).

Abendessen

Früchtequark: 100 g Quark, 50 g Orangenfruchtfleisch, 50 g Apfelfruchtfleisch, 50 g Weintrauben (dafür im Winter: 50 g Banane ohne Schale), 30 ccm Vollmilch, Zitronensaft. – Den durchgepreßten Quark mit der Milch und Zitronensaft fest verschlagen und mit den würfelig geschnittenen Früchten und den entkernten Trauben gut vermischen.

Knäckebrot: 10 g (ca. 1 Scheibe).

Butter oder hochwertige Margarine: 5 g.

Bemerkungen für den Arzt: Tageszufuhr ca. an Na = 29,6 mäq, Cl = 27,5 mäq, K = 54,1 mäq, Ca = 21,3 mäq, Eiweiß = 65,7 g, Fett = 27,8 g, Kohlehydrate = 108,7 g, Kalorien = 1009. Der aus dem Na-Gehalt errechnete „Kochsalzgehalt" entspricht ca. 1,7 g Na Cl. Wenn ärztlich erlaubt, können nachträglich 1,5 g Kochsalz auf die fertigen Gerichte gestreut werden. Dann entspricht die Gesamt-Kochsalzzufuhr ca. 3,23 g Na Cl. *Tageszufuhr an Vitaminen:* A = 4770 I. E., B_1 = 0,82 mg, B_2 = 0,94 mg, C = 62,85 mg. BE 9

1000 Kalorien (Schonkost)

Frühstück

50 g Weißbrot oder Toast), 5 g Butter oder hochwertige Margarine, 10 g Marmelade (ca. 1 Teelöffel), 20 g Streichkäse (20%/o F. i. T.), 1 g Tee (oder 10 g Bohnenkaffee „coffeinarm" oder 5 g Malzkaffee).

Mittagessen

Grapefruitsaft: 100 ccm, frisch oder ungesüßt aus Dosen.

Gedünstetes Herz: 100 g Kalbsherz, 5 g Butter oder hochwertige Margarine, 100 ccm Bouillon, 10 g Rahm, sauer, 5 g Mehl (ca. 1 Teelöffel, gestrichen), Gewürze: Basilikum, Zitronensaft, 1 Spur Zucker. – Das gewaschene, vorbereitete, in Würfel geschnittene Kalbsherz in Mehl wenden, in der zerlassenen Butter oder hochwertigen Margarine kurz andünsten und mit der Bouillon aufgießen, Basilikum zugeben und gardünsten. Vor dem Anrichten Rahm zugeben und mit Zitronensaft und 1 Spur Zucker abschmecken.

Prinzeßböhnchen: 150 g Prinzeßböhnchen, Gewürze: Bohnenkraut, Pfeffer. – Die geputzten Böhnchen in wenig Flüssigkeit mit Bohnenkraut gardünsten. Mit etwas Pfeffer würzen.

Kartoffelwürfel: 50 g Kartoffeln. – Kartoffeln in kleine Würfel schneiden und garkochen.

Obst: 100 g Melone (dafür im Winter: 100 g Mandarinen, ganze Frucht). –

Wenn erlaubt: 1,5 g Kochsalz (1 Messerspitze).

Abendessen

Fleischsalat: 50 g Roastbeef (gebraten), 50 g Kalbsbraten (gebraten), 50 g Apfel (ohne Schale), 5 g Öl (ca. 2½ Teelöffel), Gewürze: Essig, Petersilie. – Fleisch in Streifen und geschälten Apfel in Würfel schneiden. Beides mit Essig und Öl und Petersilie vermischen und abschmecken.

Knäckebrot: 20 g (ca. 2 Scheiben).

Butter oder hochwertige Margarine: 5 g.

Tee: 1 g.

Wenn erlaubt: 0,5 g Kochsalz (1 Prise).

Bemerkungen für den Arzt: Tageszufuhr ca. an Na = 37,0 mäq, Cl = 30,2 mäq, K = 51,2 mäq (im Winter: K = 62,8 mäq), Ca = 20,3 mäq (im Winter: Ca = 26,2 mäq), Eiweiß = 66,3 g, Fett = 38,0 g, Kohlehydrate = 84,2 g, Kalorien = 993. Der aus dem Na-Gehalt errechnete „Kochsalzgehalt" entspricht ca. 2,2 g Na Cl. Wenn ärztlich erlaubt, können nachträglich 2 g Kochsalz auf die fertigen Gerichte gestreut werden. Dann entspricht der Gesamt-Kochsalzgehalt ca. 4,2 g Na Cl. *Tageszufuhr an Vitaminen:* A = 3067 I. E., B_1 = 1,10 mg, B_2 = 0,67 mg. C = 86,20 mg. (Im Winter: A = 2897 I. E., B_1 = 1,12 mg, B_2 = 0,65 mg, C = 111,2 mg.) BE 7

1000 Kalorien (Schonkost)

Frühstück

50 g Weißbrot (auch als Toast), 5 g Butter oder hochwertige Margarine, 20 g Leberwurst, 1 g Tee (oder 10 g Bohnenkaffee "coffeinarm" oder 5 g Malzkaffee).

Mittagessen

Orangensaft: 100 ccm, frisch oder aus der Dose, ungesüßt.

Tomatenspaghetti mit gehacktem Fleisch: 40 g Spaghetti, 150 g Tomaten, 50 g Rindfleisch, 50 g Kalbfleisch, 100 ccm Bouillon, 5 g Öl (ca. 2¹/₂ Teelöffel), 10 g Tomatenmark, Gewürze: Pfeffer, Paprika. – Die Spaghetti in reichlich Wasser garkochen, abseihen und kalt abschrecken. In dem heißen Öl das gehackte Rind- und Kalbfleisch leicht andünsten, die enthäuteten und geviertelten Tomaten und das Tomatenmark dazugeben und mit Bouillon aufgießen. Nach dem Garwerden pikant abschmecken und über die heißen Spaghetti geben.

Kopfsalat: 30 g Kopfsalat (1 kleiner Glasteller), 3 g Öl (ca. 1¹/₂ Teelöffel), Gewürze: Zitronensaft, Pfeffer, versch. Kräuter. – Den zerpflückten, gewaschenen Kopfsalat mit einer aus den angegebenen Zutaten hergestellten Salatsoße anmachen.

Erdbeerkompott: 100 g Erdbeeren, evtl. Saccharin. – Die Erdbeeren waschen und Blüten entfernen. In wenig Wasser dünsten und evtl. mit Saccharin abschmecken. Man kann, wenn keine Erdbeeren vorhanden sind, auch Dunsterdbeeren aus der Dose nehmen.

Wenn erlaubt: 1,5 g Kochsalz (1 Messerspitze).

Abendessen

Roastbeef: 75 g Roastbeef, dünn aufschneiden.

Feldsalat: 50 g Feldsalat (1 kleiner Glasteller), 3 g Öl (ca. 1¹/₂ Teelöffel), Zitronensaft, Kräuter. – Der Feldsalat wird sorgfältig gewaschen und gesäubert. Mit einer aus den angegebenen Zutaten hergestellten Marinade macht man den Salat kurz vor dem Servieren an.

Weißbrot: 50 g (auch als Toast).

Butter oder hochwertige Margarine: 5 g.

Wenn erlaubt: 0,5 g Kochsalz (1 Prise).

Bemerkungen für den Arzt: Tageszufuhr ca. an Na = 30,4 mäq, Cl = 25,4 mäq, K = 47,0 mäq, Ca = 8,8 mäq, Eiweiß = 60,4 g, Fett = 31,9 g, Kohlehydrate = 108,1 g, Kalorien = 1004. Der aus dem Na-Gehalt errechnete „Kochsalzgehalt" entspricht ca. 1,8 g Na Cl. Wenn ärztlich erlaubt, können nachträglich 2 g Na Cl auf die fertigen Gerichte gestreut werden. Dann entspricht die Gesamt-Kochsalzzufuhr ca. 3,8 g Na Cl. *Tageszufuhr an Vitaminen:* A = 5351 I. E., B_1 = 0,65 mg, B_2 = 0,88 mg, C = 150,70 mg. BE 9

1000 Kalorien (Schonkost)

Frühstück

50 g Weißbrot (oder Toast), 5 g Butter oder hochwertige Margarine, 10 g Bienenhonig (ca. 1 Teelöffel), 30 g Kalbsbraten, 1 g Tee (oder 10 g Bohnenkaffee „coffeinarm" oder 5 g Malzkaffee).

Mittagessen

Tomatensaft: 100 ccm, aus Dosen.

Huhn mit Reis: 100 g Huhn, 35 g Reis, 50 g Sellerie, 50 g Karotten, 100 g Spargel, 100 ccm Hühnerbrühe, entfettet, Gewürze: Petersilie, Liebstöckl, Pfeffer. – Huhn in kochende Brühe geben, die mit Wurzelwerk und Kräutern kalt angesetzt wurde, und garen lassen. Reis ca. 20 Min. kochen und kalt abbrausen. Gegartes Gemüse in Würfel schneiden, Spargel kleinschneiden, Huhnfleisch ebenfalls würfeln. Gemüse, Fleisch und Reis in die Hühnerbrühe geben und abschmecken. Mit Petersilie bestreut anrichten.

Pfirsichkompott: 150 g Pfirsiche, frisch (oder Dunstpfirsiche), evtl. Saccharin. – Pfirsiche in wenig Wasser gardünsten. (Nach Geschmack mit Saccharin abschmecken.)

Wenn erlaubt: 1,5 g Kochsalz (1 Messerspitze).

Abendessen

Pikanter Quark: 50 g Quark, Gewürze: Kräuter, Paprika. – Den durchgepreßten Quark fest verschlagen und mit reichlich gehackten Kräutern und einer Spur Paprika abschmecken.

Corned Beef: 60 g, dünn aufschneiden und mit Petersilie garnieren.

Weißbrot: 50 g (auch als Toast).

Butter oder hochwertige Margarine: 5 g.

Tee: 1 g.

Wenn erlaubt: 0,25 g Kochsalz (1 kleine Prise).

Bemerkungen für den Arzt: Tageszufuhr ca. an Na = 86,4 mäq, Cl = 28,8 mäq, K = 54,2 mäq, Ca = 13,1 mäq, Eiweiß = 68,7 g, Fett = 21,4 g, Kohlehydrate = 119,4 g, Kalorien = 1003. Der aus dem Na-Gehalt errechnete „Kochsalzgehalt" entspricht ca. 5,0 g Na Cl. Wenn ärztlich erlaubt, können nachträglich 1,75 g Na Cl auf die fertigen Gerichte gestreut werden. Dann entspricht die Gesamt-Kochsalzzufuhr ca. 6,8 g Na Cl. *Tageszufuhr an Vitaminen:* A = 5110 I. E., B_1 = 0,61 mg, B_2 = 0,68 mg, C = 65,85 mg. BE 10

1000 Kalorien (Schonkost)

Frühstück

50 g Weißbrot, 5 g Butter oder hochwertige Margarine, 1 Ei (3 bis 4 Min. kochen), 1 g Tee (oder 10 g Bohnenkaffee „coffeinarm" oder 5 g Malzkaffee).

Mittagessen

Bouillon: 150 ccm, entfettet.

Kabeljau auf badische Art: 200 g Kabeljaufilet, 20 g geriebenen Käse (ca. 1½ Eßlöffel), 5 g Butter oder hochwertige Margarine, 10 g Semmelbrösel, 10 g Rahm (ca. 1 Eßlöffel), Gewürze: Zitronensaft, Petersilie. – Das vorbereitete Fischfilet mit Zitronensaft säuern und mit der Hälfte Käse bestreuen, leicht aufrollen und in eine mit der Butter oder hochwertigen Margarine gefettete Auflaufform geben. Mit Semmelbrösel, Käse und Petersilie bestreuen und in die heiße Röhre geben. Nach ca. 15 Min. Rahm zugeben und fertig garen lassen.

Kartoffelschnee: 50 g Kartoffeln. – Die gekochten, noch heißen Kartoffeln vor dem Servieren auf einen heißen Teller pressen.

Apfelschnee: 100 g Apfel, 1 Eiweiß, Zitronensaft, wenn nötig 2 g Gelatine (1 Blatt). – Apfel in der Röhre braten, durch ein Sieb streichen und erkalten lassen. Eiweiß sehr steif schlagen und mit dem Apfelbrei und Zitronensaft und (evtl. Gelatine) mischen.

Wenn erlaubt: 1,5 g Kochsalz (1 Messerspitze).

Abendessen

Nierchen sauer: 100 g Kalbsnierchen, 5 g Butter oder hochwertige Margarine, 75 ccm Bouillon, 5 g Mehl (ca. 1 Teelöffel, gestrichen), Essig, 1 Prise Zucker. – Nierchen wie üblich vorbereiten, in feine Scheiben schneiden, kurz in der Butter oder hochwertigen Margarine andünsten, mit Mehl bestäuben, mit der Bouillon aufgießen und zugedeckt ca. 5 bis 10 Minuten durchdünsten. Mit Essig und 1 Prise Zucker abschmecken.

Weißbrot: 30 g (für Toast).

Butter oder hochwertige Margarine: 5 g.

Wenn erlaubt: 1 g Kochsalz (1 kleine Messerspitze).

Bemerkungen für den Arzt: Tageszufuhr ca. an Na = 66,5 mäq, Cl = 61,2 mäq, K = 47,2 mäq, Ca = 23,4 mäq, Eiweiß = 80,9 g, Fett = 36,3 g, Kohlehydrate = 81,3 g, Kalorien = 1003. Der aus dem Na-Gehalt errechnete „Kochsalzgehalt" entspricht ca. 3,9 g Na Cl. Wenn ärztlich erlaubt, können nachträglich 2,5 g Kochsalz auf die fertigen Gerichte gestreut werden. Dann entspricht die Gesamt-Kochsalzzufuhr ca. 6,4 g Na Cl. *Tageszufuhr an Vitaminen:* A = 3071 I. E., B_1 = 0,66 mg, B_2 = 2,96 mg, C = 33,20 mg. BE 7

1000 Kalorien (Schonkost)

Frühstück

50 g Weißbrot, 5 g Butter oder hochwertige Margarine, 10 g Marmelade (ca. 1 Teelöffel), 50 g Quark, mit Kräutern oder Paprika und wenn erlaubt, 0,25 g Kochsalz (1 kleine Prise) angemacht, 1 g Tee (oder 10 g Bohnenkaffee „coffeinarm" oder 5 g Malzkaffee).

Mittagessen

Vollmilch: 125 ccm.

Rindersteak, gedünstet: 100 g Rindfleisch, 5 g Butter oder hochwertige Margarine, 100 ccm Bouillon, Gewürze: Paprika, Pfeffer. – Das wie üblich vorbereitete, geklopfte Rindersteak würzen, in der Butter oder hochwertigen Margarine kurz andünsten und mit Bouillon aufgießen. Ca. 20 Minuten zugedeckt garen lassen.

Spargel: 200 g Spargel, 5 g Butter oder hochwertige Margarine, Petersilie. – Frischen Spargel schälen, bündeln und garkochen oder Spargel aus der Dose heiß machen, und mit der zerlassenen Butter oder hochwertigen Margarine anrichten. Mit Petersilie bestreuen.

Kartoffelschnee: 50 g Kartoffeln. – Die gekochten, noch heißen Kartoffeln vor dem Servieren auf einen heißen Teller pressen.

Buttermilchspeise: 100 ccm Buttermilch, 10 g Vanillezucker (ca. 2 Teelöffel, gestrichen), 2 g Gelatine (1 Blatt), Zitronensaft. – Buttermilch mit Zitronensaft und Vanillezucker festverschlagen, eingeweichte, in 10 ccm heißem Wasser aufgelöste Gelatine zugeben und kaltstellen.

Wenn erlaubt: 1,5 g Kochsalz (1 Messerspitze).

Abendessen

Gemüseplatte mit Ei: 100 g Tomaten, 50 g Prinzeßbohnen, 50 g Karotten, 100 g Blumenkohlröschen, 100 g Blattspinat, 10 g Butter oder hochwertige Margarine, 1 Ei, Gewürze: Muskat, Petersilie. – Tomaten blanchieren, abziehen und mit etwas Bouillon gardünsten. Karotten schälen, würfeln und in wenig Wasser gardünsten. Böhnchen aus der Dose oder frische ebenfalls garen. Blumenkohlröschen garen. Die ganzen Spinatblätter gut waschen, verlesen und in wenig Wasser mit etwas Muskat gardünsten. Alle Gemüse getrennt auf einer Platte anrichten, mit Petersilie bestreuen und in der Mitte das mit Butter oder hochwertiger Margarine gebratene Spiegelei setzen.

Kartoffelwürfel: 50 g Kartoffeln, Petersilie. – Kartoffeln in kleine Würfel schneiden und garkochen. Mit Petersilie bestreuen.

Wenn erlaubt: 1 g Kochsalz (1 kleine Messerspitze).

Bemerkungen für den Arzt: Tageszufuhr ca. an Na = 31,3 mäq, Cl = 29,3 mäq, K = 77,8 mäq, Ca = 33,9 mäq, Eiweiß = 64,6 g, Fett = 36,6 g, Kohlehydrate = 94,8 g, Kalorien = 1003. Der aus dem Na-Gehalt errechnete „Kochsalzgehalt" entspricht ca. 1,8 g Na Cl. Wenn ärztlich erlaubt, können nachträglich 2,75 g Kochsalz auf die fertigen Gerichte gestreut werden. Dann entspricht die Gesamt-Kochsalzzufuhr ca. 4,6 g Na Cl. *Tageszufuhr an Vitaminen:* A = 15 253 I. E., B_1 = 1,09 mg, B_2 = 1,68 mg, C = 252,55 mg. BE 8

800 Kalorien (Schonkost)

Frühstück

45 g Weißbrot, 5 g Butter oder hochwertige Margarine, 30 g Streichkäse (20% F.i.T.), 5 g Malzkaffee (oder 10 g Bohnenkaffee „coffeinarm" oder 1 g Tee).

Mittagessen

Bouillon: 200 ccm, entfettet.

Nieren sauer: 100 g Kalbsnierchen, 3 g Öl (ca. 1½ Teelöffel), Gewürze: Essig, Pfeffer. – Öl erhitzen, enthäutete, in feine Scheibchen geschnittene Nierchen dazugeben, kurz andünsten, mit etwas Bouillon oder Wasser aufgießen und zugedeckt ca. 5 Minuten dünsten. Mit etwas Essig und Pfeffer abschmecken.

Spinat: 200 g Spinat, 5 g Butter oder hochwertige Margarine, Gewürze: Muskat. – Den gewaschenen, verlesenen Spinat in wenig Wasser garkochen und durch die Maschine drehen. Butter oder hochwertige Margarine erhitzen, Spinat zugeben, aufkochen lassen und mit einer Spur Muskat abschmecken.

Kartoffelwürfel: 50 g Kartoffeln, Petersilie. – Kartoffeln in Würfel schneiden, garkochen, abgießen und vor dem Anrichten mit Petersilie bestreuen.

Obst: 100 g Grapefruit (ca. ½ Frucht).

Wenn erlaubt: 1 g Kochsalz (1 kleine Messerspitze).

Abendessen

Kalbsbraten: 40 g, **Tomaten:** 50 g. – Den Kalbsbraten dünn aufschneiden, Tomaten vierteln und beides auf Salatblättern anrichten, mit Petersiliensträußchen garnieren.

Knäckebrot: 30 g (ca. 3 Scheiben).

Butter oder hochwertige Margarine: 10 g.

Tee: 1 g.

Wenn erlaubt: 0,5 g Kochsalz (1 Prise).

Bemerkungen für den Arzt: Tageszufuhr ca. an Na = 50,1 mäq, Cl = 44,5 mäq, K = 61,5 mäq, Ca = 17,3 mäq, Eiweiß = 53,8 g, Fett = 31,3 g, Kohlehydrate = 69,7 g, Kalorien = 820. Der aus dem Na-Gehalt errechnete „Kochsalzgehalt" entspricht ca. 2,9 g Na Cl. Wenn ärztlich erlaubt, können nachträglich 1,5 g Kochsalz auf die fertigen Gerichte gestreut werden. Dann entspricht die Gesamt-Kochsalzzufuhr ca. 4,4 g Na Cl. *Tageszufuhr an Vitaminen:* A = 22 481 I. E., B_1 = 0,74 mg, B_2 = 3,11 mg, C = 191,0 mg.

BE 6

800 Kalorien (Schonkost)

Frühstück

45 g Weißbrot, 5 g Butter oder hochwertige Margarine, 50 g Quark (mit Paprika oder Petersilie abgeschmeckt und wenn erlaubt, 0,25 g Kochsalz [1 kleine Prise]), 5 g Malzkaffee (oder 10 g Bohnenkaffee „coffeinarm" oder 1 g Tee).

Mittagessen

Tomatensaft: 100 ccm (aus der Büchse).

Ged. Kalbsschnitzel: 100 g Kalbfleisch, 2 g Öl (ca. 1 Teelöffel), Gewürze: Pfeffer, Paprika, 1 Tomatenscheibe. – Vorbereitetes, geklopftes Kalbfleisch mit Pfeffer und Paprika bestreuen. Im heißen Öl von beiden Seiten anbraten (keine braune Kruste), mit etwas Flüssigkeit aufgießen und gardämpfen lassen. Mit 1 Tomatenscheibe garnieren.

Champignons: 150 g Champignons, 3 g Butter oder hochwertige Margarine, geh. Petersilie. – Frische Champignons (oder aus der Büchse) kleinschneiden, in der Butter oder hochwertigen Margarine andünsten, mit wenig Wasser aufgießen und gardünsten. Vor dem Servieren mit etwas Petersilie bestreuen.

Kartoffelschnee: 50 g Kartoffeln. – Die Kartoffeln dämpfen und durch die Kartoffelpresse auf einen heißen Teller geben.

Mokkagelee: 2 g Pulverkaffee (coffeinfrei), ½ Eiweiß, 2 g Gelatine (1 Blatt), Saccharin, 100 ccm Wasser. – Den Pulverkaffee mit dem kochenden Wasser überbrühen, mit Saccharin abschmecken und eingeweichte Gelatine zugeben. Kaltstellen und kurz vor dem Festwerden das steifgeschlagene Eiweiß unterziehen.

Wenn erlaubt: 1 g Kochsalz (1 kleine Messerspitze).

Abendessen

Roastbeef: 75 g, dünn aufgeschnitten.

Quark: 50 g. Gewürze: Paprika, Petersilie. – Den durchgepreßten Quark mit etwas Milch fest durchschlagen und mit Paprika und geh. Petersilie abschmecken.

Radieschen: 75 g (im Winter: 100 g Tomaten).

Knäckebrot: 30 g (ca. 3 Scheiben).

Butter oder hochwertige Margarine: 5 g.

Wenn erlaubt: 0,5 g Kochsalz (1 Prise).

Bemerkungen für den Arzt: Tageszufuhr ca. an Na = 27,3 mäq, Cl = 22,9 mäq, K = 59,2 mäq, Ca = 8,2 mäq, Eiweiß = 78,5 g, Fett = 19,2 g, Kohlehydrate = 73,0 g, Kalorien = 796. Der aus dem Na-Gehalt errechnete „Kochsalzgehalt" entspricht ca. 1,6 g Na Cl. Wenn ärztlich erlaubt, können nachträglich 1,75 g Kochsalz auf die fertigen Gerichte gestreut werden. Dann entspricht die Gesamt-Kochsalzzufuhr ca. 3,3 g Na Cl. *Tageszufuhr an Vitaminen:* A = 1628 I. E., B_1 = 0,79 mg, B_2 = 0,51 mg, C = 46,20 mg. (Im Winter: A = 2726 I. E., B_1 = 0,82 mg, B_2 = 0,52 mg, C = 51,2 mg.)

BE 6

800 Kalorien (Schonkost)

Frühstück

45 g Weißbrot, 5 g Butter oder hochwertige Margarine, 30 g Streichkäse (20% F. i. T.), 1 g Tee (oder 10 g Bohnenkaffee „coffeinarm" oder 5 g Malzkaffee ohne Zucker), 100 g Birnen (ohne Schale).

Mittagessen

Rote-Beete-Rohkost: 50 g Rote Beete, Zitronensaft, Petersilie, 1 Stückchen Apfel. – Die geschälten rohen Rote Beete kurz vor dem Anrichten auf einer feinen Rohkostraffel raffeln, mit etwas Zitronensaft und den geriebenen Apfelstückchen vermischen und mit Petersilie bestreuen.

Schleie gekocht: 300 g Schleie, Gewürze: Lorbeer, Wacholder, Zitrone, Karotten, Porree, Petersilienwurzel. – Wasser mit Gewürzen und Gemüsen gut durchkochen, Schleie dazugeben und ca. 20 Min. sieden lassen.

Endiviensalat: 50 g Endivien (1 kleiner Glasteller), 3 g Öl (ca. 1^1/$_2$ Teelöffel), Gewürze: Zitronensaft, Petersilie. – Endivien fein schneiden, waschen und gut abtropfen lassen. Mit Zitronensaft, Öl und Petersilie anmachen.

Petersilienkartoffeln: 50 g Kartoffeln, Petersilie. – Die Kartoffelstücke kochen und kurz vor dem Anrichten mit Petersilie bestreuen.

Obst: 100 g Aprikosen, ohne Kerne (im Winter: Dunstaprikosen).

Wenn erlaubt: 1,5 g Kochsalz (1 Messerspitze).

Abendessen

Ei: 1 Stück, 2 bis 3 Min. kochen.

Tomatensalat: 100 g Tomaten, Gewürze: Essig, Petersilie, Pfeffer. – Tomaten fein schneiden, mit Essig und Pfeffer anmachen und mit Petersilie bestreuen.

Knäckebrot: 20 g (ca. 2 Scheiben).

Butter oder hochwertige Margarine: 10 g.

Wenn erlaubt: 0,5 g Kochsalz (1 Prise).

Bemerkungen für den Arzt: Tageszufuhr ca. an Na = 31,4 mäq, Cl = 18,6 mäq, K = 65,0 mäq Ca = 16,9 mäq, Eiweiß = 48,7 g, Fett = 26,0 g, Kohlehydrate = 87,5 g, Kalorien = 810 Der aus dem Na-Gehalt errechnete „Kochsalzgehalt" entspricht ca. 1,8 g Na Cl. Wenn ärztlich erlaubt, können nachträglich 2 g Kochsalz auf die fertigen Gerichte gestreut werden. Dann entspricht die Gesamtkochsalzzufuhr ca. 3,8 g Na Cl. *Tageszufuhr an Vitaminen:* A = 9893 I. E., B_1 = 0,68 mg, B_2 = 0,84 mg, C = 63,25 mg. BE 7,5

800 Kalorien (Schonkost)

Frühstück

45 g Weißbrot, 5 g Butter oder hochwertige Margarine, 40 g Kalbsbraten, 1 g Tee (oder 10 g Bohnenkaffee „coffeinarm" oder 5 g Malzkaffee).

Mittagessen

Grapefruit: 100 g Grapefruit (ca. $^1/_2$ Frucht).

Brisoletten: 75 g Schabefleisch (Kalbfleisch), 1 Eiweiß, 3 g Öl (ca. $1^1/_2$ Teelöffel), Gewürze: Paprika, Pfeffer, Muskat, Semmelbrösel. – Das Schabefleisch mit dem Eiweiß und den Semmelbröseln vermengen, mit den Gewürzen pikant abschmecken und zu einem Klops formen. Eine Jenaer Glasschale mit Öl auspinseln, den Klops hineingeben und zugedeckt im heißen Backrohr garen. Evtl. etwas Flüssigkeit zugießen.

Spargel: 200 g Spargel (frisch oder aus der Dose), Petersilie. – Den Spargel schälen, bündeln und im Wasser garen. Vor dem Anrichten mit gehackter Petersilie bestreuen.

Kartoffelschnee: 50 g Kartoffeln. – Die Kartoffeln garen, abgießen und durch die Kartoffelpresse auf einen heißen Teller geben.

Apfelkompott: 100 g Apfel, frisch, Zimtstange, Zitrone. – Die geschälten Apfelstückchen in wenig Wasser mit Zitronenschale und etwas Zimtstange garen.

Wenn erlaubt: 1,5 g Kochsalz (1 Messerspitze).

Abendessen

Chicorée in Rahmsoße: 250 g Chicorée, $^1/_2$ Ei, 10 g Rahm, dünn (ca. 1 Eßlöffel), Gewürze: Muskat, Zitronenscheibe, Petersilie. – Den geputzten Chicorée in Wasser mit einer Zitronenscheibe garkochen, abtropfen lassen und in eine feuerfeste Form geben. Das halbe Ei mit Muskat gewürzte Ei mit dem Rahm gut verquirlen und über den Chicorée geben. Zugedeckt im heißen Rohr stocken lassen und vor dem Anrichten mit Petersilie bestreuen.

Weißbrot: 35 g.

Butter oder hochwertige Margarine: 5 g.

Pfirsiche: 100 g (mit Stein, frisch, im Winter: Dunstpfirsiche).

Tee: 1 g.

Wenn erlaubt: 1 g Kochsalz (1 kleine Messerspitze).

Bemerkungen für den Arzt: Tageszufuhr ca. an Na = 22,7 mäq, Cl = 24,0 mäq, K = 71,7 mäq, Ca = 20,9 mäq, Eiweiß = 49,7 g, Fett = 17,4 g, Kohlehydrate = 113,9 g, Kalorien = 794. Der aus dem Na-Gehalt errechnete „Kochsalzgehalt" entspricht ca. 1,3 g Na Cl. Wenn ärztlich erlaubt, können nachträglich 2,5 g Kochsalz auf die fertigen Gerichte gestreut werden. Dann entspricht die Gesamt-Kochsalzzufuhr ca. 3,8 g Na Cl. *Tageszufuhr an Vitaminen:* A = 12 686 I. E., B_1 = 1,01 mg, B_2 = 1,57 mg, C = 177,30 mg. BE 9,5

800 Kalorien (Schonkost)

Frühstück

45 g Weißbrot, 5 g Butter oder hochwertige Margarine, 50 g Quark (mit Kräutern und Paprika und wenn erlaubt 0,25 g Kochsalz [1 kleine Prise] abschmecken), 5 g Malzkaffee (oder 10 g Bohnenkaffee „coffeinarm" oder 1 g Tee ohne Zucker).

Mittagessen

Kopfsalat: 20 g Kopfsalat, 1 g Öl (ca. 1/2 Teelöffel), Gewürze: Zitronensaft, Kräuter. – Den gewaschenen, zerpflückten Kopfsalat mit Öl, Zitronensaft und Kräutern anmachen.

Gekochte Ochsenlende: 100 g Rinderlende, Sellerieknolle, Petersiliewurzeln, Tomate, Porree. – Die vorbereitete Rinderlende in die kochende Gemüsebrühe geben und garen. Mit etwas Bouillon anrichten.

Karotten- und Selleriegemüse: 100 g Karotten, 100 g Sellerie, Gewürze: Petersilie, Muskat. – Geschälte, in kleine Würfelchen geschnittene Karotten und Sellerie in etwas Wasser gardünsten. Mit einer Spur Muskat würzen und mit reichlich gehackter Petersilie bestreuen.

Petersilienkartoffeln: 50 g Kartoffeln, Petersilie. – Die gegarten Kartoffelstücke vor dem Anrichten mit reichlich Petersilie bestreuen.

Obst: 100 g Birnen, frisch (im Winter: Dunstbirnen), geschält oder als Kompott.

Wenn erlaubt: 1 g Kochsalz (1 kleine Messerspitze).

Abendessen

Kalbsbraten: 70 g, dünn aufschneiden.

Tomaten: 150 g. – Tomaten blanchieren, abziehen, in Viertel schneiden und zusammen mit dem Kalbsbratenaufschnitt anrichten. Mit Petersiliensträußchen garnieren.

Weißbrot: 45 g.

Butter oder hochwertige Margarine: 5 g.

Tee: 1 g.

Wenn erlaubt: 0,5 g Kochsalz (1 Prise).

Bemerkungen für den Arzt: Tageszufuhr ca. an Na = 29,7 mäq, Cl = 26,9 mäq, K = 58,8 mäq, Ca = 12,8 mäq, Eiweiß = 62,4 g, Fett = 14,6 g, Kohlehydrate = 98,4 g, Kalorien = 803. Der aus dem Na-Gehalt errechnete „Kochsalzgehalt" entspricht ca. 1,7 g Na Cl. Wenn ärztlich erlaubt, können nachträglich 1,75 g Kochsalz auf die fertigen Gerichte gestreut werden. Dann entspricht die Gesamt-Kochsalzzufuhr ca. 3,5 g Na Cl. *Tageszufuhr an Vitaminen:* A = 4153, B_1 = 0,81 mg, B_2 = 0,72 mg, C = 101,4 mg. BE 8

800 Kalorien (Schonkost)

Frühstück

45 g Weißbrot, 5 g Butter oder hochwertige Margarine, 50 g Quark, mit Petersilie und wenn erlaubt 0,25 Kochsalz (1 kleine Prise) abgeschmeckt, 1 g Tee (oder 10 g Bohnenkaffee „coffeinarm" oder 5 g Malzkaffee ohne Zucker).

Mittagessen

Tomatensaft: 150 ccm Tomatensaft aus der Büchse.

Kalbssahnegoulasch: 100 g Kalbfleisch, 3 g Öl (ca. 1½ Teelöffel), 10 g Rahm, dünn (ca. 1 Eßlöffel), Gewürze: Paprika, Pfeffer. – Das vorbereitete, in kleine Würfel geschnittene Kalbfleisch kurz im heißen Öl andünsten (keine braune Kruste!), würzen, mit wenig Flüssigkeit aufgießen und garen lassen. Vor dem Anrichten mit dem Rahm verfeinern.

Blumenkohl: 100 g Blumenkohl, Zitronenscheibe, Petersilie. – Die geputzten, gewaschenen Blumenkohlröschen in Wasser mit einer Zitronenscheibe garen, abgießen und vor dem Anrichten mit Petersilie bestreuen.

Kartoffelschnee: 50 g Kartoffeln. – Die gekochten, heißen Kartoffeln vor dem Anrichten durch eine Kartoffelpresse auf den vorgewärmten Teller geben.

Kirschgelee: 50 g Sauerkirschen ohne Stein, 2 g Gelatine (1 Blatt), 100 ccm Wasser oder Saft, Zimt, Zitronensaft, evtl. Saccharin. – Die entsteinten Kirschen in wenig Wasser (oder Saft) mit etwas gemahlenem Zimt und Zitronensaft gardünsten. Die eingeweichte, ausgedrückte Gelatine in das Kirschkompott geben und nach Wunsch mit Saccharin süßen, kalt stellen. –

Wenn erlaubt: 1 g Kochsalz (1 kleine Messerspitze).

Abendessen

Rührei mit Spargel: 1 Ei, 2 g Öl (ca. 1 Teelöffel), Muskat, Petersilie. – Das Ei mit einer Eischale Wasser, Muskat und der gehackten Petersilie verquirlen, in ein mit dem Öl ausgepinseltes Gefäß geben und im Wasserbad stocken lassen. – 200 g Spargel (frisch oder aus der Dose), 5 g Butter, Petersilie. – Den vorbereiteten Spargel weichkochen und mit der frischen Butter servieren. Mit Petersilie bestreuen.

Weißbrot: 45 g.

Melone: 50 g (im Winter: 100 g Orange).

Tee: 1 g.

Wenn erlaubt: 1 g Kochsalz (1 kleine Messerspitze).

Bemerkungen für den Arzt: Tageszufuhr ca. an Na = 37,7 mäq, Cl = 24,1 mäq, K = 48,9 mäq, Ca = 14,3 mäq, Eiweiß = 54,9 g, Fett = 24,2 g, Kohlehydrate = 83,7 g, Kalorien = 799. Der aus dem Na-Gehalt errechnete „Kochsalzgehalt" entspricht ca. 2,2 g Na Cl. Wenn ärztlich erlaubt, können nachträglich 2,25 g Kochsalz auf die fertigen Gerichte gestreut werden. Dann entspricht die Gesamt-Kochsalzzufuhr ca. 4,4 g Na Cl. *Tageszufuhr an Vitaminen:* A = 4918 I. E., B_1 = 0,83 mg, B_2 = 1,05 mg, C = 181,15 mg.　　　　　　　　　　　　　BE 7

800 Kalorien (Schonkost)

Frühstück

45 g Weißbrot, 5 g Butter oder hochwertige Margarine, 50 g Quark, mit Paprika oder Kräutern abgeschmeckt und wenn erlaubt 0,25 g Kochsalz (1 kleine Prise), 5 g Malzkaffee (oder 10 g Bohnenkaffee „coffeinarm" oder 1 g Tee ohne Zucker), 100 g Orange.

Mittagessen

Möhrenrohkost: 50 g Möhren, Zitronensaft, Petersilie. – Die geputzten, gewaschenen Möhren kurz vor dem Anrichten auf einer feinen Rohkostraffel reiben, mit Zitronensaft abschmecken und Petersilie bestreuen.

Gegrilltes Hähnchen: 150 g Hähnchen, 2 g Öl (ca. 1 Teelöffel), Gewürze: Pfeffer, Petersilie. – Das bratfertig hergerichtete Hähnchen mit einer Spur Pfeffer würzen, mit Öl einpinseln, Petersilie in das Innere geben und im vorgeheizten Grill oder Backofen ca. 30 Min. grillen.

Gemischter Salat: 30 g Kopfsalat (1 kleiner Glasteller), 100 g Wachsbohnen, 2 g Öl (ca. 1 Teelöffel), Gewürze: Zitronensaft, Pfeffer, Petersilie, Bohnenkraut, Essig. – Den zerpflückten, gewaschenen Kopfsalat kurz vor dem Anrichten mit etwas Öl, Zitronensaft, Pfeffer und Petersilie anmachen. Die mit Bohnenkraut gekochten Wachsbohnen mit Essig, Öl und Pfeffer gut durchziehen lassen.

Kartoffelwürfel: 75 g Kartoffeln, Petersilie. – Die in kleine Würfel geschnittenen Kartoffeln gardämpfen und vor dem Anrichten mit Petersilie bestreuen.

Fruchtgelee: 20 g Apfel ohne Schale, 20 g Kirschen, 10 g Ananas, 2 g Gelatine (1 Blatt), Zitronensaft, evtl. Saccharin. – Das gekochte, abgetropfte Obst in ein Glas geben. 75 ccm Fruchtsaft mit Zitronensaft und evtl. Saccharin abschmecken. Die im Wasserbad aufgelöste Gelatine dazugeben und das Ganze über die Früchte geben und erkalten lassen.

Wenn erlaubt: 1,5 g Kochsalz (1 Messerspitze).

Abendessen

Pikanter Quark: 100 g Quark, geh. Kräuter, Paprika. – Den passierten Quark (evtl. mit etwas Milch) fest verschlagen und mit reichlich gehackten Kräutern und einer Spur Paprika abschmecken.

Lachsschinken: 30 g, dünn aufschneiden.

Weißbrot: 45 g.

Butter oder hochwertige Margarine: 5 g.

Tee: 1 g.

Wenn erlaubt: 1 g Kochsalz (1 kleine Messerspitze).

Bemerkungen für den Arzt: Tageszufuhr ca. an Na = 42,3 mäq, Cl = 43,4 mäq, K = 54,3 mäq, Ca = 13,7 mäq, Eiweiß = 71,0 g, Fett = 14,1 g, Kohlehydrate = 97,0 g, Kalorien = 825. Der aus dem Na-Gehalt errechnete „Kochsalzgehalt" entspricht ca. 2,5 g Na Cl. Wenn ärztlich erlaubt, können nachträglich 2,75 g Kochsalz auf die fertigen Gerichte gestreut werden. Dann entspricht die Gesamt-Kochsalzzufuhr 5,2 g Na Cl. *Tageszufuhr an Vitaminen:* A = 3343 I. E., B_1 = 1,15 mg, B_2 = 0,58 mg, C = 101,95 mg. BE 8

800 Kalorien (Schonkost)

Frühstück

40 g Weißbrot (oder 1 Brötchen), 5 g Butter oder hochwertige Margarine, 50 g Quark, mit Kräutern oder Paprika und wenn erlaubt 0,25 g Kochsalz (1 kleine Prise) abgeschmeckt, 1 g Tee (oder 5 g Malzkaffee oder 10 g Bohnenkaffee „coffeinarm").

Mittagessen

Orangensaft: 100 ccm, frisch gepreßt.

Hirn mit Ei: 100 g Kalbshirn, 3 g Öl (ca. 1½ Teelöffel), ⅓ Ei. – Hirn wässern, in Wasser kalt zusetzen, zum Kochen kommen lassen, herausnehmen, in kaltes Wasser geben, häuten und zerpflücken. Öl erhitzen, Hirn dazugeben, das zerschlagene drittel Ei darübergeben und fest werden lassen. Sofort anrichten.

Curryreis: 45 g Reis, Gewürze: Curry. – Reis in kochendes Wasser einstreuen, ca. 20 Min. kochen, abseihen, kalt überbrausen, mit etwas Curry würzen und in der offenen Röhre trocknen lassen.

Kopf- und Karottensalat: 30 g Kopfsalat (1 kleiner Glasteller), 100 g Karotten, 3 g Öl (ca. 1½ Teelöffel), Gewürze: Essig, Pfeffer, Petersilie. – Gekochte Karotten schaben, in Scheibchen schneiden, mit Essig, Öl und Pfeffer gut durchziehen lassen und vor dem Anrichten mit Petersilie bestreuen. Den gewaschenen, zerpflückten Kopfsalat mit Essig, Öl, Pfeffer und Kräutern anmachen.

Obst: 100 g Grapefruit, ca. ½ Frucht (im Winter: 100 g Mandarinen). –

Wenn erlaubt: 1,5 g Kochsalz (1 Messerspitze).

Abendessen

Joghurt mit Früchten: 100 g Joghurt (ca. ½ Becher), 50 g Orangenfruchtfleisch, 50 g Pfirsichfruchtfleisch, Zitronensaft, evtl. Saccharin. – Joghurt mit Zitronensaft und evtl. Saccharin gut verschlagen und die in Würfel geschnittenen Früchte untermischen.

Knäckebrot: 10 g (ca. 1 Scheibe).

Bemerkungen für den Arzt: Tageszufuhr ca. an Na = 25,9 mäq, Cl = 19,8 mäq, K = 38,6 mäq (im Winter: K = 45,2 mäq, Ca = 21,4 mäq), Ca = 16,2 mäq, Eiweiß = 35,0 g, Fett = 24,7 g, Kohlehydrate = 102,3 g, Kalorien = 823. Der aus dem Na-Gehalt errechnete „Kochsalzgehalt" entspricht ca. 1,5 g Na Cl. Wenn ärztlich erlaubt, können nachträglich 1,75 g Kochsalz auf die fertigen Gerichte gestreut werden. Dann entspricht die Gesamtkochsalzzufuhr ca. 3,3 g Na Cl. *Tageszufuhr an Vitaminen:* A = 3439 I. E., B_1 = 0,50 mg, B_2 = 0,49 mg, C = 118,1 mg (im Winter: A = 3859 I. E., B_1 = 0,53 mg, B_2 = 0,50 mg, C = 109,1 mg). BE 8,5

800 Kalorien (Schonkost)

Frühstück

45 g Weißbrot (oder 1 Brötchen), 5 g Butter oder hochwertige Margarine, 30 g Streichkäse (20% F.i.T.), 5 g Malzkaffee (oder 1 g Tee oder 10 g Bohnenkaffee „coffeinarm").

Mittagessen

Grapefruitsaft: 100 ccm, aus der Büchse (ungesüßt).

Rührei mit Champignons: 1 Ei, 3 g Öl (ca. 1½ Teelöffel), 150 g Champignons, 5 g Butter oder hochwertige Margarine, Petersilie. – Ei mit etwas Wasser gut verquirlen, Öl erhitzen, Ei dazugeben und unter durchrühren festwerden lassen. Champignons aus der Büchse oder frische in der Butter oder hochwertigen Margarine dünsten und mit dem Rührei zusammen anrichten, mit Petersilie bestreuen.

Kartoffelwürfel: 50 g Kartoffeln, Petersilie. – Kartoffeln würfeln, garkochen und mit feingewiegter Petersilie bestreuen.

Orangensalat: 100 g Orangenfruchtfleisch. – Geschälte Orange halbieren und in feine Scheibchen schneiden. Fächerartig anrichten.

Wenn erlaubt: 1 g Kochsalz (1 kleine Messerspitze).

Abendessen

Tomaten gefüllt: 150 g Tomaten, 50 g Quark, Petersilie, Paprika. – Tomaten blanchieren, enthäuten, Deckel abschneiden, Fruchtfleisch mit einem Löffel herausnehmen, unter den gut verschlagenen Quark mischen und mit einer Spur Paprika abschmecken. Quarkmasse in die Tomaten füllen, mit Petersilie bestreuen, mit Deckel zudecken und die Tomaten auf Salatblättern anrichten.

Knäckebrot: 20 g (ca. 2 Scheiben).

Butter oder hochwertige Margarine: 5 g.

Wenn erlaubt: 0,5 g Kochsalz (1 Prise).

Bemerkungen für den Arzt: Tageszufuhr ca. an Na = 20,7 mäq, Cl = 18,1 mäq, K = 49,3 mäq, Ca = 8,6 mäq, Eiweiß = 43,9 g, Fett = 25,6 g, Kohlehydrate = 90,5 g, Kalorien = 802. Der aus dem Na-Gehalt errechnete „Kochsalzgehalt" entspricht ca. 1,2 g Na Cl. Wenn ärztlich erlaubt, können nachträglich 1,5 g Kochsalz auf die fertigen Gerichte gestreut werden. Dann entspricht die Gesamt-Kochsalzzufuhr ca. 2,7 g Na Cl. *Tageszufuhr an Vitaminen:* A = 4234 I. E., B_1 = 0,65, B_2 = 0,47 mg, C = 140,55 mg. BE 7,5

800 Kalorien (Schonkost)

Frühstück

45 g Weißbrot, 5 g Butter oder hochwertige Margarine, 50 g Quark, mit einer Spur Curry abgeschmeckt und wenn erlaubt 0,25 g Kochsalz (1 kleine Prise), 1 g Tee (oder 5 g Malzkaffee oder 10 g Bohnenkaffee „coffeinarm").

Mittagessen

Sellerie-Apfel-Rohkost: 30 g Sellerieknolle, 50 g Apfel, Zitronensaft, Petersilie. – Rohe Sellerieknolle und Apfel schälen, beides ganz fein raffeln, mit Zitronensaft vermischen, auf einem Salatblatt anrichten und mit Petersilie bestreuen.

Kalbslendchen: 100 g Kalbslende, 50 ccm Bouillon, etwas Sellerie, Lauch, Karotten, Petersilienwurzeln. – Das vorbereitete Kalbslendchen in kochende Gemüsebrühe geben und ca. eine halbe Stunde garen lassen. In Scheiben schneiden und mit Bouillon anrichten.

Blattspinat: 250 g Spinat, 5 g Butter oder hochwertige Margarine, Gewürze: Muskat. – Spinat verlesen, waschen und gut abtropfen lassen. Butter oder hochwertige Margarine erhitzen, Spinat dazugeben, evtl. wenig Bouillon und ca. 5 bis 10 Min. dünsten. Mit Muskat abschmecken.

Kartoffelstifte: 50 g Kartoffeln, Petersilie. – Kartoffeln in Stifte schneiden, garkochen und vor dem Anrichten mit Petersilie bestreuen.

Apfelmus: 150 g Äpfel (ohne Schale), Zitronensaft, Zimt. – Ca. 200 g Äpfel mit Schale vierteln und in wenig Wasser mit etwas Zitronenschale und Zimtstange gardünsten. Durch ein Sieb streichen und mit etwas Zitronensaft abschmecken.

Wenn erlaubt: 1,5 g Kochsalz (1 Messerspitze).

Abendessen

Lachsschinken: 50 g, dünn aufschneiden und mit Petersiliensträußchen garnieren.

Kopfsalat: 30 g Kopfsalat (1 kleiner Glasteller), 3 g Öl (ca. 1½ Teelöffel), Gewürze: Zitronensaft, Kräuter. – Den zerpflückten, gewaschenen Kopfsalat mit Zitronensaft, Öl und Kräutern anmachen.

Weißbrot: 40 g (als Toast).

Butter oder hochwertige Margarine: 5 g.

Bemerkungen für den Arzt: Tageszufuhr ca. an Na = 66,8 mäq, Cl = 57,5 mäq, K = 69,8 mäq, Ca = 18,3 mäq, Eiweiß = 55,8 g, Fett = 20,2 g, Kohlehydrate = 93,5 g, Kalorien = 805. Der aus dem Na-Gehalt errechnete „Kochsalzgehalt" entspricht ca. 3,9 g Na Cl. Wenn ärztlich erlaubt, können nachträglich 1,75 g Kochsalz auf die fertigen Gerichte gestreut werden. Dann entspricht die Gesamt-Kochsalzzufuhr ca. 5,6 g Na Cl. *Tageszufuhr an Vitaminen:* A = 24 468 I. E., B_1 = 2,90 mg, B_2 = 0,96 mg, C = 183,42 mg. BE 8

800 Kalorien (Schonkost)

Frühstück

45 g Weißbrot (als Toast oder 1 Brötchen), 5 g Butter oder hochwertige Margarine, 50 g Quark, mit Petersilie und wenn erlaubt 0,25 g Kochsalz (1 kleine Prise) abgeschmeckt, 5 g Malzkaffee (oder 1 g Tee oder 10 g Bohnenkaffee „coffeinarm").

Mittagessen

Tomatensaft: 100 ccm, aus der Büchse.

Leber gegrillt: 100 g Kalbsleber, 3 g Öl (ca. 1½ Teelöffel). – Die vorbereitete, in Scheiben geschnittene Kalbsleber mit dem Öl bestreichen und grillen.

Kohlrabigemüse: 100 g Kohlrabi, 5 g Butter oder hochwertige Margarine, Gewürze: Muskat, Petersilie. – Kohlrabi waschen, schälen, in Scheiben schneiden, in der Butter andünsten und mit wenig Flüssigkeit gardünsten. Grüne Blättchen waschen, vom Stiel streifen, kurz kochen, wiegen, mitdünsten und mit einer Spur Muskat abschmecken.

oder im Winter

Chicorée gedämpft: 200 g Chicorée, 5 g Butter oder hochwertige Margarine, Muskat, Petersilie. – Chicorée putzen, waschen, längs halbieren und bitteren Kern herausschneiden. In der Butter oder hochwertigen Margarine anschwenken und sofort mit wenig Wasser gardünsten. Mit einer Spur Muskat würzen und mit Petersilie bestreut anrichten.

Kartoffelschnee: 50 g Kartoffeln. – Die gegarten Kartoffeln kurz vor dem Servieren auf eine heiße Platte pressen.

Obstsalat: 30 g Birnenfruchtfleisch, 30 g Orangenfruchtfleisch, 30 g Bananenfruchtfleisch, Zitronensaft. – Birne und Banane in Scheibchen schneiden, Orange in Würfelchen, mischen und mit Zitronensaft abschmecken.

Wenn erlaubt: 1,5 g Kochsalz (1 Messerspitze).

Abendessen

Ei: 1 Stück, ca. 3 bis 4 Min. kochen.

Tomate: 50 g, bei strenger Schonkost blanchieren und enthäuten.

Weißbrot: 40 g, für Toast.

Butter oder hochwertige Margarine: 5 g.

Wenn erlaubt: 0,5 g Kochsalz (1 Prise).

Bemerkungen für den Arzt: Tageszufuhr ca. an Na = 32,6 mäq, Cl = 23,4 mäq, K = 40,4 mäq (im Winter: K = 53,9 mäq), Ca = 9,0 mäq (im Winter: Ca = 17,1 mäq), Eiweiß = 47,6 g, Fett = 25,8 g, Kohlehydrate = 86,3 g, Kalorien = 798. Der aus dem Na-Gehalt errechnete „Kochsalzgehalt" entspricht ca. 1,9 g Na Cl. Wenn ärztlich erlaubt, können nachträglich 2,25 g Kochsalz auf die fertigen Gerichte gestreut werden. Dann entspricht die Gesamtkochsalzzufuhr ca. 4,2 g Na Cl. *Tageszufuhr an Vitaminen:* A = 29 983 I. E., B_1 = 0,80 mg, B_2 = 3,67 mg, C = 118,05 mg. (Im Winter: A = 37 183 I. E., B_1 = 0,94 mg, B_2 = 4,01 mg, C = 118,05 mg.)
BE 7

800 Kalorien (Schonkost)

Frühstück

45 g Weißbrot (oder 1 Brötchen), 5 g Butter oder hochwertige Margarine, 30 g Streichkäse (20%/o F. i. T.), 1 g Tee (oder 5 g Malzkaffee oder 10 g Bohnenkaffee „coffeinarm").

Mittagessen

Bouillon: 200 ccm.

Kalbsbraten: 100 g Kalbfleisch, 50 ccm Bouillon, 3 g Öl (ca. 1½ Teelöffel), Wurzelwerk. – Das Kalbfleisch wie üblich vorbereiten, mit Wurzelwerk in heißem Öl kurz von allen Seiten anbraten, mit heißer Bouillon und etwas heißem Wasser aufgießen und zugedeckt in der Röhre garen. Mit dem Bratenfond anrichten.

Blumenkohl: 100 g Blumenkohl, Zitronenscheibe, Petersilie. – Blumenkohl in Röschen teilen und mit einer Zitronenscheibe weichkochen. Vor dem Anrichten mit Petersilie bestreuen.

Kartoffelschnee: 50 g Kartoffeln. – Die gegarten Kartoffelstücke kurz vor dem Servieren auf eine heiße Platte pressen.

Birnenkompott: 100 g Birnen (ohne Schale), Zimt. – Die geschälten Birnen vierteln und mit etwas Zimtstange in wenig Wasser gardünsten.

Wenn erlaubt: 1,5 g Kochsalz (1 Messerspitze).

Abendessen

Roastbeef warm: 100 g Roastbeef, 3 g Öl (ca. 1½ Teelöffel). – Von gut abgelegenem Lendenstück eine Scheibe abschneiden, mit Öl bestreichen und grillen.

Kopfsalat: 30 g Kopfsalat (1 kleiner Glasteller), 3 g Öl (ca. 1½ Teelöffel), Gewürze: Essig, Pfeffer, Kräuter. – Den zerpflückten, gewaschenen Kopfsalat mit Essig, Öl, Pfeffer und Kräutern anmachen.

Petersilienkartoffeln: 50 g Kartoffeln, Petersilie. – Kartoffeln in Würfel schneiden, weichkochen, abgießen und vor dem Anrichten mit reichlich Petersilie bestreuen.

Wenn erlaubt: 1 g Kochsalz (1 kleine Messerspitze).

Bemerkungen für den Arzt: Tageszufuhr ca. an Na = 43,3 mäq, Cl = 41,6 mäq, K = 46,3 mäq, Ca = 13,1 mäq, Eiweiß = 64,3 g, Fett = 26,7 g, Kohlehydrate = 69,5 g, Kalorien = 804. Der aus dem Na-Gehalt errechnete „Kochsalzgehalt" entspricht ca. 2,5 g Na Cl. Wenn ärztlich erlaubt, können nachträglich 2,5 g Kochsalz auf die fertigen Gerichte gestreut werden. Dann entspricht die Gesamt-Kochsalzzufuhr ca. 5,0 g Na Cl. *Tageszufuhr an Vitaminen:* A = 1733 I. E., B_1 = 0,66 mg, B_2 = 0,91 mg, C = 98,4 mg.

BE 6

800 Kalorien (Schonkost)

Frühstück

45 g Weißbrot (oder Toast oder 1 Brötchen), 5 g Butter oder hochwertige Margarine, 10 g Marmelade, 5 g Malzkaffee (oder 1 g Tee oder 10 g Bohnenkaffee „coffeinarm").

Mittagessen

Möhren-Apfel-Rohkost: 100 g Möhren, 50 g Apfel, Zitronensaft, Petersilie. – Apfel und Möhren schälen, fein raffeln, mit Zitronensaft mischen und mit gehackter Petersilie bestreuen.

Heilbutt gedünstet: 150 g Heilbutt, 5 g Butter oder hochwertige Margarine, Zitronensaft. – Vorbereitetes Heilbuttstück mit Zitronensaft beträufeln, feuerfeste Form mit der Butter oder hochwertigen Margarine ausstreichen, Fisch zugeben, kurz ins heiße Backrohr geben, dann mit wenig Flüssigkeit aufgießen und ca. 10 Min. garen lassen.

Feldsalat: 50 g Feldsalat (1 kleiner Glasteller), 3 g Öl (ca. 1½ Teelöffel), Essig, Pfeffer. – Den geputzten Feldsalat gut waschen und mit Essig, Öl und Pfeffer anmachen.

Kartoffelwürfel: 50 g Kartoffeln, Petersilie. – Kartoffeln in Würfeln schneiden, garkochen und vor dem Anrichten mit Petersilie bestreuen.

Obst: 100 g Orange (ganze Frucht).

Wenn erlaubt: 1 g Kochsalz (1 kleine Messerspitze).

Abendessen

Früchtequark: 100 g Quark, 50 ccm Orangensaft, 30 g Bananenfruchtfleisch, 30 g Pfirsichfruchtfleisch, 30 g Orangenfruchtfleisch, Zitronensaft, Saccharin. – Den durchgepreßten Quark mit dem Orangensaft und Zitronensaft gut verschlagen, geschälte Früchte in Scheibchen oder Würfel schneiden und unter den Quark mischen. Evtl. mit Saccharin abschmecken.

Zwieback: 25 g.

Bemerkungen für den Arzt: Tageszufuhr ca. an Na = 20,0 mäq, Cl = 19,1 mäq, K = 48,0 mäq, Ca = 12,6 mäq, Eiweiß = 56,8 g, Fett = 15,4 g, Kohlehydrate = 109,9 g, Kalorien = 812. Der aus dem Na-Gehalt errechnete „Kochsalzgehalt" entspricht ca. 1,2 g Na Cl. Wenn ärztlich erlaubt, können nachträglich 1 g Kochsalz auf die fertigen Gerichte gestreut werden. Dann entspricht die Gesamt-Kochsalzzufuhr ca. 2,2 g Na Cl. *Tageszufuhr an Vitaminen:* A = 4022 I. E., B_1 = 0,63 mg, B_2 = 0,46 mg, C = 121,81 mg. BE 9

800 Kalorien (Schonkost)

Frühstück

45 g Weißbrot (oder Toast), 5 g Butter oder hochwertige Margarine, 50 g Quark, mit Petersilie und wenn erlaubt 0,25 g Kochsalz (1 kleine Prise) abschmecken, 1 g Tee (oder 10 g Bohnenkaffee „coffeinarm" oder 5 g Malzkaffee).

Mittagessen

Kalbfleisch-Gemüseeintopf: 100 g Kalbfleisch, 50 g Kartoffeln, 50 g Karotten, 50 g Blumenkohl, 50 g Bohnen, 50 g Spargel, 50 g Sellerie, 5 g Butter oder hochwertige Margarine, Gewürze: Wurzelwerk, Pfeffer, Muskat, Petersilie. – Kalbfleisch in kochendem Wasser mit Wurzelwerk garen; danach Fleisch in Würfel schneiden. Gemüse putzen, Kartoffeln, Karotten und Sellerie in Würfel schneiden, in der Butter oder hochwertigen Margarine anschwenken, mit wenig Kalbfleischbrühe aufgießen und gardünsten. Bohnen und Spargel aus der Büchse oder frisch in Stücke schneiden und evtl. garen. Blumenkohlröschen ebenfalls in kochendem Wasser garkochen. Alles mischen, mit einer Spur Pfeffer und Muskat abschmecken und nicht zu flüssig halten. Mit Petersilie bestreut anrichten.

Obst: 100 g Grapefruit (ca. $^1/_2$ Frucht).

Wenn erlaubt: 1,5 g Kochsalz (1 Messerspitze).

Abendessen

Fleischsalat: 50 g Kalbsbraten, 50 g Roastbeef, 50 g Tomate, Gewürze: Essig, Petersilie, Pfeffer. – Fleisch in feine Streifen schneiden, Tomate blanchieren, häuten, in Würfel schneiden. Alles mit Essig, gehackter Petersilie und einer Spur Pfeffer mischen.

Weißbrot: 40 g (als Toast).

Wenn erlaubt: 0,5 g Kochsalz (1 Prise).

Bemerkungen für den Arzt: Tageszufuhr ca. an Na = 23,6 mäq, Cl = 22,2 mäq, K = 57,4 mäq, Ca = 12,7 mäq, Eiweiß = 67,7 g, Fett = 18,5 g, Kohlehydrate = 77,4 g, Kalorien = 790. Der aus dem Na-Gehalt errechnete „Kochsalzgehalt" entspricht ca. 1,4 g Na Cl. Wenn ärztlich erlaubt, können nachträglich 2,25 g Kochsalz auf die fertigen Gerichte gestreut werden. Dann entspricht die Gesamt-Kochsalzzufuhr ca. 3,6 g Na Cl. *Tageszufuhr an Vitaminen:* A = 2095 I. E., B_1 = 0,69 mg, B_2 = 0,71 mg, C = 84,65 mg. BE 6,5

Sachregister (Text)

Abendmahlzeit 84
Abführmittel 93
Abmagerungskur 43, 90 99, 105, 123 ff
— (Kochsalz 55
Alkohol 48, 53, 62, 105
Altenfürsorge 8
Alter (Eiweißbedarf) 40, 63
Altertum 1
Aminosäuren 39, 91
Appetit 106
Arachidonsäure 44
Arbeitsfähigkeit 8
Arteriosklerose 11, 45
Arthritis 13
Arzneimittelkommission 57
Ausgleichssport 36
Automation 30

Backwaren 78
Bayerwerke 1
Beinfäulnis 102
Bevölkerung 6
Bewegung 15, 36, 90, 105, 107
Bewußtseinsverlust 54
Bluthochdruck 13 f, 41, 55, 102
Butter 44, 47, 72 f, 106

Celsus 2
China 6
Chlorid 51
Cholesterin 45, 72
Cholesterinarme Diät 95
Coronarkrankheiten (s. auch Herzleiden) 11, 15

Darminfektionen 7
Darmkranke 99, 104
Diabetes mellitus (s. auch Zuckerkrankheit) 18, 102 f

Diät 1
Diätmargarine 76
Diuretika (s. auch Saliuretika) 56 f, 94
Druckkochtöpfe 82
Durst 53

Eisen 39
Eiweiß 3, 39 ff, 46, 62, 66, 92, 105 f
Eiweißbedarf 40, 66
Eiweißmangel 40, 42
Eiweißminimum 41
Eiweißreiche Kost 91
Energieverbrauch 61, 90
England 6
Erholungsheime 24
Ernährung (gesunde) 39, 65
— (Nachkriegszeit) 32
ernährungsabhängige Krankheiten 9, 13, 15, 18, 28
Ernährungstherapie 3 f, 39 ff, 65 ff
Ernährungswissenschaft 4 f
Erschöpfung 43
Erwerbsalter 8, 15 ff
Essensgewohnheiten 34, 105

Fett 43, 62, 72 f, 82, 106, 112
—, pflanzliches 45, 72 ff
—, tierisches 45, 72 ff
Fettkonsum 28, 93
Fettsäuren 17, 43 f
Fettsucht 35, 107
Fieber 53
Formuladiät 95
Fortschritt 33
Frankreich 6
Frühstück 84
Futterverwerter 34

Gallenleiden 12, 99
Gehirnblutungen 20
Gemeinschaftsverpflegung 24, 32
Gemüse 79, 114
Genußmittel 33, 47
Gerinnungsstörungen 56
Gesundheitswesen 26
Getränke 80, 116
Gewichtskontrolle 85
Gewichtszunahme 35
Gewürze 81
Gicht 56
Glykogen 42
Glyzerinester 44
Grillgeräte 83
Großstadternährung 31

Haut 12
Herzinfarkt 15, 36 f 93, 95, 102, 107
Herzkranke 99, 101
Herz-Kreislauf-Gefäßleiden 11, 36, 45, 56, 102
Herzinsuffizienz 37
Hippokrates 1
Hirnzellen 40
Hitze 53
Hoechst 1
Hygieneinstitut (Aufsichtspflicht) 26

Indien 6
Industrialisierung 32
Insulin 43
Intervalltraining 37

Japan 45
Jodzahl 44

Kaliummangel 56
Kalorienarme Kost 46, 58, 90 ff, 123
Kalorienbedarf 32, 62, 83
Kalorientabelle 96—98
Kinderheime 24
Klima 53
Kochgeräte 81
Kochsalz 13, 51 ff, 81
Kochsalzarme Kost 54, 58 f, 101
Kochsalzempfindlichkeit 13
Kochsalzersatzmittel 55
Kochsalzzufuhr 51 ff
Kohlenhydrate 39, 42, 62, 78
Körpergewicht 35, 85—89, 105

Kostanweisungen (Abmagerungskur) 123 ff
Krampferkrankungen 54
Krankenhäuser 20, 25 f
Krankenhausernährung 28, 29
Kreislauftraining 36
Kreislaufversagen 54
Kultusministerium (Aufsichtspflicht) 26
Kunststoff 83
Kupfer 39

Lebenserwartungen 7, 10
Lebensmittelrecht (Gemeinschaftsverpflegung) 24
Lebensweise 2, 28
Leberkranke 99, 104, 195 ff
Leichtarbeit 29, 64
Leistungsfähigkeit 11
Liebig, J. v. 3
Linolsäure 44 ff, 72, 74 ff

Magen-Darm-Kranke 56, 99, 104
Mahlzeiten 84
Managerberufe 17
Mangelernährung 40
Margarine 44, 47, 72 f, 106
Margarinemarken (Tabelle) 74 f
Maßhalten 90
Medikamente (Abmagerungskur) 93
Medizinalbeamte (Aufsichtspflicht) 26
Meersalz 55
Milchprodukte 69, 111
Mineralstoffe 48
Minoform 94
Mittagessen 84
Mittelalter 2
Monosaccharide 42
Müdigkeit 54
Multivitamin-Mineralpräparate 61
Muskelkrämpfe 54
Muskeltätigkeit 42

Nachmittagskaffee 84
Nährmittel 78
Nahrungsmittel (eiweißreich) 66 ff, 181 ff
Nahrungsmittelanalysen 23 f
Nahrungsmittelkontrollen 24

Nahrungsmittelzufuhr 39 ff, 65 ff, 90, 105
Nährwertbedarf (Tabelle) 63
Nährwertrelationen 30, 40, 103
Nährwerttabelle 107
Nährwertträger 39
Natrium 51
Natriumarme Diät (s. auch Kochsalzarme Kost) 51, 54, 59, 101, 123 ff, 181 ff, 195 ff
Natrium-Chlorid 51
Nebenwirkungen 56, 93
Nierenkranke 41, 55

Ödem 59
Öl 43 f, 72 f, 77, 106, 112
Ölsorten (Tabelle) 77
Operationen 12

Pettenkofer 3
Pfannen 83
Phenylalanin 91
Phosphor 39
Polyensäure 45 f
Prophylaxe 90
Punkt-Diät 93

Reformvorschläge für Krankenkost in Univ.-Kliniken 28
Risikofaktoren (Herzinfarkt) 17
Rubner 3, 28
Rußland 6

Salate 79
Salinensalz 55
Saliuretika (s. auch Diuretika) 56 f, 94
Salzbedarf (s. auch Kochsalz) 55
Salzhaushalt 59
Salzheringe 53
Sanatorium 24
Schilddrüsenhormone 93
Schlachtfett 73
Schlaganfall 18 f, 93
Schlemmerkarten 100, 181 ff
— (Vollkost)
  1500 Kalorien 181
  1000 Kalorien 188
Schmelzpunkt von Fett 43
Schonkosttagesmenükarten (für Magen-, Darm-, Leber-, Gallekranke) 99, 195 ff

Schreibtischherz 37
Schwefel 39
Schwerarbeit 15, 31, 46, 64
Seuchen 7
Speisefette 73
— (Tabelle) 77
Sport 33, 36
Spurenelemente 48
Sterblichkeit 8
Stickstoff 39
Sydenham 3
Syphilis 7

Tagesmenükarten 84, 99, 123 ff, 181 ff, 195 ff
Teflon-Pfannen 83
Teigwaren 78, 112
Thrombosen 12
Tiefkühltruhe 83
Todesstatistik 9
Tropen 53
Truppenverpflegung 29
Typhus 7

Übergewicht 9 f, 15, 33
Universitätskliniken (Aufsicht) 26 f
Unterernährung 6, 91, 105
USA 45

Versicherungen 10
Vitamine 59, 94, 106
Vitaminmangelerscheinungen 65
Vitaminpräparate (Tabelle) 61
Vitaminschutz (Kochanweisung) 60
Voit 3, 28
Vollkosttagesmenükarten 123 ff
  1900 Kalorien 125 ff
  1500 Kalorien 139 ff
  1000 Kalorien 153 ff
  800 Kalorien 167 ff

Waage 106
Wasserabgabe (Organismus) 52
Wasseraufnahme 50, 52
Wassergehalt (Magerer) 59
— (Übergewichtiger) 59
Weltbevölkerung 6 ff
Weltgesundheitsorganisation 45
Wohlstand 2, 20 f, 32

Zuckerkrankheit (s. auch Diab. mellitus) 18, 56, 99, 102

Sachregister

für Nahrungsmittel und Kochrezepte

Ananas 130, 200
Ananas-Erdbeersalat 137, 200
Ananasquark 183
Apfel, gebraten 140, 174, 231
Apfel, gespickt 136
Apfelkompott 127, 145, 170, 197, 215, 219, 225, 240
Apfelmus 151, 177, 205, 246
Apfelringe 132, 210
Apfelschnee 157, 227, 235
Aprikosen 147, 150, 160, 166, 169, 239
Aprikosenjoghurt 184

Bachforelle, blau 134, 162
Banane, gegrillt 216
Bananen in Gelee 141, 152, 211
Bananenjoghurt 193
Bananenquark 128, 198
Bananenspeise 161
Beefsteak, deutsch 130, 139, 160, 165, 178
Bier 117
Birnenkompott 125, 133, 136, 144, 166, 202, 221, 241, 248
Blattspinat 184, 194, 217, 224, 246
Blumenkohlgemüse 131, 143, 159, 164, 188, 213, 229, 242, 248
Blumenkohlrohkost 151, 156, 178
Blumenkohlsalat 158
Bohnengemüse 145, 152, 185, 188, 201, 218, 225, 232
Bohnen-Kopfsalat 175
Bohnensalat 146
Bouillonkartoffeln 138
Branntwein 117
Brisoletten 200, 240
— in Rahmsoße 209
— mit Tomatenscheiben 153
Brot 78, 98
Brotaufstrichfett 73

Butter 44 f, 47, 73
Butterkartoffeln 142, 152, 198, 200
Buttermilch 96, 182, 185, 189, 191, 231
Buttermilchspeise 146, 154, 176, 224, 236

Champignons 127, 147, 168, 181, 187, 189, 207, 238
Champignonsalat 127, 197
Chicorée, gedünstet 203, 247
— in Rahmsoße 240
—, überbacken 170
Chicoréerohkost 126, 159, 166, 196, 227
Chicoréesalat 146, 174, 177
Corned beef 234
Curryreis 98, 244
Currysoße 135

Dampfkartoffeln 134, 136 f, 145, 147
Dessert 80

Eier 69, 111
Emmentaler 125, 131, 204
Endiviensalat 156, 169, 193, 226, 239
Erbsengemüse 146, 165, 182
Erbsen- und Möhrengemüse 139, 151, 186, 190
Erdbeeren 125, 131, 158, 174, 195, 212, 228
Erdbeerjoghurt 200
Erdbeerkompott 212, 222, 233
Erdbeerquark 180

Feldsalat 125, 129, 150, 190, 195, 199, 233
Feld-Blumenkohlsalat 166

Feld-Bohnensalat 163
Feld-Gurkensalat 166
Feld-Kopfsalat 180
Feld-Rettichsalat 145
Fett 43, 47, 73, 83, 93, 98
Filetsteak 152, 163, 188, 193
Fisch 68, 109
Fischsalat 137, 176
Fleisch 67, 107
Fleischsalat, natur 138, 160, 201, 208, 232, 250
Fruchtgelee 173
Früchtequark 231, 249
Fruchtsuppe 204

Geflügelsalat 125, 150, 153, 195, 222 f
gemischter Salat 134, 142, 151, 162, 212, 220, 243
Gemüse 79, 96
Gemüsekartoffeln 149, 157, 227
Gemüseplatte mit Ei 133, 216, 236
Gemüsereis 200
Gemüsesülze 142
Gewürztabelle (Voll-Schonkost) 118
Goulasch 171, 183
Grape fruit mit Bananen 200
Grape fruitsaft 129, 185, 191, 199, 218, 222, 232, 245
Gurken, gefüllt 153, 223
Gurkengemüse 178
Gurkensalat 151, 158
—, diätetisch 205

Hähnchen 144, 214, 243
—, gegrillt 131, 164, 173
Hasenrücken 150, 167
Hechtschnitten, gesülzt 140, 210
Heidelbeeren 127, 129, 162
Heilbuttfilet, gedünstet 129, 199, 249
Heilbutt „Müllerin Art" 148
Huhnfleisch 201, 208, 212
Huhn mit Reis 234
Hülsenfrüchte 79, 115

Italienischer Salat 133, 165, 218

Joghurt 183, 194
— mit Früchten 186, 188, 222, 244
Joghurtspeise 141, 211
Johannisbeeren 133

Kabeljau „Müllerin Art" 175
Kabeljaufilet badische Art 235
—, gebacken 142, 186
—, gedünstet 212, 220
Kabeljauröllchen auf Spinat 206
Kaffee 97, 117
Kalbfleischbällchen 197, 202, 231
Kalbfleisch-Gemüseeintopf 207, 250
Kalbfleischpudding 223
Kalbsbraten, warm 143, 151, 161, 166, 198, 213, 248
Kalbsfrikassee 147, 158, 218, 228
Kalbsgoulasch 181, 188, 192, 196, 242
Kalbsherz, gedünstet 232
—, geschmort 246
Kalbshirn, gebacken 126, 147, 166
—, gedünstet 220
— mit Ei 196, 244
Kalbskotelette 182, 185, 205
Kalbslendchen 246
Kalbsmedaillon 187
Kalbsrückensteak mit Banane 135
Kalbsschnitzel 183, 187, 189, 238
Kalbssteak 141, 180, 194, 211
— mit Butter 125, 195
Kalbszunge 212
Karottengemüse 132, 178, 202, 219, 231
Karottenrohkost 198
Karottensalat 135
Karotten- und Selleriegemüse 241
Kartoffeln 70
Kartoffelstifte 246
Kartoffelwürfel 226, 232, 236 f, 245, 249
Käse 69, 72, 97, 111
Käseomelett 203
Käseschnitzel 230
Kirschen, süß 131
Kirschgelee 172, 242
Kirschkompott 197
Knäckebrot 78, 112
Kochsalz 51, 55, 101
Kognak 117
Kohlenhydrate 78
Kohlrabigemüse 155, 225, 247
Kohlrabirohkost 139, 157, 172, 209, 227
Kohlrouladen 170
Kommißbrot 78
Königsberger Klops 221
Kopfsalat 96, 115

Kopf-Karottensalat 244
Kopf-Spargelsalat 194, 205
Kopf-Tomatensalat 136, 221, 228
Krabbensalat 131
Kerbssalat in Grape fruit 155, 225
Kressesalat 136, 191
Kresse-Tomatensalat 141
Küchenkräuter 79

Lachsschinken 128, 144, 164, 186, 198, 214, 243, 246
Lauchgemüse 136, 139, 163, 178, 184
Leber, gebraten 132, 140, 152, 177
—, gegrillt 247
Leberknödel 224
Leberragout 210
Lendensteak, gebraten 128, 181, 185
Likör 117

Mandarinen 137, 139, 148, 155, 168, 227, 232, 244
Margarine 44, 47, 73 ff
Marmelade 113
Maßtabelle 120
Melone 137, 172, 227, 232, 242
Milch 69, 96
Mirabellen 146
Mirabellenkompott 134, 146
Mischgemüse 205
Mokkagelee 138, 156, 168, 226, 238
Möhren-Apfelrohkost 249
Möhrengemüse 160
Möhrenrohkost 128, 145, 154, 173, 180, 215, 224, 243
Müsli 217

Nährmittel 78, 98
Nieren, gedünstet 225
—, sauer 136, 139, 155, 235, 237
Nudelauflauf 219

Öl 43, 77
Obst 80, 113, 116
Obstsalat 130, 133, 150, 164, 199, 208, 214, 221, 247
Ochsenlende, gekocht 241
Omelette mit Champignons 127, 197
— mit Pfifferlingen 221
— „Stephanie" 134
Orangen in Scheiben 135
Orangenjoghurt 131, 182, 191, 202, 220
Orangenmilchmix 133

Orangenquark 143, 160, 165, 180, 187, 213, 217, 223
Orangensalat 126, 196, 206, 245

Paprikagoulasch 126, 163
Paprika-Tomatengemüse 183
Paprika-Tomatensalat 140, 192
Paprikaschnitzel 146
Paprikaschote mit Fleischfüllung 127
Paprikaschoten, gefüllt mit Pfifferlingen 162
Pariser Schnitzel 191
Pfannkuchen mit Konfitüre 149
Pfifferlinge 148, 193
Pfirsiche 145, 152, 170, 240
Pfirsichkompott 145, 152, 195, 205, 218, 234, 240
Pfirsichquark 181, 185, 194
Pflaumen 142
Pflaumenkompott 129
Pilze 79, 96
Pommes carrées 131
Preißelbeerschnee 159, 167, 229

Quark 66
Quarkspeise 149, 203

Radieschen 135, 238
Radieschenrohkost 177
Rahmschnitzel, gedünstet 222
Rehbraten, gespickt 137
Reis 163, 218
Rettich 128, 164
Rettichrohkost 161
Rettichsalat 158
Rinderlende, gegrillt 207
Rinderroulade 176
Rindersteak, gedünstet 236
Risi-Pisi 135
Risotto 126, 196
Roastbeef, kalt 135, 161, 168, 178, 192, 205, 233, 238
—, warm 145, 190, 215, 248
Roastbeefröllchen, gefüllt 213
Rohkostplatte 143
Rote-Beete-Kopfsalat 138
Rote-Beete-Rohkost 147, 169, 239
Rote-Beete-Salat 149, 157
Rotkohlgemüse 137, 150, 167, 179
Rotkohlrohkost 155, 174
Rotweingelee 148

Rührei mit Champignons 245
— mit Schinken 230
Rührei mit Spargel 242
Rühreier 130, 148, 157, 172, 200, 227
— auf Toast 136
Rum 117
Rumpsteak 182, 184, 191

Saccharin 97, 106
Sahneschnitzel 203
Salat 79
Salatplatte 148, 175
Sauerbraten 154, 179
Sauerdunstkirschen 139, 166, 178
Sauerkrautsalat 178
Schellfisch 184, 193
Schinken mit Spargel 136
Schinken, roh 189
Schinkenröllchen, gefüllt 202
Schleie, gekocht 169, 239
Schloßkartoffeln 128
Schnittkäse 142
Schwarzwurzelrohkost 176
Schweizerkäsesalat 135
Schwenkkartoffeln 125, 130, 139, 166, 178
Seezunge, gebacken 156
— mit gedünsteten Gurken 156, 226
— mit gedünsteten Tomaten 226
Sekt 117
Sellerie-Apfelrohkost 141, 165, 179, 205, 211, 246
Sellerie-Kopfsalat 152, 203
Sellerierohkost 130, 200
Selleriesalat 171
Selleriesalz 55
Selleriescheiben, gebacken 147
Serbisches Reisfleisch 216
Siedefleisch 227
Siedefleisch mit Apfelmeerrettich 138
Siedefleisch mit Meerrettich 149, 157, 172
Spargel 158, 172, 183, 187, 216, 221, 228
Spargel-Feldsalat 126, 196
Spargel-Kopfsalat 129, 192, 199
Speisefett 43, 72

Speisesalz 51, 55, 101
Spinat 130, 140, 161, 166, 174, 200, 210, 237
Streichkäse 204, 206
Süßigkeiten 43, 78
Süßstoff 97, 113
Suppen 80

Tatar 129, 158, 174, 180 f, 184, 187, 190, 193 f, 199, 209, 228
Tee 80, 97, 117
Teigwaren 42, 78
Tomaten 149, 165, 167, 218, 237 f, 241, 247
—, gedünstet 130, 157, 181, 208, 222, 227, 230
—, gefüllt 158, 206, 217, 245
Tomaten-Eisalat 179
Tomaten-Kopfsalat 191
Tomatensalat 125, 128, 135, 161, 169, 176, 198, 210, 212, 239
Tomatenspaghetti mit gehacktem Fleisch 233

Vanille-Bananen-Joghurt 207
Vollmilch 188, 220, 226, 236

Wachsbohnen 215
Waldorfsalat 156, 226
Wein 116
Weingelee 153, 175
Weintrauben 125, 132, 147, 155
Weißkrautsalat 155
Whisky 117
Wiener Reisfleisch 159, 229
— Würstchen 186, 192
Wirsing 128, 154, 172
Wirsingeintopf 176
Wurstwaren 67

Zitronenspeise 139, 209
Zucker 113
Zungenragout 217
Züricher Kalbsrollen 159, 229
Zwieback 249

Diätbuch für Nierenkranke

Ein Ratgeber für Ärzte, Diätassistentinnen und Nierenkranke
Von Prof. Dr. R. KLUTHE und Dr. H. QUIRIN, Freiburg/Br.
Geleitwort von Prof. Dr. H. Sarre, Freiburg/Br.
2., überarbeitete und erweiterte Auflage 1971
VIII, 289 Seiten mit zahlreichen Speiseplänen
Thieme Ratgeber Format 14,5×21,5 cm
kartoniert DM 12,80 (ISBN 3 13 361902 0)

Diätbuch für Zuckerkranke

Ein Ratgeber für Ärzte und Diabetiker
Von Dr. med habil. H. ROBBERS, Sigmaringen, und
Dr. K. J. TRAUMANN, Göppingen
Geleitwort von Prof. Dr. G. Schettler, Heidelberg
4., neubearbeitete und erweiterte Auflage, 1972
Etwa 116 Seiten, eine Tabelle und zahlreiche Speisepläne
Thieme Ratgeber Format 14,4×21,6 cm
kartoniert etwa DM 7,50 (ISBN 3 13 390104 4)

Kohlenhydrat-Austauschtabelle für Diabetiker

Herausgegeben vom Ausschuß „Ernährung" der Deutschen
Diabetes Gesellschaft
6., unveränderte Auflage 1972. 8 Seiten
Thieme Ratgeber Format 14,8×10,5 cm
Leporello DM 2,40 (ISBN 3 13 362506 3)

ABC für Magen-Darm-Kranke

Ein Ratgeber für den Kranken
Von Dr. Dr. E. P. SCHÜTTERLE, Baden-Baden
1968. VIII, 73 Seiten, 6 Abb., Format 14,4×21,6 cm
Thieme Ratgeber kartoniert DM 7,50 (ISBN 3 13 435801 8)

Fett-Austauschtabelle für Diabetiker

Herausgegeben vom Ausschuß „Ernährung"
der Deutschen Diabetes Gesellschaft
1970. 12 Seiten, Format 14,8×10,5 cm
Thieme Ratgeber geheftet DM 2,40 (ISBN 3 13 461801 X)

Georg Thieme Verlag
Stuttgart